Histórias que as Flores me Contaram

FLORAIS DE BACH

Histórias que as Flores me Contaram

FLORAIS DE BACH

Doralice Gomes

1ª edição / Porto Alegre-RS / 2024

Capa e projeto gráfico: Marco Cena
Ilustrações dos Florais: Susi Espíndola
Produção editorial: Maitê Cena e Bruna Dali
Revisão: Gaia Revisão Textual
Produção gráfica: André Luis Alt

Dados Internacionais de Catalogação na Publicação (CIP)

G633h   Gomes, Doralice

           Histórias que as flores me contaram : florais de Bach. / Doralice
Gomes. – Porto Alegre: BesouroBox, 2024.
           320 p. ; 16 x 23 cm

    ISBN: 978-85-5527-155-7

       1. Literatura brasileira. 2. Contos. 3. Florais de Bach. I. Título.

CDU 821.134.3(81)-34

Bibliotecária responsável Kátia Rosi Possobon CRB10/1782

Copyright © Doralice Gomes, 2024.

Todos os direitos desta edição reservados a
Edições BesouroBox Ltda.
Rua Brito Peixoto, 224 - CEP: 91030-400
Passo D'Areia - Porto Alegre - RS
Fone: (51) 3337.5620
www.besourobox.com.br

Impresso no Brasil
Outubro de 2024.

Para minha filha Tatiana e minha neta Laura,
amadas companheiras de jornada,
luz e amor na minha vida.

Agradecimentos

A Deus, pela vida e pela inspiração.

A meus pais e minha avó, pelo amor com que me cercaram e me cuidaram no início desta minha existência.

Ao Dr. Edward Bach, por suas lindas flores e sua filosofia.

À Dra. Carmen Monari, que me iniciou no conhecimento dos Florais de Bach.

À Dra. Andressa Prestes Stolz, por me haver devolvido a visão, sem a qual não poderia ter escrito estas histórias.

À Susi Espíndola, por seus lindos desenhos que ilustram essas histórias.

Ao Beto Zaquia, por seu estímulo e apoio para a realização deste trabalho.

À Dra. Liane Bestetti, por sua amizade e apoio.

Aos meus mestres, que me ensinaram, desde as primeiras letras até os meandros da vida, fossem presenciais ou por meio de seus escritos em livros.

Aos meus amigos e amigas, colegas terapeutas e inúmeros alunos da Escola Estação Floral. A todos aos quais tive a oportunidade de atender e com eles muito aprender.

Aos meus irmãos e irmãs do Grupo Espírita Francisco Xavier, meu segundo lar, pela oportunidade de trabalho e evolução espiritual.

Aos meus vizinhos, a todos os conhecidos e desconhecidos pelos quais cruzo nas ruas e aos anônimos que colaboram com seu trabalho para o bem comum.

A todos, minha gratidão e amor.

Sumário

Apresentação... 11

1. A grande viagem.. 15
Mimulus

2. Vagares da pressa.. 21
Impatiens

3. Nas ondas do sonho 29
Clematis

4. A desvenda da verdade 34
Agrimony

5. Nas laçadas do amor 41
Chicory

6. O cavaleiro da triste figura.. 50
Vervain

7. Quíron, o curador ferido 56
Centaury

8. No silêncio da caverna 63
Cerato

9. A difícil escolha do rei 69
Scleranthus

10. O farol 75
Water Violet

11. O bumerangue 85
Gentian

12. O valor maior 93
Rock Rose

13. Flores, cores e vida 97
Gorse

14. O carvalho e as palmeiras 105
Oak

15. O eco da solidão 116
Heather

16. Sonata em tom maior 124
Rock Water

17. A fonte da energia 132
Olive

18. A mão do destino 136
Vine

19. A ponte 146
Wild Oat

20. A tempestade......................................155
Cherry Plum

21. A mala vermelha................................162
Elm

22. Absolvendo a culpa............................172
Pine

23. O pássaro azul...................................181
Larch

24. O tarô das flores................................189
Willow

25. Ventos que sussurram 198
Aspen

26. Rolando a pedra 208
Hornbeam

27. A noite mais escura............................214
Sweet Chestnut

28 As cores do mundo.............................220
Beech

29. Flor de maçã.....................................231
Crab Apple

30. O desvio no caminho 237
Walnut

31. O velho tio.......................................243
Chestnut Bud

32. Penso, logo penso..250
White Chestnut

33.O segredo da minha avó................................258
Red Chestnut

34. Por amor...265
Holly

35. Saudades 278
Honeysuckle

36. Os espinhos da rosa....................................283
Wild Rose

37. A estrela guia 292
Star of Bethlehem

38. Segredos de família....................................301
Mustard

Dr. Edward Bach
Minha homenagem e gratidão.............................312
   Como atuam os florais de Bach 314
   Como tomar um floral 315
   Rescue Remedy......................................315
   Rescuer Cream......................................316
   Importante..316

Bibliografia 317

Apresentação

O que são histórias? São a vida em andamento, o relato da caminhada de todos nós, as alegrias, as dores, os aprendizados, pois cada um tem sua história, que é única e especial.

Os florais e a filosofia do Dr. Edward Bach foram a inspiração para os personagens dos contos que escrevi. Tentei ser o mais fiel que me foi possível para retratar alguns aspectos de cada essência, mas sei que muito mais pode ser dito.

Após haver concluído as narrativas das histórias, surgiu-me uma dúvida: em que ordem as deveria colocar para o leitor? Em ordem alfabética? Pelos grupos? Preferi seguir a ordem da descoberta de cada flor, pois me levou a compreender a trajetória desse médico iluminado e seu desejo de encontrar a cura para todos que sofrem.

Aos doze primeiros florais descobertos, o Dr. Bach deu o nome de Os doze curadores, considerando-os traços de personalidade, e a cada um deu uma lição de alma. A seguir, ele sentiu a necessidade de outras essências e encontrou mais sete flores, as quais denominou de Os sete auxiliares. Agora, ele tinha dezenove florais, descobertos entre 1928 e 1934, portanto, em seis anos, e com eles atendia, gratuitamente, a todos que o procuravam.

Com o passar do tempo, mais uma vez o Dr. Bach sentiu a necessidade de novas essências, que atendessem a todas as circunstâncias da vida que podem ser sentidas por qualquer pessoa e a qualquer momento. E foi assim que buscou na natureza mais flores e encontrou mais dezenove florais, o que se deu de março a julho de 1935, ou seja, em seis meses de intensa vivência de cada dor e sofrimento, praticamente um por semana. A esses o Dr. Bach simplesmente denominou Os dezenove últimos. Ao todo eram trinta e oito florais, e ele considerou que o sistema estava completo e nada mais faltava.

Após essas lindas descobertas, o Dr. Bach poderia partir em paz, o que aconteceu no dia 27 de novembro de 1936, quando deixou seu corpo físico enquanto dormia e retornou para a pátria espiritual.

Os Florais de Bach sempre ajudam a restaurar nosso sistema energético, para que o processo de cura aconteça, bem como para compreendermos o propósito maior de nossa vida, sem o que a nossa existência perderia o sentido.

Desejo a todos uma boa leitura!

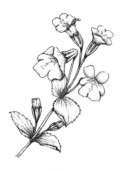

1
A grande viagem
Mimulus

Esta é a história de Ana, ou Aninha, como era chamada familiarmente, uma jovem de 24 anos, bonita, talentosa, solteira, sem namorado e que ainda mora com seus pais. Logo após seu nascimento, mostrou-se uma criança muito chorona, sendo difícil consolá-la. Pouco dormia durante o dia, o choro era constante, e a família se revezava no seu atendimento, mas todos estavam começando a cansar. Essa situação durou até seus 6 meses, felizmente acalmando-se depois.

À medida que crescia, mostrava-se muito sensível ao meio ambiente, não gostava de ruídos fortes e se assustava quando falavam mais alto com ela. Parecia necessitada de constante proteção, pois tinha muitos medos. E quais eram os temores de Aninha? Não gostava de sair de casa, com frequência recolhia-se a seu quarto, onde brincava sozinha, e não incomodava ninguém.

Ela tinha medo de tudo que pudesse ser uma ameaça à sua segurança. Pensava: "Se eu sair à rua, pode aparecer um cachorro brabo e me morder"; "Posso ser assaltada no caminho quando estiver indo para a escola!"; "Não gosto de andar de elevador. A porta pode trancar. Vou ficar presa"; "E se eu adoecer, terei que tomar uma injeção! Isso dói". Era longa a lista de seus medos.

Na escola, tinha vergonha de se dirigir aos professores e de expressar suas ideias, evidenciando sua timidez. Embora fosse inteligente e muito capaz, quando solicitada a apresentar um trabalho escolar, ficava ruborizada, e sua voz era quase inaudível, chegava a gaguejar ou era acometida de risadas nervosas e inadequadas. Se as exigências e pressões se tornassem muito fortes, ela adoecia, queixando-se de dores de cabeça ou de barriga. Durante a adolescência, teve poucas amigas, sentia-se inibida em grupos, quando ficava calada e ninguém ouvia sua voz.

À medida que crescia, Aninha ia tomando consciência de seus medos, mas não falava deles para ninguém, como se dessa forma os impedisse de acontecer. No entanto, todos esses temores consumiam sua energia, e ela, muitas vezes, sentia-se cansada, embora pouca coisa houvesse feito. Era um cansaço de alma.

Cursou a Faculdade de Ciências Econômicas e conseguiu um emprego como secretária numa grande empresa de marketing. Ela mostrava-se competente, correta e comprometida com o trabalho. O serviço era rotineiro, nenhuma novidade, tudo sob controle. Estava satisfeita. Suas qualidades e seu bom desempenho na função granjearam-lhe o prestígio de seus superiores, que, após um ano, a promoveram, o que significou um bom aumento de salário. Podemos imaginar seu contentamento, porém havia um sério desafio à sua frente! Essa nova atividade envolvia pequenas viagens, e o velho e conhecido medo se apresentou. Aninha tinha dificuldade para adaptar-se a novas situações, preferia que tudo continuasse sempre igual e conhecido, mas a vida não é assim.

Ana pensou em recusar a promoção e continuar quietinha no escritório, fazendo laboriosamente suas atividades, sem sustos, sem ansiedades, sem nada. E como recusar? Que argumentos alegar? E se fosse demitida! O conflito se estabeleceu e gerou muita angústia. Queria poder esquecer. Sim, esquecer, mas não conseguia! Ela se debatia numa inquietação interna que lhe cobrava crescer, afinal não era mais uma criança. Ela dizia para si mesma: "Já sou adulta, mas não estou preparada".

Eram onze horas da noite. Aninha foi se deitar, queria dormir e acordar com tudo resolvido, porém, quem disse que o abençoado sono a atendeu? Ela ficou se revolvendo na cama. Relembrou todas as ocasiões em que teve medo, e foram muitas; tinha pavor de sair à rua e ser assaltada, mas, mesmo estando dentro de casa, em segurança, essa ideia a assustava como se estivesse sendo atacada. Lembrou-se de quando tinha que apresentar um trabalho escolar, na hora seu coração disparava e só com muito esforço conseguia realizar a tarefa. Lembrou-se também do

Luís Antônio, o menino pelo qual fora apaixonada, mas de quem nunca se aproximou. E a insônia na véspera de fazer o exame para receber a carteira de motorista, imaginando que não iria passar! Na manhã seguinte, acordou com diarreia. No entanto, ao prestar o exame, saiu-se muito bem. Recordou a possibilidade do intercâmbio que a teria levado a conhecer outro país, outra cultura, aprimorar outro idioma e ela não foi. Que oportunidade perdida! Lembrou-se até de que teve medo de fazer terapia, por isso não fez. Por fim, exausta de tanto pensar, adormeceu.

O despertador tocou, e Aninha acordou assustada. Nada havia mudado. O problema, como um gigante ameaçador, continuava lá, bem à sua frente. Pensava em agradecer a oportunidade, mas... como recusar? O que dizer? Podemos imaginar seu sofrimento!

Ao chegar ao local do trabalho, a jovem foi surpreendida com a decisão de seus superiores, que já haviam programado sua primeira viagem, certos de que ela não recusaria essa oportunidade de crescer dentro da empresa. Eles haviam decidido por ela! Ana teve medo de contrariar sua chefia, então agradeceu e aceitou. Era chegada a hora tão temida, a hora de vencer sua grande dificuldade. Ela pensou: "Seja o que Deus quiser" – como se fosse uma condenação.

Sua primeira viagem seria para uma cidade em outro estado, cujo deslocamento seria de pouco tempo de avião ou muitas horas de ônibus. Podemos imaginar que ela tivesse pavor de voar, então preferiu ir por terra. A saída seria ao meio-dia, e a chegada estava prevista para às 7 horas da manhã do dia seguinte, tornando-se um percurso longo e cansativo, mas ela assim preferiu.

Com a passagem na mão, lá estava ela, assustada, na rodoviária, pronta para embarcar na maior viagem de sua vida. Escolheu um assento junto a uma janela com a justificativa de poder olhar para fora e se distrair, porém era para ter como escapar, caso fosse necessário. Ao seu lado sentou-se outra jovem. Não se falaram. A viagem teve início. Ana contemplava a paisagem, que alternava trechos de campo, natureza verde e pequenas cidades. A temperatura era amena, e as rodovias, bem pavimentadas, proporcionavam ao veículo um leve balanço, lembrando o embalo do berço de um bebê. Ela sentiu uma agradável sensação de bem-estar e confiança.

À tardinha, houve uma parada para o lanche. Aninha estava sem fome, mas resolveu se alimentar. Desceu, e um leve temor surgiu. Buscou um lugar a uma mesa que lhe permitisse ver seu ônibus, pois receava que esse pudesse seguir viagem e ela ficasse. Realmente ele se movimentou e parecia estar indo embora. Ela se assustou e procurou saber o que estava acontecendo. A explicação era simples: estava indo abastecer e logo voltaria. Aninha se tranquilizou um pouco, o que realmente só aconteceu quando se encontrou, novamente, sentada em seu lugar junto à janela.

Agora anoitecia, e ela se perguntava se poderia dormir ou deveria ficar acordada para qualquer eventualidade. E se acontecesse um acidente? O medo voltou a assombrá-la, mas nada podia fazer, estava imobilizada em sua poltrona. Lá fora foi ficando cada vez mais escuro, e, como saíram da cidade, as luzes internas do veículo também foram apagadas. Sua colega de viagem recostara-se em seu assento e parecia disposta a dormir. Aninha decidiu ficar acordada. Olhava pela janela e enxergava, ao longo do caminho, alguns postes de iluminação pública, além de algumas casinhas distantes com luzes em seu interior, denunciando o convívio familiar. Uma tímida lua apareceu. A viagem prosseguia. Tudo estava bem. Porém...

De repente, uma freada brusca! Um forte baque foi sentido, e os passageiros foram arremessados contra os bancos da frente. Pânico geral! As pessoas gritavam assustadas. O ônibus então parou. O que teria acontecido? Aninha, apavorada, sentia dores no peito, pelo choque contra o assento dianteiro, nos braços, ao tentar se segurar, e sua cabeça parecia rodar. Ela nada enxergava. A escuridão era total, e o medo se agigantava. Ela só ouvia o tumulto, todos falavam alto e ao mesmo tempo, não havia coerência e ninguém explicava nada. Aninha sentia-se desorientada. Lentamente, tudo foi ficando mais longe, como se ela estivesse se distanciando, perdendo o contato, a consciência. Sentia que entrava em uma outra realidade, totalmente desconhecida, mas onde não havia medo. Havia paz, confiança. Aos poucos, percebeu um vulto todo de branco que se aproximava e vislumbrou o rosto de um homem. Quem seria? Voltou o medo. Não o conhecia e mal percebia suas feições. O que ele queria? Sentia-se tão mal que não conseguia reagir. Depois de alguns segundos, esse homem dirigiu-lhe a palavra, fazendo uma pergunta:

– Qual é o seu nome?

Seu nome? Ela mal conseguia respirar, quanto mais responder a essa pergunta, pois sua voz se perdia em sua garganta. O homem insistia. Aninha tentava responder. Falava baixinho, e o homem parecia não escutar. Ela então começou a repetir seu nome, cada vez mais alto, até gritar:

– Ana.

Nesse instante tudo clareou. A viagem continuava, a maioria dos passageiros dormia, e alguns pareciam ouvir música em seus celulares. Sua companheira de viagem dirigiu-lhe a palavra:

– Oi, Ana! Que pesadelo, hein amiga!

Ela caiu em si, fora um pesadelo. Voltava para a realidade. O suor corria por todo seu corpo, sentia um aperto em seu peito e, além de assustada, estava envergonhada. Respirou fundo, tentando se acalmar. Por fim, agradeceu a atenção da companheira, pedindo-lhe desculpas por havê-la acordado.

Refeita do susto, Ana ajeitou-se em sua poltrona, não voltou a dormir e, mais tranquila, ficou refletindo sobre seu pesadelo, no qual vivera um acidente que não acontecera. Foi tendo consciência de que não vivia o momento presente, refém de medos infundados, antecipando situações desastrosas que poderiam acontecer no futuro. Queria ter sua vida sob controle, embora soubesse que tal não era possível. Incapaz de compartilhar seus temores com os outros, envergonhava-se e recolhia-se. Sentia-se inferior, como tendo um defeito em sua personalidade, sem perceber que tudo era fruto de sua sensibilidade, que merecia acolhimento e atenção.

Alguns cuidados com ameaças concretas à nossa vida são necessários, porém quais são fruto de nossas memórias doentias? Carece saber identificá-los. Onde se ancora nosso medo mais ancestral? Aquele medo de ser devorado por uma fera e ter que se recolher numa caverna? Daquele barulho terrível e daquela aguaceira que despencava lá de cima? Como escapar e manter a vida? Todos nós temos medos, no entanto torna-se necessário viver, mesmo com medo.

Ana, sentada em sua poltrona, iniciava uma grande viagem, a maior de todas: fazia uma jornada ao seu interior, em busca de se conhecer, e para isso precisaria de muita coragem.

Enquanto isso, o ônibus continuava rodando imperturbável.

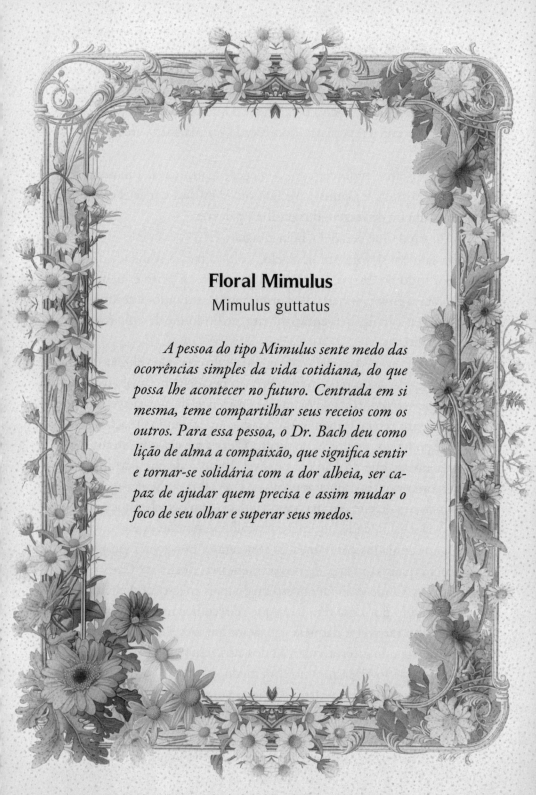

Floral Mimulus
Mimulus guttatus

A pessoa do tipo Mimulus sente medo das ocorrências simples da vida cotidiana, do que possa lhe acontecer no futuro. Centrada em si mesma, teme compartilhar seus receios com os outros. Para essa pessoa, o Dr. Bach deu como lição de alma a compaixão, que significa sentir e tornar-se solidária com a dor alheia, ser capaz de ajudar quem precisa e assim mudar o foco de seu olhar e superar seus medos.

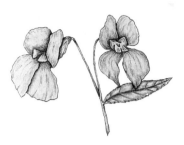

2
Vagares da pressa
Impatiens

O senhor Pedro Magalhães tem um espírito empreendedor, conseguiu realizar o sonho de ser dono de sua própria empresa e tornou-se um homem de negócios muito bem-sucedido. Criou uma marca de máquinas agrícolas, a Agrimac, que abastecia o consumo interno, bem como exportava para outros países. Ele possuía um grande patrimônio, construído com muito trabalho, o que lhe dava muito orgulho. Era muito exigente com seus funcionários, queria sempre tudo feito a tempo e hora, sem delongas, com praticidade e objetividade. Incomodava-se, principalmente, com quem fosse lento ao fazer seu trabalho, quando poderia tornar-se grosseiro. Dá para perceber que não era muito benquisto por eles, mas como era correto, pagava em dia e além do mercado, todos se esforçavam para corresponder e manter seus empregos. Então tudo corria bem.

Pedro Magalhães era casado e tinha dois filhos. Sua esposa, mais tranquila, irritava-se com o marido sempre que este completava suas frases, não lhe permitindo expressar suas ideias até o fim. Em outras ocasiões, a interrompia, quando ela queria contar algo, pois ele sabia do que se tratava. Ela se sentia *atropelada*.

Seus filhos já eram adultos, sendo que o mais velho seguiu as pegadas do pai e trabalhava com ele, o que indicava que seria seu sucessor. Como o pai, ele também era rápido de pensamento e ágil em sua atuação, o que propiciava que ambos se entendessem muito bem. O outro, mais parecido com a mãe, tornou-se artesão e professor de ioga, para desgosto de seu genitor, que esperava dele o mesmo desempenho do irmão, porém isso não aconteceu. Para o senhor Magalhães, ficar meditando e fazendo posturas "esquisitas" parecia-lhe perda de tempo.

Em alguns finais de semana, o programa da família era ir para a casa que tinham numa cidade litorânea. A saída, porém, era sempre dolorosa para ele, pois enquanto a esposa e os filhos ainda estavam se arrumando, ele já estava ao volante do carro esperando-os e buzinando. No caminho impacientava-se com os congestionamentos, tornava-se irritado e tinha explosões de indignação, reclamando de tudo e de todos. No entanto, tão logo o trânsito voltasse a fluir, ele se acalmava e tudo estava bem outra vez.

Ele era como um pauzinho de fósforo, se incendiava, perdia a cabeça e depois, como se nada houvesse acontecido, voltava ao normal. O percurso de uma hora transcorria, no máximo, em quarenta minutos. Ele preferia ter ficado em casa, mas fazia a vontade da esposa e das crianças. Como não ia à praia, aproveitava para dormir e descansar. A volta geralmente era antecipada, por causa dos engarrafamentos que, obviamente, o enlouqueceriam.

Para o compreendermos melhor, vamos dar uma olhada em como foi sua infância.

Pedrinho foi uma criança alegre, saudável, irrequieta e desde logo mostrou-se impaciente. Se lhe prometessem algum presente, queria-o logo, se lhe acenassem com um passeio, ansiava por saber quando seria. Detestava ficar esperando.

Na escola, era o primeiro a concluir as tarefas e se incomodava por ter que aguardar os colegas retardatários. Muitas vezes, dispunha-se a ajudá-los, ou melhor, a fazer a tarefa por eles, o que nem sempre era bem recebido – mas ele só estava querendo ajudar! Quando o professor solicitava um trabalho em grupo, isso se tornava ainda mais difícil, pois enquanto seus companheiros pensavam no assunto a ser abordado, ele já havia decidido e destinado uma tarefa a cada um. Pedro não percebia que dessa forma impedia-os de uma colaboração mais ativa. Em razão disso, no próximo trabalho, ninguém queria sua participação. Ele se perguntava: "Por quê?" Ele não entendia a causa de sua exclusão. Agora estava sozinho, mas como não ficar só, se ele já está lá adiante enquanto os outros ainda estão indo?

Pedro cresceu, tornou-se adulto e dono da Agrimac, como já sabemos. Muitas vezes, teve que se adaptar ao ritmo mais lento dos outros, o que, invariavelmente, lhe acarretava tensão mental, dores de cabeça e estresse.

Num dia, mês e ano qualquer, o senhor Pedro Magalhães tinha uma importante reunião em outra cidade, faltavam três horas para seu compromisso, e a viagem aérea seria, no máximo, de uma hora. Havia tempo suficiente, porém ele gostava de chegar cedo aos seus compromissos, então dirigiu-se ao aeroporto para viajar em seu avião particular. Lá chegando, foi surpreendido com a informação de que seu piloto adoecera e estava impossibilitado de trabalhar. Contrariado, impacientou-se o senhor Magalhães, queria ele mesmo pilotar, pois tinha brevê e não podia perder sua reunião. No entanto, foi desaconselhado pelos funcionários, que lhe ofereceram um substituto, garantindo sua competência.

Era uma pilota, uma jovem morena, de cabelos negros e um semblante que denunciava sua origem indígena. Chamava-se Amana, era calma e aparentava segurança. Ele não se sentiu muito à vontade, pois só tinha confiança em seu piloto, mas, sem alternativa, aceitou a opção. Afinal, o tempo passava, e ele não queria se atrasar. O senhor Magalhães não gostava de pilotar, porém naquele momento pensou: "Se for preciso, eu assumo o comando".

Embarcaram, e a viagem teve início. A ansiedade tomava conta do passageiro, queria chegar logo. Lembrava-se de que ainda havia alguns contatos a fazer, e ter que ficar quieto, sem poder sair de sua poltrona, o estava exasperando. Pensava: "Se fosse o meu piloto que me acompanhasse, poderíamos conversar, mas essa moça não fala!"

O senhor Magalhães sofria com sua inquietação interna, com frequência consultava o relógio, e ainda faltavam vinte minutos para chegarem. Gostaria de dizer à pilota que aumentasse a velocidade do avião, pois ele tinha pressa, mas nada falou. Amana parecia imperturbável e continuava, tranquilamente, dirigindo a aeronave. Então tudo transcorria bem, apesar da aflição do passageiro, preocupado com o horário.

Subitamente, um forte solavanco foi sentido, e o avião parecia estar desgovernado, embora logo recuperasse o equilíbrio. Amana então informou que estavam com um problema e seria necessário um pouso de emergência. Que contratempo! Ele impacientou-se e exortava a pilota que fizesse alguma coisa, uma vez que não poderia perder sua reunião. O avião, porém, como tendo vontade própria, rapidamente perdia altura, e a terra aproximava-se velozmente. Agora o senhor Magalhães sentiu a gravidade da situação, e o frio da morte percorreu sua coluna!

A pilota não dizia nada, estava absorta em tentar manter o controle da aeronave, mas o desastre parecia iminente. Desespero!

Avistando uma enseada, Amana, numa manobra rápida, direcionou-se para lá. Fortes solavancos foram sentidos quando o avião embicou na areia úmida e macia da praia. Parou! Assim, antes que pudessem respirar aliviados, a pilota precipitou-se para fora da aeronave e ordenou que ele saísse imediatamente. Apavorado, ele obedeceu e correu atrás dela o mais rápido que pôde. A seguir, ouviu-se uma explosão, e pouco restou do aparelho, que ardeu em chamas.

Silêncio! Só se ouvia o crepitar das labaredas.

Ambos foram tomados de uma imobilidade súbita diante do fato. Ninguém falava. Não conseguiam reagir. Por fim, Amana disse ao seu passageiro que, antes da queda, conseguira informar à torre de comando sobre a emergência e a localização deles. O senhor Magalhães, já refeito do susto, lembrou-se de sua reunião e compreendeu que não chegaria a tempo, mas nada disse. Amana parecia calma, não se abalava. Teriam que esperar por um resgate.

Fazia muito calor! O senhor Magalhães tirou o casaco, a gravata e afrouxou o colarinho, como se assim pudesse respirar melhor. Contrariado, teve que se sentar numas pedras que havia na areia da praia. Ele não sabia mais o que sentia, se raiva, desespero ou medo. Por que isso acontecera? O que ele poderia fazer? Como resolver a situação? Quando isso iria acabar? Como iria acabar? Quando seriam encontrados? Quando seriam resgatados? Um turbilhão de perguntas, todas sem resposta! O senhor Pedro Magalhães sentia-se impotente diante do acontecido. Nesse momento, o poderoso empresário nada podia fazer, só esperar.

O tempo continuava sua marcha, mas para o nosso personagem o fazia vagarosamente, arrastava-se, e ninguém aparecia.

Estavam à beira de uma fonte de águas claras, portanto, poderiam saciar a sede e se refrescar. Amana saiu em busca de alguma fruta que pudessem comer e, felizmente, encontrou uma bananeira, que gentilmente oferecia um belo cacho. O senhor Magalhães não tinha fome, mas aceitou as frutas que a jovem lhe ofereceu.

Começava a anoitecer. Ele ficou receoso de que houvesse animais selvagens na região que pudessem atacá-los durante a noite. Expressou seu temor para Amana, que, no entanto, o tranquilizou. Por sua origem indígena, ela conhecia a mata e parecia saber o que estava dizendo. Será que poderia confiar nela?

Agora já era noite. Teriam que dormir e aguardar que o socorro chegasse, talvez no dia seguinte. Amana ajeitou-se como pôde, encolheu-se e adormeceu. O senhor Magalhães sentiu-se só, muito só e incapaz de dormir. Pela primeira vez, ele olhou para a moça e um sentimento novo surgiu. Começou a apreciar a companhia daquela jovem quieta, calma, respeitosa e que parecia tão confiante. Ele precisou admitir que ela estava resolvendo essa emergência, uma situação na qual ele não saberia o que fazer.

Dormir parecia-lhe impossível. A noite seria longa e se arrastaria silenciosamente. Como num filme virtual, sua vida começou a passar em sua mente, e os questionamentos se atropelavam. Realizou tanta coisa, sempre com pressa, não querendo perder tempo e sem tempo para realizar todos os seus projetos. Lembrou-se da família, sua esposa e seus filhos, e uma saudade dolorida feriu seu peito. Ele os amava, mas quando lhes declarara seu amor? Quando tivera tempo para eles? Quando tivera, realmente, tempo para um convívio agradável e descontraído? Nunca brincara com as crianças quando pequenos, e agora já eram adultos! Em verdade, não os vira crescer. E a esposa, sua companheira dedicada e pacienciosa, como estaria? Eram sua família! Um grande amor e um doloroso arrependimento invadiu sua alma. Quanto tempo perdido! Voltaria a vê-los?

Estava sozinho. Queria poder voltar atrás e fazer tudo diferente. Precisava retornar, queria rever sua família. Tinha urgência! As horas, porém, não passavam, como se o tempo estivesse estacionado em outra dimensão. Sua vida parecia-lhe distante, como se nunca a tivesse realmente vivido. Lágrimas teimosas começaram a escorrer por seu rosto. E a noite foi descendo cada vez mais. Escuridão. Silêncio. Solidão.

O senhor Pedro Magalhães sentia-se cansado e tinha dores no corpo. Resolveu deitar-se, o que teria que fazer na areia mesmo. Dobrou seu casaco, à guisa de travesseiro, deitou-se de costas, repousou sua cabeça, olhou para o alto e enxergou o céu. Um choque! Ficou extasiado! Contemplou o Universo infinito cravejado de brilhantes, milhões de estrelas cintilavam num fundo escuro em perfeita harmonia. Nunca havia visto algo tão belo! Estaria sonhando ou seria realidade? Ali tudo era calma e paz. Os astros e os planetas se movimentavam, cada um em seu próprio caminho, espaço e ritmo, não havia pressa nem competição entre eles. Era a dança do imutável na eternidade. Também a Lua, grande, redonda, começou a se mostrar e parecia tão próxima! Uma luminosidade incomum, sobrenatural, inundou de encantamento o pequeno lugar em que se encontravam. Ele tinha 50 anos e não conhecia o luar!

Como enfeitiçado por essa magia, deixou-se envolver por uma atmosfera transcendente, em que parecia que nada mais importava. Sentiu paz em sua alma. Era a plenitude, a união com o Todo, o Absoluto. Sem perceber, adormeceu acolhido por um sono reparador. Acordou de manhã com outro belo espetáculo: o Sol surgindo, lá longe, no horizonte. O astro-rei subia lentamente, e o dia nascia alaranjado e quentinho. Lua e Sol, noite e dia, anoitecer, amanhecer, anoitecer e amanhecer... De repente, o senhor Magalhães teve uma revelação: *o tempo é circular, e cada dia é uma nova oportunidade, porém sempre diferente.* Que loucura!

Ele passou então a se perguntar: quanta coisa haveria no mundo que ele nunca vira? Ainda seria possível? Ainda haveria tempo? Quando viria um socorro? E será que viria? Ele nada podia fazer, somente esperar e ter paciência.

Amana também já acordara e tinha o semblante tranquilo.

De súbito, ouviram o barulho de um motor e avistaram um helicóptero sobrevoando a região. Alegraram-se, agitaram-se, movimentaram-se, correram de um lado para outro, abanaram mãos e braços, na tentativa de se tornarem visíveis. Tentativa inútil! O helicóptero dava voltas e voltas e se afastava, para desespero de ambos. Foi então que Amana tirou de sua mochila um pequeno espelho e, direcionando-o contra o Sol, emitiu sinais luminosos. Alegria! Foram percebidos!

O helicóptero retornou e resgatou-os. O senhor Magalhães teve que reconhecer a perícia de Amana e sua habilidade para resolver a situação. Graças a ela estavam salvos. Antes de regressar a seu lar, ele agradeceu à jovem pilota, elogiando sua competência e presença de espírito.

Chegando à sua casa, ele era esperado pela esposa e pelos filhos, preocupados com seu desaparecimento. Ele os abraçou como nunca antes fizera, e assim permaneceram durante algum tempo. Insistentes lágrimas escorreram livres pelo rosto do senhor Pedro Magalhães, e ele pediu-lhes perdão. Todos choravam. Agora ele, pela primeira vez, sentiu-se em casa, na sua casa e com sua família.

Por fim, conseguiu falar sobre o que acontecera e o pavor que sentira. Sua dor maior fora o temor de não tornar a vê-los e de não conseguir dizer-lhes o quanto os amava. A emoção tomou conta de todos novamente, que, abraçados, choraram juntos.

Refeitos da emoção, a esposa e os filhos queriam contar-lhe como se sentiram, o medo e a preocupação que tiveram pela falta de notícias. O senhor Pedro Magalhães ouviu-os atentamente, sem interromper ninguém, absorvendo cada palavra, cada frase, como se fosse a primeira vez que os ouvia.

O filho mais velho queria falar da empresa, de alguns assuntos urgentes que precisavam ser resolvidos. O pai o escutou e recomendou que o jovem fizesse o que achasse melhor. O rapaz estranhou essa resposta. Então, o pai interessou-se pelo trabalho do mais novo e perguntou se poderia participar de uma aula de ioga. Como assim? É claro que poderia.

A seguir, o grande empresário comunicou que iria tirar umas férias, olhou com carinho para a esposa e a convidou para fazer uma viagem. Ela sorriu, estendeu-lhe uma mão, que ele beijou, e olhares amorosos os envolveram.

Os filhos, espantados, se entreolharam e em silêncio se perguntavam: "será que no acidente o papai bateu a cabeça?"

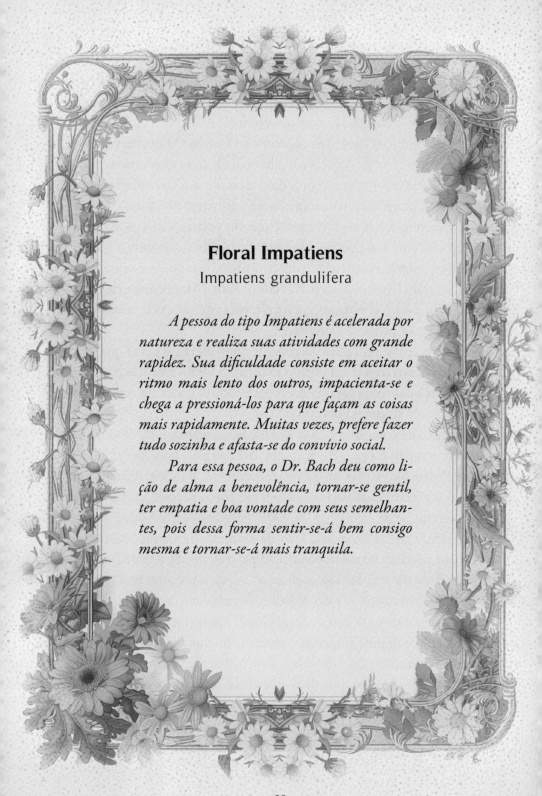

Floral Impatiens
Impatiens grandulifera

A pessoa do tipo Impatiens é acelerada por natureza e realiza suas atividades com grande rapidez. Sua dificuldade consiste em aceitar o ritmo mais lento dos outros, impacienta-se e chega a pressioná-los para que façam as coisas mais rapidamente. Muitas vezes, prefere fazer tudo sozinha e afasta-se do convívio social.

Para essa pessoa, o Dr. Bach deu como lição de alma a benevolência, tornar-se gentil, ter empatia e boa vontade com seus semelhantes, pois dessa forma sentir-se-á bem consigo mesma e tornar-se-á mais tranquila.

3
Nas ondas do sonho
Clematis

Numa manhã de final de outono, estava João Serqueira à janela vendo a chuva respingando na vidraça, mas sem nenhum interesse. Nesse dia em especial, ele se encontrava triste e acabrunhado, assim como a chuva, que, solidária ao seu estado de espírito, caía lentamente e de mansinho. Ele se aposentou há alguns meses, depois de trabalhar toda sua vida como funcionário numa repartição pública, e sua mulher, após quinze anos de casamento, o deixara; filhos não havia. Hoje ele está só.

Quando criança, João foi um menino dócil, tranquilo, brincava sozinho, não exigia atenção e, muitas vezes, ficava quieto fazendo nada, aparentemente, mas na realidade *viajava* em seu mundo imaginário recheado de heróis, monstros, seres fantásticos, árvores falantes e por aí vai... Em outras ocasiões, adormecia em meio a seus brinquedos, o que, no entanto, não abalava seu sono da noite. Era franzino, apesar de comer tudo o que lhe era oferecido, sem demonstrar qualquer preferência. Tinha um olhar longínquo e parecia ver além das coisas cotidianas; sua dificuldade era para se conectar com a realidade física e com o presente. Possuía pouca orientação espacial, sua coordenação motora falhava, o que o levava a esbarrar nos mesmos móveis que sempre estiveram ali, no mesmo lugar, e as quedas eram frequentes.

Na escola gostava de sentar-se bem lá no fundo da classe, para escapar das aulas enfadonhas de professores incapazes de compreendê-lo. Parecia estar prestando atenção, mas sua mente divagava em terras distantes, num tempo diferente, vivendo aventuras imaginárias.

Alô, alô! Terra chamando!

De repente o nosso querido João voltava, como caindo de grandes alturas, não sabia qual assunto estava sendo tratado, então respondia à indagação do professor com qualquer coisa que nada tinha a ver com o tópico em pauta. Diversas vezes foi motivo de chacota de seus colegas, o que muito o aborrecia. Sua capacidade de prestar atenção ao momento presente era mínima. Seus pais foram chamados e lhes foi indicado levarem-no a um médico. Foi tratado por psicólogos e psiquiatras, fez exames, tomou medicamentos, mas nada mudou. Ele estava bem com ele mesmo, os outros é que não estavam.

João cresceu, continuou uma pessoa simples, tranquila, sem grandes ambições. Fez o melhor que pôde para sobreviver, mas como tinha pouca energia disponível, necessitava de mais horas de sono do que o comum dos outros mortais e, por vezes, parecia sonolento mesmo quando acordado. Prestou concurso para uma repartição pública e conquistou o cargo com facilidade, pois era muito inteligente. No entanto, por gostar de dormir até mais tarde, os atrasos tornavam-se frequentes, os quais eram compensados por sua criatividade ao redigir excelentes ofícios e outros documentos. Sobre sua mesa, a papelada se amontoava, e encontravam-se também bilhetes poéticos e declarações de amor. Ah! O amor!

João Serqueira era dado a amores platônicos e nutria uma paixão secreta por Fernanda, sua colega de repartição. Mas, oh! Desdita! Ela era casada e já tinha um filho de 3 anos. Como João sofria! Em seu peito a dor machucava seu coração e sua alma chorava. Quando Fernanda o cumprimentava ou lhe sorria, todo seu ser se enchia de alegria e festa. Ele então sonhava acordado, via-a linda e sedutora aproximar-se dele e lhe dizer que o amava. A paixão rescendia a perfume de rosas vermelhas, o mundo se iluminava de luz, de cores mil, e o infinito tornava-se eterno nas planícies de seu ser. Nesses momentos, a realidade não existia, apenas a plenitude do amor. No entanto, quando ela, envolvida em seu trabalho, o ignorava, grande era seu sofrimento. Nesses momentos, sentia que sua vida perdia todo o sentido, nada mais valia a pena. Desejava morrer, e a única coisa que ainda o mantinha vivo era poder escrever lindos e apaixonados poemas exaltando sua triste sina.

Com frequência, João é acusado de isolar-se do convívio social, porém não é essa sua intenção nem o é por estar depressivo, mas, sim, pela necessidade de dar vazão a suas inspirações. Ele não se sente pertencendo a este planeta Terra, por isso, seguidamente, gosta de ficar sozinho, para se recolher em sua mente, onde tudo pode seguir o fluxo de seu dom artístico, escrevendo poesias e contos românticos, que nem sempre são finalizados, pois, antes de terminá-los, já está empenhado em outras obras, que teriam sido maravilhosas desde que houvessem sido concluídas e publicadas. Talento não lhe falta, sua imaginação é fértil, sua inspiração é ilimitada, ideias jorram abundantes em sua mente, porém velozes como um raio, se desvanecem antes de serem produzidas e concretizadas. Tudo só acontece dentro dele mesmo.

Às vezes, João lembra um poeta romântico recém-saído do século XIX; em outras, sua mente perambula num tempo vindouro e promissor, talvez no século XXII, onde sua alma pode fazer contato com o futuro e antever coisas que serão descobertas em um novo amanhã, quer seja na área da ciência ou da tecnologia. Então, em que século vive o nosso herói? Seu corpo está aqui, mas sua alma parece viver num mundo paralelo, numa época diferente, numa dimensão extrafísica. Ideias não lhe faltam, todavia, lamentavelmente, se extinguem antes de serem capturadas e devidamente concretizadas.

João movimenta-se tranquilamente em seus devaneios, então está tudo bem. Será? Sim. Desde que não seja atropelado ao atravessar a rua sem observar o sinal vermelho; desde que alguém lhe lembre de tomar seus remédios a tempo e hora; desde que alguém o acorde de manhã, bem como providencie suas refeições, afinal, ele também precisa comer, dormir, trabalhar, fazer tudo o que todo mundo faz. E como seria bom se houvesse quem o incentivasse em seu labor literário, a colocar no papel suas criações e providenciasse a edição e publicação de suas obras! Enfim...

Ele não incomoda ninguém, jamais é agressivo ou crítico, aceita tudo e todos sem contestações, não tem nenhum preconceito, para ele todos são iguais, até porque não percebe muito bem as diferenças. Sonha com um mundo ideal, onde todos se respeitem, onde haja paz e harmonia entre os povos. Seria pedir muito?

Casou-se aos 40 anos e não teve filhos. A esposa queixava-se de suas ausências, embora ele sempre estivesse de corpo presente. Um dia ela exigiu:

– João, ao menos diz "aham" para eu saber que você está escutando o que eu estou falando!

Nada! Ela também estava cansada dos esquecimentos dele, pois costumava deixar de pagar as contas e só percebia quando a energia elétrica era cortada. Também era um especialista em deixar passar datas importantes e até compromissos. Ela, então, reclamava de suas faltas e, nessas ocasiões, ele se defendia com argumentos disparatados ou reagia com indiferença, o que mais ainda a irritava. Um dia, ela cansou e foi embora.

Hoje, o nosso querido João está só, triste e melancólico, olhando as gotas da chuva que escorrem nos vidros da janela. Nada mais tem graça para ele. O sentimento é de que não vale a pena viver, anseia pelo sono da morte, que há de libertá-lo e conduzi-lo a um futuro mais auspicioso. Ele não tem pensamentos suicidas, apenas sente um lento deixar-se morrer.

Agora a chuva cessou. João abre a janela, o cheiro de terra molhada e o suave perfume de flores invadem o ambiente. Vindo de longe era possível ouvir o som de um violino tocando uma melodia triste. Essa música adentra sua alma, e ele deixa-se inundar pela inspiração. Abandona a janela e vai escrever um novo romance.

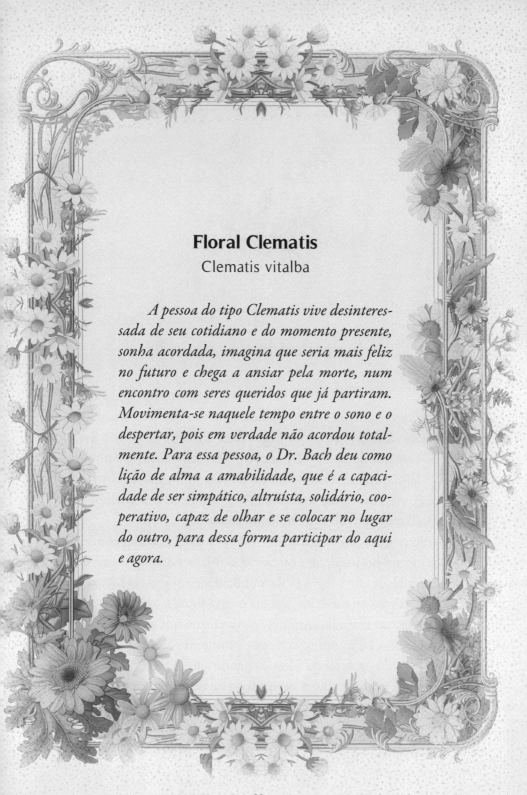

Floral Clematis
Clematis vitalba

 A pessoa do tipo Clematis vive desinteressada de seu cotidiano e do momento presente, sonha acordada, imagina que seria mais feliz no futuro e chega a ansiar pela morte, num encontro com seres queridos que já partiram. Movimenta-se naquele tempo entre o sono e o despertar, pois em verdade não acordou totalmente. Para essa pessoa, o Dr. Bach deu como lição de alma a amabilidade, que é a capacidade de ser simpático, altruísta, solidário, cooperativo, capaz de olhar e se colocar no lugar do outro, para dessa forma participar do aqui e agora.

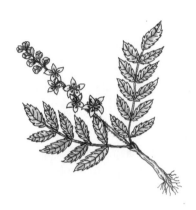

4
A desvenda da verdade
Agrimony

Alan estava sentado junto à janela do avião que o levaria para outro continente. Olhava a terra, que ficava cada vez mais distante e diminuía, diminuía, até que desapareceu por completo. Agora era somente ar e nuvens. Nada mais. Seriam muitas horas de voo até chegar ao outro lado do mundo. A viagem seguia tranquila, Alan acomodou-se melhor na poltrona e deixou-se envolver pelas lembranças.

Tudo começou numa manhã, após sair da faculdade, enquanto estava parado no ponto de seu ônibus. Ele foi abordado por um homem, representante de uma agência de publicidade, que o convidou a fazer um *book* e tornar-se modelo. A ideia o agradou. Imaginou que poderia se tornar famoso e, ainda, enriquecer. Acreditou que seria a solução para sua vida e começou a sonhar com esse mundo de fantasia. Seu pai, mais conservador, não gostou da ideia, achando que seria uma profissão perigosa. A mãe exultou com a perspectiva de ter um filho modelo, e seus primos também lhe deram apoio.

Ele então interrompeu a faculdade e investiu na carreira. O mundo que Alan agora conheceu era de puro *glamour*, tudo era belo e excitante.

Ele gostou daquele ambiente sedutor e de encantamento. Havia muitas atividades, muito movimento, muitas formas para esquecer sua dor. Ele ficou famoso? Enriqueceu? Menos do que o esperado. Sua carreira foi efêmera, e as oportunidades de trabalho não foram tantas quantas imaginou. Estava decidido a abandonar a profissão quando uma rara oportunidade surgiu: ele foi convidado a participar do lançamento de uma nova marca de roupas esportivas, e o cachê era alto. Não teve dúvidas, aceitou. Pensou que seria seu último trabalho, e foi.

Nesse momento, seus pensamentos são interrompidos pela aeromoça, que oferece um lanche, uma bebida, um suco ou um refrigerante. Alan sorri e aceita. Depois, reclina sua cabeça na poltrona e fecha os olhos.

Enquanto ele se entrega a um cochilo, vamos conhecer esse jovem de 21 anos, que ainda mora com seus pais, não tem irmãos, somente primos, com as quais muito brincou em sua infância e, ainda hoje, gosta de estar com eles. Mora numa bela casa. Pode-se dizer que pertence a uma família de classe média alta. Sempre recebeu tudo que queria, dinheiro não faltava. Desde menino, porém, teve que conviver com a desarmonia que reinava em seu lar. Seus pais, com frequência, brigavam e discutiam por qualquer coisa. Era um ambiente recheado de conflitos, o que muito fazia Alan sofrer. Ele temia por uma possível separação, por isso chorava e pedia que parassem. Seu pai então o olhava nos olhos e dizia:

– Está tudo bem. Dá um sorriso para o pai e vai brincar.

Alan passou a fazer brincadeiras, peraltices, e quando conseguia fazer com que eles rissem acreditava que tudo estava resolvido e poderia ficar tranquilo. Cedo, descobriu essa estratégia para não precisar olhar para sua dor e passou a usá-la em toda sua vida. Sorria por fora e chorava por dentro, mas estava tudo bem.

Na escola, Alan era brincalhão, o palhaço da turma. Ao chegar, animava o ambiente, e todos o aguardavam. Inteligente, espontâneo e comunicativo, dava-se bem com todos, quer fossem colegas, professores, funcionários ou simples conhecidos. Adorava estar em grupos, precisava agradar, queria ser o melhor amigo e reconhecido como tal. Precisava esquecer o vazio de amor sentido na infância, que ainda causticava seu coração. Para isso, procurava estar sempre fazendo alguma coisa ou buscando uma companhia, fugindo de uma solidão que poderia levá-lo a um confronto consigo. Mostrar-se sempre alegre parecia garantir-lhe o sucesso desse propósito. A alegria precisava ser permanentemente estimulada como a única emoção aceita, e o riso era a máscara que encobria sua dor.

Quando aconteciam brigas e disputas entre os alunos, ele procurava apaziguar os ânimos dos mais exaltados, resolver a pendenga e estabelecer novamente a concórdia. Alan tinha um dom conciliador admirável que, muitas vezes, promoveu o entendimento em contendas que pareciam irreconciliáveis. Então estava tudo bem. Interiormente, porém, o jovem sofria. Algumas vezes, para garantir uma sensação de harmonia e relaxamento, ele abusou de bebidas alcoólicas, felizmente nada em excesso, e não buscou drogas mais pesadas.

Subitamente, Alan acordou sobressaltado ouvindo a voz do comandante, que recomendava o uso do cinto de segurança, pois estavam passando por uma zona de turbulência. As sacudidas eram fortes, tudo balançava, e até as aeromoças haviam se sentado e colocado o cinto. Alan se assustou, suas mãos seguravam com força os braços da poltrona, embora soubesse que dificilmente uma turbulência causa a queda de um avião. Passados alguns minutos, tudo se normalizou, e a viagem seguiu tranquila.

Agora, os pensamentos de Alan se dirigiram para o deserto da África, local onde seriam feitas as fotos. Modelos de diversos países e continentes participariam, pois a ideia da nova empresa era de que as roupas de sua grife fossem perfeitas para pessoas de todo o mundo.

Alan estava ansioso. Tão logo chegou ao seu local de trabalho e conheceu os novos colegas, procurou se enturmar, mas percebeu que eles eram muito competitivos e estavam mais preocupados com suas carreiras do que em estabelecer amizades.

As fotos de Alan incluíam um parceiro negro, de pele lustrosa, escura como breu, boa estampa e olhos tristes. A seu lado, destacava-se a pele muito clara de Alan, seu cabelo castanho, quase loiro, e seu olhar brejeiro. Alan imediatamente sentiu especial afinidade por Zimba, o jovem africano de olhar tristonho. Conseguiam se comunicar com o inglês rudimentar de ambos e, nos intervalos das sessões fotográficas, estavam sempre juntos. Zimba jamais sorria, e Alan estava ficando cansado de "brincar de sério", então, usou de todas suas habilidades para conseguir um sorriso tímido do companheiro.

As fotografias de ambos ficaram excelentes e despontaram como as favoritas. Alan ficou orgulhoso e sentiu-se importante. Gostaria de rir e comemorar, mas deveria manter-se sério e reservado. Finda a jornada de trabalho, cada jovem poderia retornar a seu país de origem. No entanto, antes disso, Alan queria aproveitar a viagem e conhecer outros lugares. Inicialmente, interessou-se por visitar a terra de Zimba, queria conhecer a família do amigo, seus pais, irmãos e sobrinhos. Zimba não se sentiu muito à vontade, porém diante da insistência de Alan concordou.

Eles viajaram juntos por boas rodovias e belas paisagens de vinhedos bem cuidados. Alan sentiu vontade de degustar uma taça de vinho, mas uma parada não estava prevista. O percurso depois foi por uma estrada de chão batido, empoeirada e malconservada. Foram algumas horas de viagem até chegarem a uma pequena aldeia subsaariana, perdida na imensidão do continente africano.

Ao chegarem, Zimba foi recebido com muita alegria por seus irmãos, pelas crianças e pelos moradores da aldeia, que o saudaram felizes com seu regresso. Alan apreciou aquele encontro fraterno, sentindo o carinho que todos expressavam por aquele que retornava ao lar. As crianças, alegres e sorridentes, olharam curiosas para Alan, porém no semblante dos adultos havia um misto de desconfiança e temor. Zimba falou-lhes, e eles mudaram seu comportamento e também sorriram para Alan, que se sentiu aliviado.

A aldeia era constituída por habitações, que tinham a forma semelhante a uma oca, com piso e paredes feitas de barro socado, e o telhado, em forma de cone, era feito de mato seco, palha de coqueiro e cana. Dentro, apenas as esteiras em que todos dormiam. Não possuíam água em suas moradias, e as crianças iam buscá-la, todas as manhãs. As refeições eram preparadas em uma panela colocada sobre um braseiro, fora de casa. A escola ficava muito longe, por isso a maioria das crianças e dos jovens permanecia analfabeta e seguia o destino de seus pais.

Os homens trabalhavam em fazendas de cacau, mas dependiam da colheita, e se essa não fosse boa, passariam necessidades. A mãe de Zimba e a maioria das mulheres trabalhavam na roça, onde cultivavam os alimentos para a própria subsistência. Toda a aldeia era constituída por pessoas pobres, que trabalhavam muito para ganhar pouco e sobreviver como pudessem. O pai de Zimba estava adoentado e permanecia deitado em sua esteira, no interior da moradia, aos cuidados de uma anciã. Zimba acercou-se dele com muito carinho, sendo possível sentir o amor que unia pai e filho. A emoção aflorou em Alan, que se lembrou de seu próprio pai, e algumas lágrimas umedeceram seu sorriso.

Naquele pequeno mundo, dentro do mundo, Alan conheceu o lado sombrio da vida que sempre se negara a ver e compreendeu o olhar triste de Zimba. Naquela pequena aldeia, havia muita pobreza material, mas havia algo que transcendia essa carência. Junto àquela gente simples, puras de coração, ele também conheceu a união, a solidariedade, o respeito e o carinho que uns tinham pelos outros, e sua alma pôde sentir a presença da paz e do amor. A tristeza e a dor nos tornam mais humildes, nos levam a uma interiorização, uma reflexão sobre nossa vida e nós mesmos e, dessa forma, crescemos e evoluímos. No entanto, evitamos sentir a tristeza, só valorizamos a alegria.

À noite, véspera de seu retorno, ao lado do amigo, Alan chorou, e a tristeza profunda transformada em lágrimas deslizou suavemente por seu rosto. Zimba permaneceu em silêncio, acolhendo com respeito o sentimento do amigo. Era um momento muito especial na vida de ambos. Então, o moço de olhar triste, tão jovem quanto Alan, também emocionado, abriu seu coração, confidenciando sua vida. Buscara estudar, pois seu desejo era melhorar a vida de sua família e, já adulto, arriscou ir para uma cidade grande, onde pensava que poderia ganhar muito dinheiro, mas sobreveio a decepção, pois nada conseguiu e acabou apenas sendo mais um jogado na miséria.

Estava decidido a retornar quando foi descoberto por um olheiro, que o convidou a participar do trabalho em que conheceu Alan. Ele aceitou por causa da proposta financeira, mas sabia que para ele a carreira seria uma ilusão. Depois pretendia regressar a sua aldeia, estava decidido a ficar entre os seus, onde sentia ser o seu lugar. Sabia que a doença do pai era terminal e lhe caberia, como o filho mais velho, assumir a responsabilidade pela família. Alan percebeu que Zimba aceitava seu destino tal qual era e, embora houvesse tristeza em seus olhos, havia serenidade em seu coração, havia uma grandeza nessa atitude, como se ele fosse capaz de compreender e reverenciar a vontade de Deus. Zimba estava em paz.

No dia seguinte, ao se despedir, Alan colocou nas mãos do amigo o polpudo envelope com o dinheiro que ele recebera por seu trabalho. Após a inicial relutância de seu anfitrião, muita insistência e argumentações de Alan, Zimba, humilde, aceitou, e seus olhos sorriram. Alan partiu da África sentindo amor em seu coração, estava consciente de que não havia resolvido a situação de seu amigo, muito menos a de todos os aldeões, porém estava confortado por haver feito alguma coisa.

Novamente, sentado junto a uma janela do avião, Alan olhava a paisagem que lentamente ia diminuindo até desaparecer. Era chegada a hora de retornar para sua casa. Alan procurou relaxar o corpo, respirar profundamente e, fechando as pálpebras, deixou que seus sentimentos o invadissem, sem pensar sobre eles, apenas sentir, sem cobranças, sem obrigações, nada. Ele então compreendeu que é possível ficar bem apesar dos conflitos e os momentos difíceis precisam ser olhados e reverenciados, pela verdade que encerram. A alegria, a tristeza, a felicidade e a dor se alternam, são relativas, passam e fazem parte do movimento da vida.

Agora estava tudo bem.

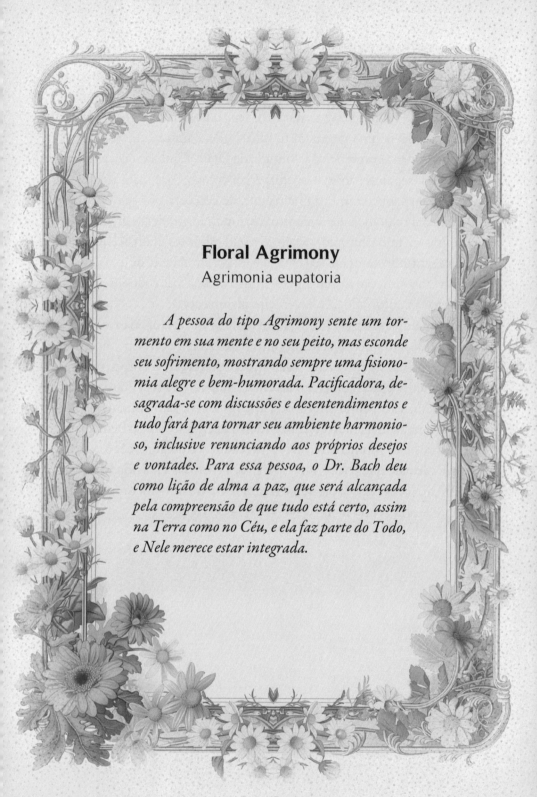

Floral Agrimony
Agrimonia eupatoria

A pessoa do tipo Agrimony sente um tormento em sua mente e no seu peito, mas esconde seu sofrimento, mostrando sempre uma fisionomia alegre e bem-humorada. Pacificadora, desagrada-se com discussões e desentendimentos e tudo fará para tornar seu ambiente harmonioso, inclusive renunciando aos próprios desejos e vontades. Para essa pessoa, o Dr. Bach deu como lição de alma a paz, que será alcançada pela compreensão de que tudo está certo, assim na Terra como no Céu, e ela faz parte do Todo, e Nele merece estar integrada.

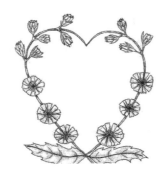

5
Nas laçadas do amor
Chicory

Um domingo, oito horas da manhã.

Leandro estava na cozinha do apartamento de seu pai para tomar um café e conversar. Estava visivelmente nervoso e agitado.

– O que te traz aqui tão cedo, meu filho?

– Preciso respirar, estou sufocado.

– Calma, Leandro! O que aconteceu?

– O mesmo de sempre – o jovem segurava sua xícara, pousada sobre a mesa, sem levá-la aos lábios, incapaz de sorver o líquido saboroso que lhe fora oferecido. De vez em quando, passava uma das mãos nos cabelos, numa tentativa de organizar os pensamentos, enquanto dava um profundo suspiro.

Um espaço de tempo vazio preenchia aquele encontro.

– Fale, Leandro – por fim o pai pediu.

O jovem mantinha-se calado, olhando para a xícara em suas mãos. O pai, então, imaginando a causa do nervosismo do filho, perguntou:

– Como está sua mãe?

– Ah! Pai! Do mesmo jeito. Sempre reclamando do que eu faço, sempre me corrigindo, dizendo como eu devo fazer, o que devo dizer, só falta mandar em meus pensamentos. E não adianta falar, pois se eu me queixo, então vêm lamentações, faz um drama, desfia um rosário de todas as coisas que fez por mim, que só está querendo ajudar e por aí vai. Ela consegue fazer com que eu me sinta culpado, um filho ingrato. Que poder ela tem sobre mim! Aí eu me sinto fraco, parece que não sou capaz de dirigir minha vida e só ela sabe o que é o melhor para mim. Nunca pergunta o que eu quero ou como eu quero. Tudo tem que ser do jeito dela.

O pai ergue-se e vai buscar uma jarra com água, que coloca sobre a mesa e oferece ao filho:

– Quer?

– Quero.

Cláudio aguarda que Leandro continue desabafando, tendo consciência da veracidade das palavras do filho.

– Preciso de ar, de espaço, de liberdade. Ela está me castrando.

– Compreendo – responde-lhe o pai.

Leandro continua falando, agora em tom irritado:

– Eu é que não compreendo como o senhor a aguentou tantos anos.

Nem o senhor Cláudio sabia, e por fim disse:

– Eu relevava suas manias e procurava compreendê-la nas suas necessidades. Eu a amava.

– Até que cansou, não foi?

Cláudio não respondeu. Leandro também ficou em silêncio. Após alguns momentos, em que cada um ficou consigo, o pai retornou ao diálogo, numa tentativa de apaziguamento.

– Tenha paciência, meu filho. Sua mãe também tem qualidades.

– Ah! Sim. Muitas qualidades! – ele respondeu ironicamente. – E eu posso me queixar dela? Não, ela faz tudo para mim.

Nova pausa se fez na conversação de ambos. Era um diálogo que não fluía. Cláudio retomou:

– Não seja tão severo, Leandro. Ela é boa para ti, te criou, te cuida e te ama muito.

– Ah! Não, pai! O mesmo discurso! Ela usa essas mesmas palavras.

– É o jeito de ela amar e buscar ser amada.

– Muito obrigado... – agora Leandro usa de zombaria – que espécie de amor é esse? Exigente, controlador, apegado! Isso é amor?

– Meu filho, eu tenho que concordar contigo. Não é fácil conviver com ela.

– Não é mesmo! – Leandro, agora, sentiu-se compreendido.

Ambos se levantaram, e o pai convidou o filho:

– Fique. Vamos assistir um futebol pela TV, hoje à tarde.

– Não vai dar. Vou sair com a Cris.

– Está certo. Sua mãe já a conhece?

– É claro que não, né!

Ambos riram, e Leandro já ia saindo quando falou:

– Sabe, pai, estou pensando em fazer um intercâmbio.

– Hum! Agora teremos problemas...

Ambos riram novamente, se abraçaram, e Leandro saiu.

Ficando sozinho, Cláudio lembrou-se de Isabel, de quando a conheceu; eles eram jovens, e a vida lhes sorria. Ela era encantadora, linda, simpática, meiga, tudo que um homem pode esperar de uma mulher. Ele se apaixonou. Entre namoro e noivado, passou-se um ano e se casaram. Cláudio estava feliz, e nos dois primeiros anos estava tudo bem, mas depois que Leandro nasceu, grande foi a mudança. Isabel não permitia a aproximação de Cláudio e queria o filho só para ela. Quando o pai conseguia ter o bebê nos braços, ela sempre apontava alguma falha, quer na forma de segurar a criança ou de oferecer-lhe a mamadeira. Cláudio procurava entendê-la, mas não estava satisfeito com a situação e reclamou várias vezes. Ela então se aborrecia com ele, sentindo-se incompreendida.

Isabel tornou-se uma mãe extremamente dedicada, e disso ninguém podia discordar. Todas as atenções e cuidados eram para o Leandro. Chegou a mudar-se para o quarto da criança, com a desculpa de melhor cuidar do sono do bebê. A vida dela tornou-se a vida do filho.

Cláudio estava cansando dessa situação, desgostoso, colocado de lado e impedido de viver a própria paternidade. Ele sofria, pois amava sua família e queria poder expressar seu amor pela esposa e pelo filho, porém sentia-se excluído, simplesmente dispensável. Foi então procurar fora do lar o que não encontrava mais dentro dele e, passado algum tempo, o inevitável aconteceu: Cláudio propôs a separação. Isabel ficou indignada! Como ele poderia deixá-la? Era seu marido, tinha que ficar com ela! Mas não ficou. No entanto, ele jamais se omitiu de suas obrigações, contribuía com uma boa pensão, além de se mostrar muito presente na vida do filho, o que não agradava à mãe, que, sempre que podia, tentava afastá-lo.

No entanto, não devemos julgar ninguém sem conhecer o outro lado. Vamos então saber quem é Isabel, a vilã desta história.

Isabel foi uma menina linda, alegre, amorosa, sempre buscando a companhia de sua mãe ou de quem estivesse disponível. Se tal não acontecesse, fazia gracinhas e mostrava-se querida para continuar recebendo atenção.

Seus pais trabalhavam fora, e a menina ficava aos cuidados da empregada da casa, que estava sempre ocupada com suas tarefas domésticas e não tinha tempo para fazer agrados à pequena Isabel, que se sentia abandonada. Ao retornar do trabalho, sua mãe estava cansada e tinha pouco ânimo para as necessidades da filha, o que reforçava sua sensação de não merecer cuidados e amor.

Quando Paula nasceu, Isabel devia ter em torno de 3 anos, mais ou menos. A irmã foi prematura, nasceu muito fraquinha e estava sempre adoentada, o que requeria a presença constante da mãe. Essa então deixou o emprego e foi cuidar da filha. Isabel sentiu que para ela sua mãe não teve tempo, mas para Paula até passou a ficar em casa. Mais uma vez, sentiu-se rejeitada. Como a mãe não dava conta de cuidar das duas, Isabel foi para um Jardim de Infância, em tempo integral. Em seu coração, a energia do amor estagnou, não mais fluía, e formou-se um vazio. Apesar disso, Isabel cresceu, foi para a escola, assim como sua irmã, e a vida continuou seu curso normal.

Paula, sempre tranquila e estudiosa, após a conclusão do Ensino Médio, prestou vestibular para Medicina, o que trouxe muito orgulho para seu pai e sua mãe. Isabel abandonou os estudos e foi trabalhar, queria ter sua independência e sair de casa, queria buscar amor em algum outro lugar. E a vida foi generosa com ela. Um dia, ela conheceu Cláudio, um jovem simpático e alegre, que por ela se apaixonou. No início, Isabel recusou o namoro, no entanto, a insistência dele foi mais forte e, por fim, ela cedeu. Não estava apaixonada, mas queria se casar, ter sua própria vida, ter alguém que a amasse, lhe desse carinho, e Cláudio parecia oferecer-lhe tudo isso.

"O que é o amor? Quando é que amamos?", ela se perguntava. O importante era que, finalmente, seria amada, valorizada e feliz, pois alguém preencheria a falta que ela sentia dentro de si. Ser amada por um homem, haver sido escolhida por ele, dava-lhe a sensação de ser alguém especial. Isabel apaixonou-se pelo amor de Cláudio por ela. Podemos então pensar: quantas vezes nós amamos o olhar de quem nos olha com amor.

Casaram-se. Ela aprendeu a gostar do marido, tornou-se uma esposa amorosa, dedicada e estava feliz. Certo dia, Isabel surpreendeu Cláudio conversando, na rua, com uma mulher. Seu sangue subiu à cabeça, e a dor, o medo da rejeição, de ser trocada por outra, surgiu em seu coração como um gigante ameaçador. Lançou-se em direção a eles e interpelou-os. Ele, inicialmente, foi tomado pela surpresa, mas em seguida sorriu para ela, abraçou-a e apresentou sua ex-colega de trabalho, que há muito tempo não via. Tudo esclarecido. No entanto, desse dia em diante, Isabel não teve mais sossego, pois a desconfiança de uma traição passou a tirar sua paz. Cláudio continuava o mesmo, tranquilo, carinhoso, porém ela passou a questionar seu amor, a exigir provas, a supervisioná-lo e a revistar suas roupas em busca de algum indício de traição. Ela sofria muito, debatia-se internamente, buscando estancar a ferida infantil, que ainda sangrava em seu peito.

Após esse esclarecimento, voltemos ao momento atual.

Passados alguns dias do início de nossa história, em sua casa, após o jantar, Leandro, que cursava Letras na faculdade, comunicou à mãe que se inscrevera para um intercâmbio, pois queria aperfeiçoar seu inglês. Já falara com o pai, que aprovara a ideia e prometera ajudá-lo financeiramente. Seria por seis meses.

Isabel ficou em choque! Não sabia o que dizer. Seu filho amado iria se afastar dela? Iria para outro país? Não, não podia ser! O jovem continuava falando entusiasmado, numa tentativa de receber o apoio da mãe, porém essa parecia haver ensurdecido e nada disse. Foram dormir.

No meio da noite, Leandro foi chamado pela mãe, que estava passando mal. Ela sentia uma forte dor no peito, falta de ar, frequência cardíaca acelerada e tremores em todo o corpo. O caso parecia grave! Imediatamente, Leandro chamou uma ambulância para levar Isabel à emergência do hospital em que Paula trabalhava, e que nessa noite estava de plantão. O jovem também avisou o pai, que veio prontamente.

O médico que atendeu a ocorrência, após examiná-la, suspeitou de uma crise de ansiedade, mas decidiu interná-la para observação. Isabel foi sedada para se acalmar e dormir. Os familiares foram orientados a irem para casa e voltarem no dia seguinte.

Sob o efeito da droga, Isabel adormeceu e sonhou. Viu-se num campo florido, perfumado, muito amplo e bonito. Sentiu-se muito bem. Queria ficar ali. Avistou seu filho embarcando em um avião. Ao levantar voo, a aeronave se transformou no corpo de Leandro, cujos braços abertos tornaram-se asas de um enorme pássaro, e ele voava para longe, muito longe, rumo à liberdade. Ela chorava desesperadamente, vendo o filho seguir para o infinito. De repente, Leandro perdia altura e estava caindo, caindo. O que estaria acontecendo? Foi quando ouviu, nitidamente, uma voz que lhe disse: "Tuas lágrimas molharam suas asas. Ele agora não pode mais voar". O sonho acabou, e um torpor tomou conta de Isabel, que caiu num sono profundo.

Ao acordar, pela manhã, ela não sabia onde estava, nem o que acontecera, muito menos recordava seu sonho. Aos poucos, embora ainda atordoada, lembrou-se do anúncio do intercâmbio, do seu mal-estar e da vinda para o hospital. Permaneceu quieta durante algum tempo, estava sozinha e pouco enxergava, pois o quarto estava na penumbra. De repente, um facho de luz inundou o aposento, uma porta se abriu, e o médico, acompanhado pela enfermeira, entrou. Ele a cumprimentou e fez-lhe algumas perguntas, que ela, timidamente, respondeu. Instantes após, Leandro também chegou e, após cumprimentar o doutor, abraçou carinhosamente sua mãe. O médico concluiu que Isabel estava bem e lhe deu alta. Ela poderia voltar para casa, observadas algumas recomendações e tomando a medicação receitada.

No caminho de volta, Isabel permaneceu muda, pois ainda se sentia um pouco tonta. Ao chegarem, Leandro, com muito carinho, disse-lhe que poderia adiar sua viagem. Ela levou outro choque e lembrou-se de seu sonho, que surgiu em sua mente como em ricochete. Ela, então, abraçou o filho e pediu-lhe que não fizesse isso, que não interrompesse seus projetos. Permaneceram abraçados durante algum tempo, e aquele abraço foi muito bom, curativo, verdadeiro, de puro amor.

Mais tarde, recolhida em seu quarto, Isabel lembrou-se de sua mãe e sentiu vontade de estar com ela, agora, em sua velhice. Também queria se aproximar de Paula, a quem nunca dera atenção. A lembrança de Cláudio, seu companheiro de vida, que ela não soubera valorizar, trouxe-lhe saudades. Sentiu que havia tantas pessoas para amar, que sempre a amaram, e ela permanecera no seu próprio e insano egoísmo.

Transcorridos dois meses, Isabel acompanhou o filho ao aeroporto, para se despedir. O pai também estava lá. Naquele momento, ela sentiu-se muito próxima de Cláudio, e uma tristeza, que vinha de muito longe, brotou em seu coração. Pena que não dera certo? Ela sentia-se só. Ele também estava sozinho. Depois que o avião em que Leandro viajava se confundiu com o horizonte, não mais podendo ser visto, seus pais se olharam e um suave sentimento de carinho os envolveu. Eles tinham um filho, eram os pais de Leandro.

Isabel voltou para sua casa e pensou no que deveria fazer, agora que estava realmente só. Como dar um significado a sua vida? Sentia-se vazia. Será que ela sabia amar? Teria amado alguém realmente? Teria amado seu filho, seu marido, sua mãe? Ou o que sentira fora apego? Por fim, ela voltou a se perguntar: o que era o amor? Encontraria uma reposta algum dia? Jantou sozinha, depois foi para a sala, ligou a TV, mas nenhum programa chamou sua atenção. Estava muito triste. Anoitecia, desligou a TV e foi dormir.

Na manhã seguinte, sua irmã veio visitá-la para saber como ela estava. Isabel não conteve as lágrimas. A irmã aconchegou-a e abraçou-a com muito carinho. Aos poucos, o choro cedeu, e um suspiro profundo aliviou seu peito. Paula então lhe fez um convite: colaborar como voluntária no hospital, pois estavam precisando de pessoas no setor de pacientes terminais. E o que ela deveria fazer? Visitá-los, levar-lhes conforto, carinho, talvez uma oração. Isabel vacilou, seria capaz de fazer isso? Resolveu aceitar.

Então, passou por um treinamento até chegar seu primeiro dia de voluntariado. Isabel estava preocupada, se perguntava como seria esse trabalho, se daria conta, mas à medida que outros dias se sucederam, ela foi se tranquilizando e até gostando. O voluntariado começou a fazer parte de sua vida, e a maior beneficiada estava sendo ela, pois lentamente a tristeza, que jazia em sua alma, foi se transformando em compaixão. Isabel ouviu muitas histórias, algumas tristes, outras revoltadas, queixosas, outras conformadas. Ela então percebeu que não era a única que sofria, havia tantas dores no mundo! E ela estava ali e podia oferecer atenção, afeto, consolo. Muitas vezes, ela recebeu um último olhar, pleno de agradecimento e teve, entre as suas, as mãos daqueles que se despediam. Essas mãos, já sem forças, seguravam as dela, como ainda querendo manter a vida, mas no derradeiro instante as abriam, pois ninguém consegue morrer de mãos fechadas. Um dia, tudo teremos que deixar.

Enquanto Isabel realizava seu voluntariado no hospital, o vazio de outrora se preenchia pelo amor, que jorrava de seu coração, para ela e para os outros. Ela estava aprendendo a dar, desinteressadamente.

Numa manhã de sábado, lá estavam, novamente, Isabel e Cláudio, no aeroporto, aguardando o retorno do filho. Todos estavam felizes, tudo estava bem agora.

Quem sabe poderia se tornar melhor ainda!

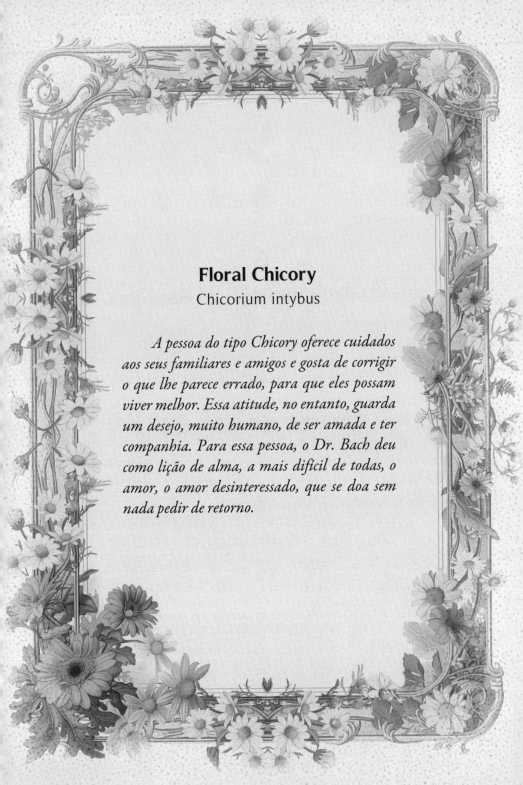

Floral Chicory
Chicorium intybus

A pessoa do tipo Chicory oferece cuidados aos seus familiares e amigos e gosta de corrigir o que lhe parece errado, para que eles possam viver melhor. Essa atitude, no entanto, guarda um desejo, muito humano, de ser amada e ter companhia. Para essa pessoa, o Dr. Bach deu como lição de alma, a mais difícil de todas, o amor, o amor desinteressado, que se doa sem nada pedir de retorno.

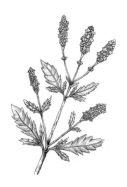

6
O cavaleiro da triste figura
Vervain

Tiago era jovem, alegre e estava sempre bem-humorado. Trabalhava como vendedor numa empresa multinacional, adorava sua profissão e sempre alcançava as metas propostas, nem que para isso fosse além de suas forças físicas. Quando visitava os clientes, conseguia convencê-los a comprar mesmo aquilo que não queriam ou não necessitavam, pois ele jamais aceitava um "não" como resposta. Sabia ser eloquente e convincente! Se após um dia de exaustivo trabalho ele não obtivesse êxito, frustrava-se, ficava tenso, irritado e nervoso.

Além do trabalho, aos sábados, jogava futebol com os amigos e aos domingos levava seu sobrinho e afilhado para brincar no parque. Também participava de uma ONG em defesa do meio ambiente, convicto da necessidade de cuidar do planeta. Queria dar conta de tudo e ficava inconformado se não conseguia.

Quando se apaixonava, a paixão era intensa e arrebatadora, o amor vibrava nas fímbrias de seu coração, mas se não fosse correspondido, o desgosto adquiria a mesma dimensão, e o sofrimento perdurava durante muito tempo. Nada mais importava, queria morrer. Quando adoecia por uma simples gripe, tinha febre muita alta e dores intensas no corpo. Caso sofresse uma contusão, jogando uma partida de futebol, se machucava muito!

Dá para perceber que com Tiago tudo era exagerado! Tinha energia de sobra, mas esgotava-a de forma inconsequente, pois não sabia economizá-la. Um forte senso de justiça irradiava de seu íntimo. Ele se incomodava muito com questões sociais, abominava opiniões pejorativas oriundas de crenças pessoais ou do meio e estava sempre pronto a lutar por causas do coletivo. Ele era intolerante com qualquer tipo de preconceito e com os preconceituosos, sem se dar conta que assim se tornava um deles.

Quando seu colega Juliano o procurou, convidando-o a participar de uma caminhada contra a discriminação de homossexuais, logo aceitou. A caminhada envolveu muita gente, havia os mais exaltados, inclusive Tiago, que bradavam palavras de ordem. Como é frequente acontecer, havia os que estavam ali somente para perturbar, e num dado momento uma grande baderna se estabeleceu. A passeata que era pacífica tornou-se um alvoroço, ninguém mais se entendia, e a pancadaria foi geral. Tiago se envolveu numa briga corporal ao tentar defender um homossexual que estava sendo agredido. Ele próprio acabou apanhando e ficando machucado. A polícia teve que intervir, e o nosso herói, junto com outros, foi levado para a delegacia, onde passou uma noite preso.

Com facilidade, Tiago se engajava em todo tipo de modismos, dietas ou terapias, mas, passado algum tempo, envolvia-se em algo novo, e a história já era outra. Em certa ocasião, lesionou-se durante uma partida de futebol, foi atendido e, após alguns dias de repouso, teve que se submeter à fisioterapia. Gostou muito do fisioterapeuta e, em seguida, passou a fazer propaganda de seu atendimento. Afinal, havia tanta gente com dores que seria bom fazerem fisioterapia! Em outro momento, um amigo lhe falou dos benefícios da alimentação vegetariana, então dá para imaginar o que aconteceu: experimentou, gostou, tornou-se adepto e grande divulgador desse modo de se alimentar. Um dia ouviu falar dos benefícios dos Florais de Bach. Achou interessante, tomou algumas essências, sentiu-se bem, entusiasmou-se e passou a apregoar os benefícios para a família, os amigos, conhecidos e desconhecidos. Achava que todos deveriam tomá-los para se beneficiarem dessa terapia. Tiago parecia estar imbuído de um tipo de ação missionária para converter os outros àquilo que ele acreditava ser o melhor para eles.

Um sábado à tarde, após uma partida de futebol com os amigos, no vestiário, começou seu discurso a respeito dos benefícios da terapia floral, recomendando que todos tomassem as essências, pois resolveriam seus problemas, melhorariam o estado de ansiedade, a autoestima etc. Percebeu, no entanto, que poucos prestavam atenção nele, o que muito o incomodou e o levou a ser mais incisivo. Até que o capitão do time parou, olhou para ele e disse:

– Cara! Você já pensou que nem todo mundo está interessado nessa sua terapia? Você está se tornando um fanático e parece aquele velho da Praça do Arvoredo pregando com um livrinho na mão!

O silêncio se fez. Segundos de tensão. Aos poucos as conversas reiniciaram, todos se vestiram, se despediram e foram embora. Tiago não podia acreditar, estava em choque. Ficou parado, sem saber o que fazer ou pensar. Reagiu aos poucos, recuperou-se e foi para sua casa, porém toda sua animação havia desaparecido, bem como seu entusiasmo pelos Florais de Bach. Esse acontecimento muito o perturbou. Tiago se perguntava o que acontecia e por que, embora tivesse as melhores intenções, não era compreendido nem valorizado?

Hoje é domingo e amanheceu chovendo. O que fazer num domingo cinzento e chuvoso? Tentou a televisão, mas aborreceu-se. Telefonar para um amigo? Para falar o quê? Não tinha nada para dizer. Talvez ler alguma coisa, o que lhe pareceu a melhor ideia. Vasculhou sua estante de livros e um título chamou sua atenção: *Dom Quixote de La Mancha*, romance que ele lera em sua adolescência e, na ocasião, muito interesse despertara nele. Essa novela, publicada pela primeira vez em 1605, de autoria de Miguel de Cervantes y Saavedra, não foi levada a sério à época, sendo tratada como simples entretenimento. Hoje em dia é considerada uma das mais importantes obras da literatura espanhola.

Tiago acomodou-se em uma poltrona e, folheando o livro, relembrava a história "*Del ingenioso hidalgo Don Quixote*". Entusiasmou-se e resolveu reler alguns trechos, ao acaso. Afinal, não tinha mais nada para fazer. Com satisfação, encontrou entre as folhas algumas anotações, feitas por ocasião de um trabalho escolar, o que o animou mais ainda à leitura:

Essa história trata da trajetória de um aristocrata espanhol, não muito jovem, obcecado pela leitura de histórias de Cavalaria da Idade Média. Teria ficado tão perturbado a ponto de se ver a ele próprio, em plena Idade Moderna, como um cavaleiro andante de antanho.

Tiago começou a achar graça, ao relembrar as peripécias do personagem:

Dom Quixote resolve sair pelo mundo a "deshacer los mal hechos" (desfazer os maus feitos). Está convicto dos ideais da Cavalaria Andante, de honestidade, lealdade e coragem em defesa dos menos favorecidos.

Agora, o jovem leitor começa a inquietar-se, pois pressente uma identificação e pondera sobre a questão que a ele também incomoda. Afinal, o mundo se lhe apresenta todo errado, enquanto ele parece ser o único sabedor disso e disposto a "consertá-lo". Mesmo inquieto, a leitura o atrai, e ele volta a ela:

Dom Quixote deseja, realmente, tornar-se um cavaleiro. Para tanto, tira do baú a velha armadura de seu bisavô e passa a usá-la. A seguir, dirige-se até um "castelo", que ele enxerga como tal, apesar de ser um simples albergue. Também acredita que o proprietário da estalagem é um senhor feudal, um suserano, e convence-o a sagrá-lo cavaleiro, o qual aceita a incumbência em troca de uma vultosa recompensa monetária. O futuro cavaleiro passa a noite orando e velando suas armas. Na manhã seguinte, o dono da hospedaria "sagra-o" cavaleiro e o manda embora. Ele volta feliz para sua casa, certo de haver se tornado realmente um cavaleiro andante. Agora, precisa de um escudeiro, pois todo cavaleiro que se preze possui um. Para essa função, convence Sancho Pança, homem simples, do povo, mais preocupado em cuidar do sustento da família, com a promessa de uma boa compensação financeira. Também precisa de um cavalo, e o eleito é um pangaré de sua propriedade chamado

Rocinante. Ele ainda necessita de um amor, uma donzela cuja honra deverá defender. Elege uma camponesa, Dulcinea del Toboso, seu amor da juventude, a quem vê como uma bela dama da nobreza. Finalmente, o nosso cavaleiro está pronto. A partir desse momento, Dom Quixote lança-se em busca de aventuras, misturando a realidade com suas fantasias. Luta com moinhos de vento, que se lhe apresentam como gigantes terríveis, de enormes braços. Confunde um bando de ovelhas com um exército inimigo, que precisa ser derrotado e acaba levando uma surra dos pastores. E por aí seguem suas aventuras e desventuras.

Tiago volta a divertir-se com as loucuras do herói e continua sua leitura:

> Dom Quixote não ouve as ponderações de Sancho Pança, que ora enxerga a realidade, ora acredita nas loucuras de seu amo, o qual está determinado a salvar os mais fracos e necessitados, que, diga-se de passagem, não eram nem uma coisa nem outra, portanto não precisavam ser salvos. Então, ele acaba se metendo em inúmeras enrascadas e mais atrapalha do que contribui de alguma forma.

Agora, Tiago começa a relacionar o próprio comportamento ao do "cavaleiro da triste figura" – epíteto de Dom Quixote. Quantas vezes ele se arvorou em "cavaleiro", se meteu onde não lhe dizia respeito, sofreu decepções e até padecimentos físicos, querendo convencer os outros de suas ideias, convicto de estar fazendo o melhor para todos. Recordou da passeata, da briga, do quanto apanhou e acabou preso na delegacia.

Ao final da leitura, uma fala de Dom Quixote, após este haver recobrado a sanidade mental, chama a atenção de Tiago: "A liberdade, Sancho, é um dos mais preciosos dons que os homens receberam dos céus". Tiago lembrou-se, então, de um Mestre, que há mais de dois mil anos pregou por parábolas, não se preocupou em converter ninguém, no entanto seus ensinamentos não passaram e perduram até hoje.

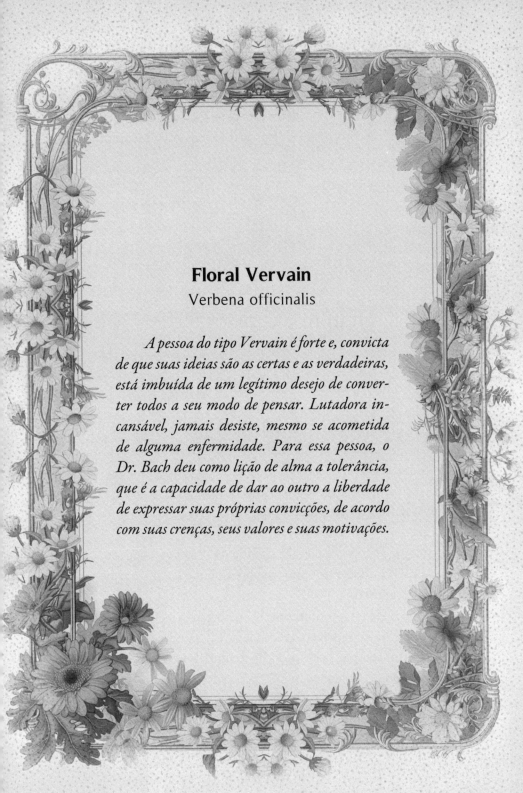

Floral Vervain
Verbena officinalis

A pessoa do tipo Vervain é forte e, convicta de que suas ideias são as certas e as verdadeiras, está imbuída de um legítimo desejo de converter todos a seu modo de pensar. Lutadora incansável, jamais desiste, mesmo se acometida de alguma enfermidade. Para essa pessoa, o Dr. Bach deu como lição de alma a tolerância, que é a capacidade de dar ao outro a liberdade de expressar suas próprias convicções, de acordo com suas crenças, seus valores e suas motivações.

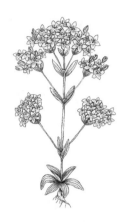

7
Quíron, o curador ferido
Centaury

São duas horas da tarde, ainda faltava meia hora para a audiência, encontro fatídico entre o senhor Romualdo e Adelina, que estava muito nervosa. Os minutos se arrastavam, e suas forças agonizavam lentamente. Seu rosto mostrava seu sofrimento, o desespero tomava conta, ela temia que fosse seu fim, nada mais lhe restaria e, incapaz de se defender, perderia seu diploma e teria uma dívida impagável. Só lhe restaria Quíron, seu cãozinho de estimação, que, com certeza, acompanhá-la-ia em sua miséria.

Seus amigos, Silvia e Geraldo, ainda não haviam chegado. Enquanto isso, vamos conhecer um pouco sobre quem é Adelina, a personagem principal desta história.

Adelina recebeu seu nome em homenagem à sua avó. Desde muito menina, mostrou-se sensível, delicada, gentil, obediente e a todos agradava. Procurou sempre fazer tudo da melhor forma possível, não incomodar ninguém, e a palavra "não", para o desejo dos outros, era inexistente em seu vocabulário, embora a usasse para si própria. Sua vontade era fraca, assentia sempre aos caprichos dos outros, mesmo que não fosse sua vontade. E qual era a sua vontade? Já se distanciara tanto dela que não sabia mais qual era. Facilmente tornava-se explorada, sem, no entanto, perceber tal fato. Seguidamente deixava-se influenciar e mudava sua opinião ou desistia de algo que queria muito fazer. Inúmeras vezes sentia-se abatida, o que atribuía a suas muitas tarefas, sem perceber que a real causa era um cansaço de vida, por estar afastada de seu propósito de alma.

Adelina gostava de animais, em especial de cachorros, pois sabia que para esses poderia expressar todo seu afeto e também seria amada, sem ter que fazer nada para isso. Pensou em tornar-se veterinária. Felizmente, teve o incentivo de tia Nair, com quem morava, e de sua amiga Silvia, que tinha o mesmo desejo.

Ambas cursaram a Faculdade de Veterinária e, após haverem se formado, abriram a Clínica Dom Cão e Senhor Gato, que, embora modesta, estava muito bem equipada e organizada. As jovens ofereciam um bom trabalho, eram profissionais competentes, carinhosas com os animais, então a clientela, rapidamente, começou a aumentar, e o trabalho delas prosperava.

Quinzenalmente, Adelina também se deslocava a uma vila muito pobre para, voluntariamente, realizar castrações e outros atendimentos necessários, dessa forma aliviando o sofrimento dos pequenos animais. Nessas ocasiões, ela se sentia muito feliz em observar as crianças serem carinhosas com seus bichinhos. Seus pequenos pacientes lhe agradeciam com lambidas e abanos de rabinho.

Quis o destino que um dia ela encontrasse, à porta de sua clínica, um cãozinho recém-nascido, ainda com o cordão umbilical e a placenta. Assustou-se! Imediatamente recolheu o animal e procedeu ao atendimento necessário. Ofereceu-lhe um sorinho, que ele sorveu com gosto, mas era preciso alimentá-lo adequadamente. Onde estaria sua mãe? Quem o teria descartado? Compadecida, Adelina adotou-o e levou-o consigo, mesmo sabendo que tia Nair não queria animais em casa, mas dessa vez Adelina fez valer sua vontade. Com o passar do tempo, o cão foi se recuperando, sempre aos cuidados diligentes de sua dona, crescendo alegre e brincalhão. Até tia Nair afeiçoou-se a ele.

Que nome ele recebeu? Quíron, o curador ferido.

Na mitologia grega, Quíron é filho do deus Cronos, portanto é imortal. Ao nascer, foi rejeitado por sua mãe, pois era um centauro, um ser que tem cabeça, dorso e braços humanos, corpo, pernas e patas de cavalo. Apolo, o deus-Sol, encontrou-o e o acolheu.

Os centauros simbolizam a dualidade que existe no ser humano, os instintos animais e a mente racional, mas é preciso integrar os dois, tornando-os um só. A mente precisa da energia instintiva, e essa do controle daquela, portanto, se complementam, não se excluem. Quíron tornou-se um centauro sábio, um curador, e foi preceptor de muitos heróis. Certa ocasião, em um combate, acidentalmente, Hércules atingiu seu mestre na coxa, com uma flecha envenenada. É interessante observar que é na anca que, nós humanos, temos a articulação coxofemoral, graças à qual somos capazes de nos erguer e caminhar em pé. Essa condição nos permite enxergar o horizonte e ver mais adiante, bem como olhar para cima, para o alto, na busca de Deus. Quíron, o centauro, ferido mortalmente, não morre, pois é imortal, e viverá eternamente, sentindo dores lancinantes. Hércules, compadecido, procurou Zeus para interceder por seu mestre e obter alívio para Quíron. Em ocasião anterior, Zeus havia condenado Prometeu a permanecer, para todo o sempre, acorrentado a um rochedo por seu crime do roubo do fogo sagrado, dando-o aos homens. Seu castigo era ter, diariamente, seu fígado devorado por uma águia, o qual à noite se reconstituía, para novamente ser comido no dia seguinte. O suplício continuaria eternamente, até que um imortal trocasse a sua imortalidade pela libertação de Prometeu. Quíron, então, aceita fazer a troca e, finalmente, pôde morrer em paz. Zeus homenageou o centauro colocando-o no céu, na constelação de Sagitário. Na astrologia, esse signo é representado por um centauro com um arco e uma flecha nas mãos. Se o centauro simboliza a dualidade humana, a flecha apontada para além está em busca da transcendência, do divino e, após ser lançada, jamais muda de direção.

Após essa digressão, voltemos à nossa história.

Diariamente, Adelina levava seu querido cachorrinho para a clínica, tornando-o conhecido pelos frequentadores. Ele tinha um temperamento afetivo, mas também era um guardião para sua dona. Ao lado do cão, Adelina sentia-se mais forte e decidida, como se ele lhe transmitisse essa energia.

Num dia qualquer de uma semana qualquer, Adelina recebeu, para tratamento, um cachorro da raça Rottweiler sangrando muito. A veterinária se assustou, pois o cão estava muito machucado. Quando Quíron avistou o dono do animal rosnou para ele. Foi preciso chamar sua atenção e ser contido por Silvia. O homem, um sujeito mal-encarado e aparentando embriaguez, deixou o cão e foi embora dizendo que voltaria mais tarde para buscá-lo. O estado do animal era muito grave, pois ele havia perdido muito sangue. Adelina dedicou-se ao máximo, mas o pobre cão não resistiu e veio a óbito.

Como prometera, o dono do cão retornou à tardinha e, ao saber do ocorrido, ficou enfurecido. Destratou a veterinária e ameaçou-a com um processo. Quíron queria atacar o homem e teve que ser, novamente, contido. O dono do Rottweiler continuava vociferando, dizendo que fecharia aquela "espelunca", referindo-se à clínica, e ela perderia seu diploma, pois era uma incompetente. O caso não ficaria assim! Os xingamentos continuaram e descambaram para a "baixaria". Por fim, o sujeito foi embora, ainda esbravejando e gesticulando ameaçadoramente. Adelina ficou em estado de choque, não sabia o que pensar nem o que fazer. Naquela tarde, não conseguiu mais trabalhar. Silvia, também assustada, fechou a clínica, porém pediu ajuda para Geraldo, seu irmão, que era advogado. Este aconselhou as moças a fazerem um Boletim de Ocorrência numa delegacia, relatando as ameaças recebidas.

Chegando à casa, Adelina desabafou com sua tia, entre choro, angústia e medo. Dona Nair procurou acalmar a sobrinha, embora indignada com o acontecido. Quíron, que parecia entender o sofrimento de sua dona, permanecia deitado diante dela, com a cauda abaixada, o focinho entre as patas dianteiras e seu olhar de puro amor. Parecia transmitir uma mensagem: "Conta comigo".

Alguns dias se passaram sem que nada acontecesse. Adelina começou a se tranquilizar, achando que tudo estaria esquecido. No entanto, certa tarde, a veterinária recebeu uma citação para comparecer a uma audiência, por causa de um processo, em que ela era acusada de imperícia, o que causara a morte de um cachorro, e era pedida uma indenização de dez mil reais, valor pago pela compra do Rottweiler. Podemos imaginar o pânico de Adelina! Sentia-se desfalecer, o suor molhava todo seu corpo, o coração parecia romper seu peito e, em sua imaginação, via-se sendo condenada, tendo sua clínica fechada, perdendo seu diploma e sem condições financeiras para pagar a indenização que era exigida; seria o fim. Apavorada, Adelina deixou de se alimentar, dormia mal e quase não falava. Silvia também estava preocupada. Dona Nair tentava animá-las, mas sem sucesso. Na véspera da audiência, a veterinária chorou muito, abraçou Quíron, como buscando forças. Pensava: "Como seria bom se ele pudesse me acompanhar!" Só que ele não podia, e Adelina teve que ir sozinha.

Nesse momento, seus amigos chegaram. Adelina se sentiu mais reconfortada. Passados uns quinze minutos, eles foram chamados para a audiência. Romualdo, o dono do cachorro, também estava lá com seu advogado.

Na audiência:

O juiz pediu ao senhor Romualdo que relatasse o acontecido. Este expôs o fato de acordo com o que lhe convinha, contando que o cão tivera apenas uma indisposição, talvez alimentar, e fora mal atendido. A seguir, o juiz pediu à senhora Adelina que procedesse seu depoimento.

Adelina estava com os nervos à flor da pele, sentindo faltar-lhe o chão. Um tremor percorreu todo seu corpo, as forças se esvaíram, a visão se turvou, tudo pareceu escurecer; o coração disparou loucamente, a respiração ficou ofegante, não conseguia articular as palavras, a voz se estrangulava em sua garganta. Ela temia desmaiar. Fraquejou. O tempo passou, ela não se defendeu, e esse silêncio pareceu uma confissão de culpa.

O juiz aguardava. De repente, algo estranho aconteceu: a jovem veterinária sentiu irromper dentro dela uma energia muito forte, como um fogo ardente invadindo todo seu ser; sentiu muita raiva daquele homem e de si mesma; raiva de sua fraqueza, da submissão em que conduzira toda sua vida, de todas as vezes em que cedera aos caprichos alheios, sacrificando-se para que os outros, menos ela, ficassem bem, e por nunca haver lutado por sua vontade. Um grande calor a tomou por inteiro, possibilitando que acessasse o lado bom da raiva, que leva a uma ação determinada e assertiva. Adelina sentiu-se fortalecida, respirou profundamente e relatou, com tranquilidade e firmeza, as condições em que recebeu o animal, inclusive com um corte profundo na barriga, feito por um instrumento pontiagudo e afiado.

O juiz perguntou se ela tinha provas. Sim, ela tinha. Havia Silvia, que presenciara a chegada do cachorro e ajudara na tentativa de salvá-lo, podendo confirmar as palavras de Adelina. Também havia o registro do BO. E mais: havia fotos feitas com um celular, pois Adelina tinha o hábito de fotografar os animais que atendia, para anexar à ficha do paciente.

O juiz ouviu a testemunha, observou o documento e as fotos. Pediu ao dono do cachorro que identificasse o animal nas fotografias. Este, a contragosto, se viu obrigado a reconhecer o cão. Então, o juiz sentenciou e proferiu o indeferimento da ação indenizatória.

Alívio geral! A justiça foi feita. Todos comemoraram e parabenizaram Adelina por sua maturidade e capacidade de se defender. Adelina estava feliz como nunca antes se sentira. Havia se libertado de toda sua vida de subserviência e acessara à sua força interior, que sempre estivera à sua disposição. Nunca mais se submeteria nem diria "sim" quando quisesse dizer "não". Adelina se transformara, fora atingida por uma flecha incendiária de um centauro mitológico.

Naquele mesmo momento, em sua casa, Quíron sofria um AVC. O cachorro, à custa da própria vida, enviara sua energia para que ressoasse a força que havia em Adelina e assim ela pudesse se defender. Quíron trocou sua vida pela libertação de sua dona. Adelina lamentou e chorou muito a morte de seu querido amigo, mas compreendeu seu sacrifício e honrou sua lembrança, colocando-o, para sempre, no céu de sua alma.

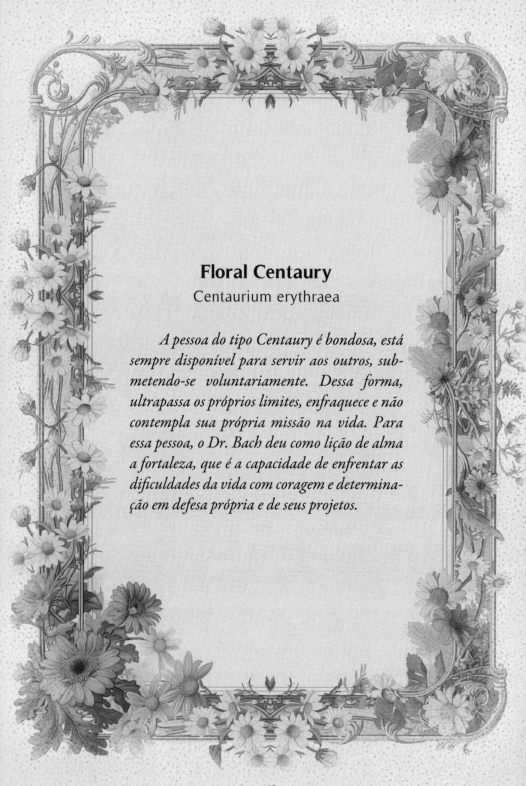

Floral Centaury
Centaurium erythraea

A pessoa do tipo Centaury é bondosa, está sempre disponível para servir aos outros, submetendo-se voluntariamente. Dessa forma, ultrapassa os próprios limites, enfraquece e não contempla sua própria missão na vida. Para essa pessoa, o Dr. Bach deu como lição de alma a fortaleza, que é a capacidade de enfrentar as dificuldades da vida com coragem e determinação em defesa própria e de seus projetos.

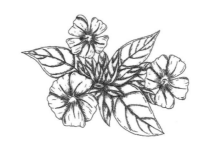

8
No silêncio da caverna
Cerato

O que fazer quando você tem certeza de algo e depois duvida de sua certeza? Precisa tomar uma decisão, sabe o que quer, mas de repente a dúvida o assalta? Que ladrão é esse? Por onde ele penetra em sua mente? E o que ele rouba de você? A sabedoria!

Guilherme trabalha numa grande empresa multinacional e foi convidado para gerenciar uma nova sede, o que envolve tornar-se chefe, tomar decisões importantes, ou seja, tudo estará sob sua responsabilidade. Ele alegrou-se com o convite, sentiu-se valorizado e haveria um substancial aumento em seus vencimentos. No entanto... sorrateiramente um pensamento funesto invadiu sua mente: "Será que devo aceitar?" Afinal, ele trabalha naquela organização somente há três anos e acredita que é pouco tempo para ter a experiência necessária. "Será?"

Em seu íntimo, Guilherme sabe que deve aceitar, porém vacila, assaltado pelas dúvidas. "Bem que eu gostaria, mas..." Então, Guilherme busca um aconselhamento para dirimir suas incertezas e, incapaz de olhar para si mesmo, deixa-se conduzir pelos outros. Sua mulher o estimulou a assumir a função, seus irmãos ponderaram que era a oportunidade de sua vida e que não deveria recusar, seu pai manifestou confiança no filho e lhe diz que se ele não tivesse capacidade não teria sido convidado, e por aí iam os argumentos de todos. Guilherme, embora intimamente saiba que essa deve ser a resposta, continua se debatendo em suas interrogações.

Sinceramente, ele preferia não ter recebido esse convite, assim não estaria sofrendo agora. A dúvida o castigava, e precisará dar sua resposta na segunda-feira, ou seja, amanhã. O que devemos nos perguntar é: o que aconteceu com Guilherme para que se tornasse tão inseguro? Vamos retroceder no tempo e recordar a sua vida até hoje.

Ao nascer, ele tinha um irmão, e ao fazer 2 anos ganhou mais um maninho, portanto ele era o filho do meio e sofreu todas as implicações desse fato. O irmão mais velho era considerado o mais inteligente, e tudo o que ele fizesse era valorizado e aplaudido. O mais novo era o queridinho, o mimado e tinha todos os desejos satisfeitos. E ele? Em seu lar, ele nunca foi ouvido, nem suas ideias eram consideradas, o que o levou a estruturar uma autoimagem de uma pessoa sem valor.

Na adolescência, ligou-se a alguns grupos e procurou ser como eles: usou calças rasgadas, camisetas com dizeres relacionados a ideias sociais, participou de movimentos reivindicatórios, não porque estivesse convencido das propostas, era só para se integrar ao bando. Acompanhou as regras da turma, seguiu modismos de fala e conduta, fumou e bebeu o que não devia. Buscou um líder forte e decidido para receber sua orientação e, sem um filtro adequado, tudo acatava, seguindo qualquer novidade mesmo sem saber se era certa e a mais indicada para ele.

Guilherme somente acredita na razão, no raciocínio lógico, então rejeita intuições, inspirações, sensações, emoções, deixando de integrá-las à estrutura de sua personalidade. Dessa forma, esquiva-se de realizar sua própria experiência de vida, o que lhe proporcionaria a sabedoria que só se consegue no contato consigo.

Quando precisou definir qual faculdade cursar, pensou em Administração de Empresas, mas, como sempre, teve muitas hesitações e pediu inúmeras opiniões até se decidir. Inteligência não lhe faltava, porém era assaltado pelos questionamentos. No entanto, estudou, formou-se, foi trabalhar, casou-se e têm dois filhos.

Voltemos ao início da história!

Guilherme está sozinho em casa, pois a esposa e os dois meninos haviam ido passar uns dias na casa dos avós. Ele aqueceu sua janta e entregou-se a seus pensamentos, precisava tomar uma decisão, mas novamente foi assaltado pelas dúvidas. O domingo terminara, anoitecia. O que fazer? Dormir? Impossível!

Resolveu ligar a TV para se distrair um pouco e se interessou por um documentário sobre um evento acontecido em junho de 2018, na Tailândia. Um grupo de meninos, integrantes de um time de futebol denominado Javalis Selvagens, ao retornarem para casa, foram surpreendidos pela chuva. Estavam na frente da caverna Tham Luang, na qual entraram, pois poderia oferecer-lhes abrigo, porém a chuva tornou-se torrencial, era o tempo das monções, e invadiu a gruta, obrigando-os a entrarem cada vez mais. Já não conseguiam sair. Ake, o responsável pelo grupo, um ex-monge budista, ensinou aos meninos técnicas de respiração para economizarem o ar disponível e se manterem calmos e confiantes. Precisavam esperar que as águas baixassem. Do treinador dependia a sanidade física, mental e emocional dos jovens enquanto aguardavam. No entanto, as chuvas continuavam, e eles ali permaneceram, sem se alimentar, apenas bebendo a água que escorria das paredes, durante nove longas noites e dias. Sozinhos e no escuro, eles já haviam perdido a noção do tempo.

Fora da caverna, as famílias aguardavam, angustiadas. A notícia se espalhou e comoveu o mundo. Sabedores do fato, vieram socorristas de muitos países, profissionais e amadores, para proceder à retirada dos meninos e de seu técnico. O resgate foi bastante difícil, mas acabou acontecendo, e todos foram retirados com vida e ficaram bem.

Guilherme desligou a TV e pensou em Ake, que, sozinho, tivera que resolver tudo, pois não tinha ninguém a quem recorrer. Admirou sua segurança e coragem. Gostaria de ser como ele e, de alguma forma, invejou-o. Lembrou-se de que o treinador dos Javalis Selvagens era budista, então pensou em tornar-se budista, para aprender a meditar, interiorizar-se e, talvez, adquirir essa confiança.

Nessa noite, Guilherme estava inquieto, não conseguia se esquecer do seu problema pessoal nem dos pequenos Javalis Selvagens com seu treinador. Demorou muito para adormecer, talvez quisesse retardar a chegada do dia seguinte, o de sua decisão. Já era madrugada quando, vencido pelo cansaço, finalmente se entregou, dormiu e sonhou. Viu-se num lugar onde havia pedras, regatos e flores. Sentia-se muito bem. Ali havia um bem-estar indefinível. Ele olhava para tudo e logo avistou, sentadinha sobre uma bela flor azul, uma pequena criatura, encolhidinha, abraçando os joelhos e com a cabeça baixa. Ele se aproximou e pensou que deveria ser um gnomo, um duende, ou algo assim. Com sua chegada, a criaturinha ergueu a cabeça e havia tristeza em seus lindos olhos azuis. Intrigado, Guilherme dirigiu-se a ela e perguntou:

– Quem é você? O que faz aqui?

– Estou esperando – foi sua resposta.

– Esperando?

– Sim, esperando. Eu preciso esperar.

– Hum! E por que você está triste?

– Porque não sou ouvido!

– Quem não ouve você?

– Você! – A criaturinha respondeu indignada.

– Eu? – Guilherme foi tomado de surpresa.

Triste, a criatura baixou novamente a cabeça. Guilherme estava espantado e, sem nada entender, voltou a perguntar:

– Mas, afinal, quem é você?

– Eu sou o seu Eu Superior.

– Ah! Não posso acreditar!

– Você nunca acredita em mim, só nos outros.

– Ah! Desculpe. Mas você é tão pequenininho, como pode ser um Eu Superior?

– Por favor, não julgue pelas aparências. Eu estou sempre disposto a ajudá-lo, em todas as circunstâncias e a orientá-lo para o melhor, mas você não quer me ouvir, então eu nada posso fazer. Preciso esperar.

– Eu nunca ouvi você.

– Eu sei. Eu falo baixinho, e você só ouve os que falam alto.

– Mas o que eu tenho que fazer para ouvir?

– Você tem que confiar, não pode duvidar.

– Onde você está quando me fala?

– Na sua caverna.

– Eu não tenho nenhuma caverna! – ele respondeu casmurro.

A criaturinha baixou novamente sua cabecinha.

– Ah! Está bem. E onde fica a minha caverna?

– Dentro da sua orelha. É ali que eu moro. Preste mais atenção em mim.

– Na minha orelha está o meu ouvido, e eu escuto muitas coisas. Como vou saber que é você que está me falando?

– Já disse! Eu falo baixinho! É o meu pensamento falando para o seu pensamento. Você recebe como uma intuição, um conhecimento completo, e não uma palavra depois da outra. Mas se você não quer me ouvir, eu tenho que me afastar e ficar aqui esperando.

A criaturinha o olhava, aguardando.

Sorrindo gentilmente, Guilherme disse:

– Está certo, vou começar a prestar atenção em você, meu Eu Superior.

A criaturinha também sorriu e desapareceu. E para onde ela foi? Para a caverna.

Na manhã seguinte, Guilherme acordou bem disposto, não se lembrava do sonho, mas estava seguro de que iria aceitar a oferta da empresa.

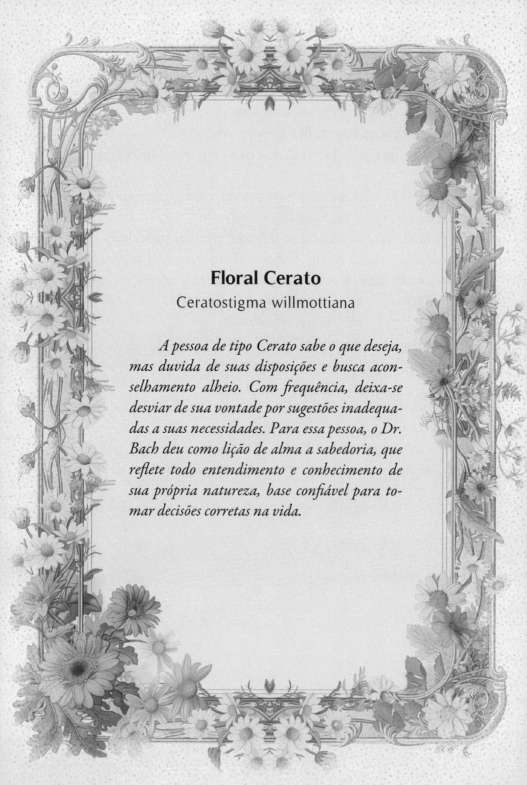

Floral Cerato
Ceratostigma willmottiana

A pessoa de tipo Cerato sabe o que deseja, mas duvida de suas disposições e busca aconselhamento alheio. Com frequência, deixa-se desviar de sua vontade por sugestões inadequadas a suas necessidades. Para essa pessoa, o Dr. Bach deu como lição de alma a sabedoria, que reflete todo entendimento e conhecimento de sua própria natureza, base confiável para tomar decisões corretas na vida.

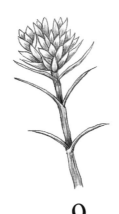

9
A difícil escolha do rei
Scleranthus

Esta é uma história de reis, príncipes, princesas e reinos, num tempo antigo. Passa-se num castelo de mais de 200 anos, construído no alto de uma colina, numa época em que havia muitas guerras e a família real precisava ficar protegida, bem como os aldeões que viviam nos vilarejos ao seu redor. A edificação era constituída por três andares, podia ser avistada de longe, e sua beleza arquitetônica enfeitava a paisagem do reino de Gleichgewichtsland. O interior do castelo era constituído por muitos cômodos, um belo e grande salão, com o trono real e uma capela. Dispunha de um rico mobiliário, de cadeiras de espaldar alto, camas com dossel, tapeçarias e castiçais para a iluminação. Um belo e imenso jardim trazia o verde da natureza e o colorido das flores para esse local tão árido e austero.

Lá viviam o Rei George I, sua esposa, a Rainha Lise, e seus dois filhos, George, o mais velho, e Joseph, o mais novo. A família vivia tranquila, assim como todo o reino, sob os cuidados do velho soberano. Era um tempo de paz.

Aqui vamos focar na história de George, o filho primogênito, príncipe herdeiro e futuro rei. O número dois seria acrescentado ao seu nome. Era um jovem de estatura alta, cabelos e olhos claros e semblante sereno. Ele e seu irmão receberam uma educação esmerada, o que incluía preceitos de moral e ética e cultura geral. Além de seu idioma natal, falavam outras línguas e dedicavam-se também à música.

Com frequência, George pensava no dia da Aclamação, quando a coroa real seria colocada em sua cabeça e sobre ele pesariam os destinos da nação. Desejava corresponder às expectativas de seu pai, aspirava tornar-se um bom monarca, capaz de dirigir o país e seu povo com sabedoria e habilidade. Pretendia proteger todos seus súditos, sem nenhuma restrição, fossem da nobreza ou plebeus. Sonhava ser digno do título de Primeiro Servidor do Povo e Sumo Sacerdote da Nação, consciente da responsabilidade que significava tornar-se rei.

No entanto, havia um problema que somente ele conhecia: George era indeciso. Pode parecer que isso não tenha importância, mas muito o incomodava e fazia sofrer, pois sempre se manifestava quando havia um conflito a resolver e duas soluções eram possíveis. Qual escolher? Optar por uma significava desconsiderar a outra. Qual seria a melhor? Às vezes, por impulso, ele decidia por qualquer uma ou por aquela terceira que nem havia sido cogitada. Ele sofria calado, visto que não compartilhava suas indecisões com ninguém.

Quando George completou 24 anos, seu pai, adoentado e cansado, decidiu abdicar do trono em favor do filho. O jovem ficou surpreso e assustado, pois ainda não se sentia preparado. O povo, alheio às inseguranças de George, festejava, e em todo reino eram muitos os preparativos para o grande dia. Só o jovem príncipe continuava apreensivo. Estaria pronto para continuar a obra paterna ou não? Conseguiria ser um bom rei ou não? Saberia reinar com equanimidade ou não? Foram noites em claro, dias de angústia. O que ele deveria fazer? Abdicar a favor de seu irmão mais novo? Isso poderia decepcionar seu pai e seu povo? Apesar de sua indecisão de assumir o posto, não buscou aconselhamento, não perguntou a ninguém. Por fim, decidiu assumir a responsabilidade.

Chegou o dia da Aclamação. Perante sua família, a nobreza, o clero e os convidados especiais, o jovem príncipe recebeu a coroa, o manto e o cetro real. Assumiu a função política e religiosa de chefe de Estado e sumo sacerdote, comprometendo-se com a manutenção dos interesses públicos de sua nação e o bem-estar de seu povo. Assim começou o reinado de George II.

Passados alguns meses em que o novo rei podia contar com a orientação de seu pai, este veio a falecer. Agora, George está sozinho para enfrentar seu maior desafio: a indecisão. Ele precisava deliberar sobre diversos assuntos, refletir, pensar, ponderar prós e contras, avaliar benefícios e prejuízos que resultarão de suas decisões. Não queria prejudicar ninguém, queria fazer o melhor. Essa intenção o fazia se questionar: como saber quando estamos certos? O que parece correto hoje poderá não ser adequado amanhã. Observava também que sempre que havia a possibilidade de escolher entre duas opções, cada uma levava a outras duas, e essas, por sua vez, a mais duas e assim por diante.

Outro dia, por exemplo, a população preparava a tão esperada Festa da Colheita. No entanto, era necessário estabelecer data, horário e local. Essa determinação cabia ao rei. Então, ele ficou se perguntando: "Será melhor que a Festa seja no sábado ou no domingo? De manhã ou de tarde? E a Festa deverá acontecer na Praça Central ou nos jardins em frente ao castelo? A Praça é grande, mas os jardins são tão bonitos..." Assim, resolveu consultar os Conselheiros do Reino, e as opiniões divergiram. Já cansado do assunto e irritado pelo tempo perdido, George decidiu pelo domingo, durante todo o dia e na praça. O povo festejou a decisão, e ele respirou aliviado.

O rei fazia muitas reflexões sobre qualquer assunto, por mais banal que fosse, o que lhe acarretava esgotamento mental e dores de cabeça, pelo pensamento dividido. George não costumava consultar seus ministros, pelo temor de que as opiniões deles apenas acrescentassem mais alternativas, e um excesso de informações só aumentaria sua dificuldade para decidir. Quando surgiam conflitos entre os conselheiros, George ouvia um lado e entendia a questão, dando-lhe razão, mas quando ouvia o outro lado, este também parecia estar certo. Então, como decidir se cada um tinha suas razões? Ele se debatia num duelo íntimo, numa tentativa eterna de acertar, e doía sua alma magoar alguém, pois sabia que sua decisão iria provocar alegria para uns e aborrecimento para outros.

Essa era a causa de suas frequentes mudanças de humor, ora se apresentava satisfeito e confiante, ora inquieto e mal-humorado. Algumas vezes decidia e depois mudava de opinião, o que provocava insatisfação e desconfiança entre seus conselheiros, pois há um ditado popular que diz: "palavra de rei não volta atrás", mas parecia não ser esse o caso, afinal, ele era o rei, e a última palavra tinha que ser a dele.

Nosso jovem e bondoso rei sofria calado, guardava suas preocupações consigo e não as dividia com ninguém. Ele absorvia as necessidades de todos como se fossem suas e esquecia-se de si mesmo. Semanalmente, George II também abria as portas do castelo e recebia os aldeões, que vinham trazer suas queixas, as quais obtinham dele atenção e cuidado, mas se constituíam em mais tormentos.

Com o passar do tempo, ele entendeu que o importante era decidir de acordo com sua consciência e responsabilizar-se pelas consequências, o que lhe trouxe algum alívio. Ele entendeu também que fazia o melhor que podia, mas será que esse era seu limite? Talvez pudesse fazer mais, e sempre podemos. Apesar do sofrimento real, o reinado seguia tranquilo, e George II tornou-se um rei muito amado.

Tudo parecia estar bem, contudo, agora o povo pedia uma rainha, fazendo surgir a necessidade de que George se casasse. Afinal, todo reino tem uma rainha e precisa ter herdeiros. Os ministros apressaram-se em encontrar uma candidata à altura de Sua Majestade, e após algumas buscas, duas lindas princesas de nações distantes lhe foram apresentadas. É fácil imaginar que o fato se constituiu em um novo e importante dilema para George.

Ambas eram jovens, belas, provenientes de reinos fortes e ricos, constituindo-se numa aliança pelo casamento com qualquer uma das duas no fortalecimento do reinado de George. Ele tinha diante de si pinturas com a imagem de ambas. As duas eram lindas, tinham olhares meigos, feições suaves e silhuetas elegantes. Escolha muito difícil, talvez a mais difícil de sua vida, pois dela dependeria todo seu futuro. Mas tinha que escolher. Quem poderia ajudá-lo? Ninguém. Depois de muito olhar os retratos, decidiu-se pela princesa Louise.

O casamento realizou-se com toda pompa que a ocasião merecia. A festa durou vários dias, o povo regozijou de satisfação, e a alegria tomou conta de todos. Para a felicidade de George e de Louise, ambos se apaixonaram, e um grande e duradouro amor os envolveu, unindo-os para sempre. Alguns anos depois surgiu outro problema: eles ainda não tinham filhos, e um herdeiro era necessário. E o tempo ia passando, passando, até que, certo dia, com muita satisfação, a rainha comunicou estar grávida. Grande foi a alegria do rei. A notícia gerou nele a expectativa de que finalmente nasceria o menino que seria seu sucessor e futuro soberano de Gleichgewichtsland.

O povo exultava de felicidade, e uma alegria geral passou a ser a tônica da população. No castelo, tudo transcorria bem, e muitos eram os preparativos para a vinda do pequeno príncipe. Passaram-se os nove meses e eis que é chegado o dia de a criança real nascer. Correrias no castelo, muita movimentação, e as parteiras foram chamadas. Tudo tinha que dar certo. No seu quarto, a rainha sentia que era chegado o momento tão esperado, e o rei aguardava ansioso. O tempo passava, e a angústia de George aumentava. Só se escutava o silêncio. De repente, ouviu-se o choro de um bebê, um berreiro forte e insistente. O rei exultou, pois pelo choro deveria ser um menino.

Só que não era um menino! Eram dois! Duas crianças lindas, saudáveis e muito, muito parecidas, como se uma fosse a imagem refletida da outra. Tudo estava preparado para um bebê, então foi preciso providenciar mais uma bacia, mais água quente, mais toalhas, mais roupas. Tudo em dobro. Diante dessa surpresa, a azáfama foi tanta que ocorreu um grave problema! As parteiras esqueceram-se de um pequeno detalhe: observar qual deles havia nascido primeiro, o que determinaria quem seria o herdeiro do trono.

Ironia do destino!

Mais uma vez caberia ao rei decidir, agora entre os dois filhos.

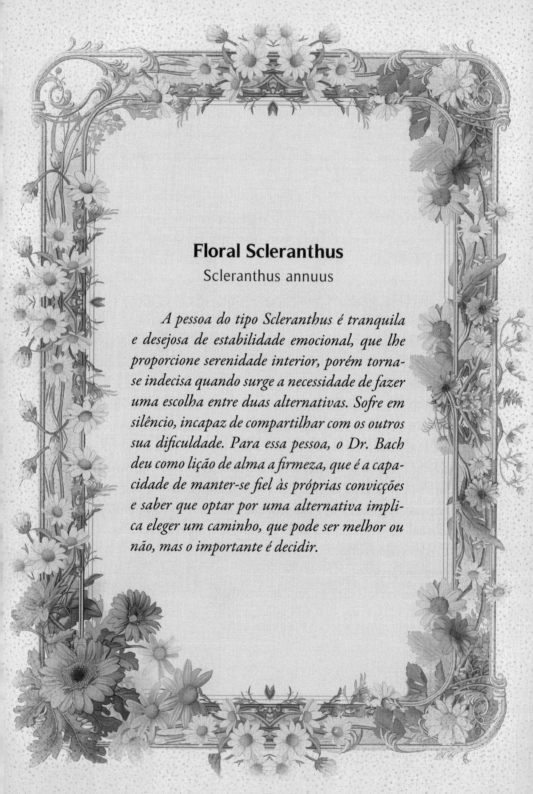

Floral Scleranthus
Scleranthus annuus

A pessoa do tipo Scleranthus é tranquila e desejosa de estabilidade emocional, que lhe proporcione serenidade interior, porém torna-se indecisa quando surge a necessidade de fazer uma escolha entre duas alternativas. Sofre em silêncio, incapaz de compartilhar com os outros sua dificuldade. Para essa pessoa, o Dr. Bach deu como lição de alma a firmeza, que é a capacidade de manter-se fiel às próprias convicções e saber que optar por uma alternativa implica eleger um caminho, que pode ser melhor ou não, mas o importante é decidir.

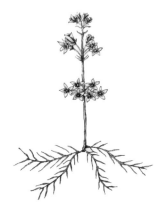

10
O farol
Water Violet

São sete horas da manhã de uma sexta-feira e, como sempre, o despertador toca anunciando ao professor Cláudio Correa Campos que está na hora de acordar. Automaticamente, ele trava o relógio e deixa-se ficar na cama. Levantar-se para quê? Fora aposentado. Não tinha mais para onde ir. Virou-se para o lado e pensou em dormir novamente. Não conseguiu. Trabalhou durante mais de quarenta anos como professor de Português, Literatura e Filosofia no Ensino Médio e na Faculdade de Educação, fizera muitas palestras, conferências e aulas inaugurais, em diferentes universidades.

Gostava de ensinar, tratava bem seus alunos, com palavras e pareceres, valorizava os que tinham um bom desempenho e auxiliava aqueles que apresentassem mais dificuldade. Aconselhava, mas nada impunha. Com frequência, era consultado como alguém com grande conhecimento e sabedoria para lidar com situações difíceis. Era muito requisitado pelos estudantes da universidade, que disputavam um lugar para assistir suas aulas. Ao término dessas, todos se retiravam rindo e conversando, satisfeitos com os ensinamentos recebidos, enquanto o professor Cláudio recolhia e guardava seu material, fechava sua pasta, recolocava a cadeira no lugar e saía da sala de aula sozinho.

Quando passava pelos corredores, era olhado com admiração e respeito. Apesar de haver conhecido muitas pessoas, não fez amigos, nunca criou um vínculo, nem com os estudantes nem com os colegas. Não participava de atividades sociais, não se entregava ao gozo das coisas triviais e simples da vida e, muitas vezes, aos olhos dos outros, foi visto como orgulhoso e arrogante.

Ele realmente guardava dentro de si uma sensação de ser diferente, não pertencendo ao comum dos mortais, o que lhe causava uma estranha sensação de ser um desterrado neste mundo. Parecia ser um lago sereno, de águas limpas e tranquilas, em meio à turbulência das emoções humanas. Transmitia paz aos que o rodeavam, jamais perdia a calma, conduzia sua própria vida com serenidade e discrição.

Desenvolveu um senso de dignidade, em que os outros o colocaram, e lá se mantinha. Sempre tivera uma agenda repleta de compromissos, e quando se sentia subjugado por tantas demandas, tranquilamente afastava-se, recolhia-se emocionalmente a seu espaço interior, inacessível aos outros. Nesses momentos de solitude, sentia grande prazer em sua própria companhia, como se pudesse entrar em contato com seu Eu verdadeiro e sentir a paz celestial que vinha do mais alto. Eram momentos de plenitude e de refazimento, quando nada mais além dessa beatitude importava.

Hoje era o primeiro dia em que a agenda do professor Cláudio estava vazia. Precisava dizer adeus à sua rotina. O amanhecer prenunciava uma temperatura agradável, pois era outono, mas na alma do professor era inverno; ele sentiu frio, puxou melhor as cobertas, encolheu-se, cobriu parcialmente seu rosto e ficou durante algum tempo quieto, os pensamentos girando em sua mente. Tinha 70 anos e fora aposentado.

Por fim, levantou-se, abriu a janela de seu quarto no segundo andar e olhou a rua, que já se movimentava naquela hora da manhã. Observou os carros que circulavam, as pessoas que caminhavam, e tudo pareceu-lhe tão distante... Ele perdeu seu olhar na vida lá fora, da qual não mais fazia parte. A chave girando na porta de seu apartamento era um barulho característico, que anunciava a chegada de dona Gimena, a senhora encarregada de cuidar de sua casa e de suas refeições há mais de vinte anos.

Após tomar seu desjejum, o professor Cláudio Correa Campos foi para a sala, sentou-se e dispôs-se a ler o jornal. Hoje era o primeiro dia em que não mais daria aulas, e o periódico não noticiaria esse fato! Em seu rosto surgiu um leve sorriso, irônico. Pensou que, talvez, noticiassem seu falecimento e escrevessem uma pequena nota a esse respeito, exaltando seu notório trabalho docente, afinal, além de ser professor universitário havia lecionado em cursos profissionalizantes, escrevera alguns livros didáticos, que ainda eram adotados nas escolas, mas isso parece não ser importante, já que ele fora somente um professor!

Será que no obituário do jornal, na seção de utilidades públicas, sua morte seria registrada? Provavelmente, não. E quem pagaria um anúncio convidando colegas, alunos e amigos para lhe prestar as últimas homenagens? Ninguém. Dobrou o jornal, largou-o no chão, acomodou-se melhor, estendeu as pernas, dispôs as mãos nos braços da poltrona, recostou a cabeça e fechou os olhos, como para escapar desse dia. Queria descansar, não pensar em nada.

Para melhor compreendermos a personalidade do nosso ilustre mestre, precisaremos conhecer sua infância, em especial seus pais, e todo seu passado. Sua mãe era uma mulher linda e exuberante, muito exigente, tinha uma voz forte e queria tudo a seu modo. Extremamente preocupada com sua aparência pessoal, frequentava assiduamente salões de beleza e só usava roupas de grife. Naturalmente, não havia dinheiro que chegasse, então ela se queixava, mas nada fazia para contribuir com as finanças da família.

Ela poderia ser comparada a uma leoa, sempre rugindo ferozmente, enquanto o pai, completamente diferente, assemelhava-se a um peixe, escorregadio, impossível de ser apresado. Ele tinha voz mansa, falava pouco e, para não se incomodar, parecia sempre concordar com ela, mas apenas parecia. Concordava, mas não fazia sua vontade e, embora parecesse tranquilo, guardava raiva em seu íntimo. Além disso, um ciúme doentio corroía a alma da mãe, o que infernizava a vida de ambos. Ela desconfiava de traições, e ele não se importava. Ele a traía? Não se sabe. Talvez, sim, talvez, não. Quando ela reclamava, ele, sem se perturbar e com falas inteligentes, sabia incomodá-la com ironias certeiras, às quais ela não conseguia rebater, o que mais ainda a irritava. Ele a punia com a raiva não expressa claramente. Foi nesse clima de discórdias e conflitos que o pequeno Cláudio nasceu e cresceu.

Sem entender o que acontecia, sentiu-se confuso e perdido. O que poderia fazer para sobreviver? Afastar-se? Distanciar-se? Era isso o que fazia. Aprendeu a ir para seu quarto e distrair-se, inicialmente com seus brinquedos, e quando aprendeu a ler e a escrever, ficou encantado com as letras, com as quais podia fazer tantas coisas! As palavras podiam ter vários significados, serem usadas em diferentes situações, havia algumas esquisitas, intrigantes e outras belas e sedutoras. Assim ele se distraía e encontrava paz. Levada para a vida adulta, essa atitude, que o salvou na infância, tornou-se a conduta que o impediu de usufruir a existência plenamente. Sua vida era a do conhecimento e do saber, somente.

Na escola, ele era um aluno comportado, aplicado aos estudos, elogiado pelos professores, porém não se enturmava com os colegas, que, na opinião dele, só falavam bobagens, riam por qualquer coisa, não levavam nada a sério, e ele era sério, pouco ria. Muitas vezes, sofreu deboches e ridicularizações, então preferia afastar-se e ficar sozinho. Não se queixava para os pais, nem para ninguém. Ele cresceu, passou a adolescência tendo algumas contrariedades, alguns questionamentos, mas continuava dedicando-se aos estudos.

Uma ocasião, interessou-se por música e foi aprender a tocar piano, porém como não era dotado de um talento especial, acabou abandonando o instrumento, mas restou-lhe o amor pelos clássicos. Tinha gosto refinado, admirava a beleza, a arte, a pintura, a música. Gostaria de viajar, conhecer pessoas ilustres, artistas, escritores, poetas, mestres. Ansiava viver em outro lugar, talvez em outro tempo e, muitas vezes, tinha a sensação de não pertencimento. Onde seria seu lugar?

Na ocasião em que conheceu Sayuri, ambos eram jovens e estudantes universitários. Ela era alegre, comunicativa e muito linda. Ele não resistiu à sua beleza oriental, jovialidade e ao seu encanto pela vida, e ela gostou da maturidade e do jeito sério dele. O namoro já durava alguns meses, ele estava feliz, parecia ter apagado de sua memória toda a dor da infância. Aprendeu a sorrir e gozava a felicidade, porém um dia ela foi embora, voltou para seu país de origem, e o namoro terminou. A dor da indiferença, guardada em seu coração infantil, ressurgiu com toda força. Na infância, não se sentiu amado por seus pais, então por que alguém iria amá-lo? Afinal, ele não era importante.

"Pensando bem, o que é o amor?", ele se perguntava. "Alguém amaria outro alguém, verdadeiramente? Ou as pessoas só amam a si mesmas?" Esse era um tema confuso para ele. Suas divagações continuavam: "O que eu senti por Sayuri? Teria sido amor? Por ela ou pelo que ela me proporcionava?" O jovem concluiu que amar só traz sofrimento, então recolheu-se novamente a sua única defesa e afastou-se para sempre de qualquer emoção mundana. Não se casou, nem teve filhos. Agora, ao insigne professor Cláudio Correa Campos, sem mais nenhum vínculo com o mundo exterior, só restava aquela senhora que, diariamente, vinha cuidar de suas necessidades básicas.

Feitos esses esclarecimentos, está na hora de voltarmos ao momento atual.

Cláudio, ainda sentado em sua poltrona, intimamente se perguntava: como seria sua vida dali em diante? Não haveria mais escolas, nem faculdades, nem aulas, nem alunos, nada. Quantos estudantes passaram por suas classes? Perdera a conta, mas onde eles estavam agora? Filosofou toda sua vida sobre a vida, porém nunca a viveu. O conhecimento era a luz de seu Deus, e os alunos, simples mortais, aos quais cabia iluminar. O que faria com todo seu saber? Ainda se sentia com forças e energia, então, por que fora aposentado, sem que o houvesse pedido? Qual sábio poderia responder a essa pergunta? Intimamente, o professor Cláudio Correa Campos estava assustado. Ele sempre gostou de estar só, mas agora que tinha todo o tempo do mundo para ficar sozinho, não sabia o que fazer. Não tinha mais ninguém de quem se afastar. Algo estranho acontecia dentro dele, um vago sentimento de haver desperdiçado sua vida começou a incomodá-lo.

Foi até sua escrivaninha e resolveu olhar as últimas redações de seus alunos do Ensino Médio, que ainda haviam ficado com ele, para correção. Deveria entregá-las na escola na próxima semana. Alguns textos eram interessantes, outros nem tanto, alguns bem redigidos, outros sem "pé nem cabeça". Enfim, foram seus alunos, os quais nunca mais veria. Tinha nas mãos as redações, e uma em especial chamou-lhe a atenção: era de um estudante com o qual sempre simpatizara, um jovem simples, inteligente e esforçado. O tema proposto era livre, e cada um poderia escrever sobre o que quisesse. Esse menino era apaixonado por faróis e, naturalmente, redigiu seu texto sobre esse assunto.

Cláudio voltou à sua poltrona e dispôs-se a ler:

O farol

Um farol, geralmente, é construído em um promontório, possui uma estrutura elevada, como uma torre, e é dotado de um potente aparelho ótico, com espelhos refletores, cuja luz pode ser vista a longas distâncias, para iluminar o caminho aos navegadores.

Os faróis foram construídos e utilizados desde a Antiguidade, e havia, na época, muitos deles ao longo do Mar Mediterrâneo, do Mar Negro e até do Oceano Atlântico. Em seu interior, acendiam-se grandes fogueiras, alimentadas por azeite de oliva.

Por causa das navegações em busca do Novo Mundo, muitos faróis surgiram, e um deles, que recebeu a denominação de Lanterna de Gênova, foi controlado pelo faroleiro Antônio Colombo, tio de Cristóvão Colombo, o descobridor das Américas.

O farol mais famoso de que se tem notícia e, considerado a Sétima Maravilha do Mundo Antigo, foi o Farol de Alexandria, construído entre 260 e 247 a.C. no Reinado Ptolomaico. Ficava situado próximo à Alexandria, no promontório de Al Pharos, que deu origem ao termo "farol". Abandonado, quando seus préstimos não eram mais necessários, sucessivos terremotos provocaram sua destruição.

Os faróis se modernizaram, se transformaram, mas continuam servindo até hoje.

Daniel Rodrigues

O professor Cláudio concluiu a leitura sentindo uma identificação. "Um farol... um solitário, como eu", pensou. Pela primeira vez, permitiu-se sentir saudades, não só desse, mas de todos seus alunos e alunas. Como seria bom tê-los de volta, mas quando os tinha, deles sempre se distanciou.

O dia passou, a noite chegou. O nosso velho mestre foi para sua poltrona, ligou a TV, para olhar o noticiário, depois procurou algum programa de arte que lhe interessasse, assistiu um pouco, indiferente. Desligou a TV, e seu pensamento voltou ao farol. A noite estava escura, nem mesmo havia luar. Como seriam as noites de um faroleiro? Como seria a vida dele, solitário, na imensidão dos oceanos? Também lastimou a vida daquele velho farol, que muito havia servido, mas ficara abandonado, pois não tinha mais préstimo algum, e a água que o rodeava, aos poucos, ia desfazendo sua estrutura. O professor Cláudio refletia sobre a natureza, que elimina o que não tem mais serventia, ficou inquieto e, em seu coração, uma dor sofrida se insinuou.

Na semana seguinte, o professor Cláudio levou os trabalhos de seus alunos à escola, seu último vínculo com toda sua vida profissional. Depois, voltou para casa e para sua poltrona. No entanto, a vida é dinâmica e, se prestarmos atenção, está sempre nos oferecendo novas oportunidades.

À tarde, inesperadamente, recebeu uma visita. "Que chatice", pensou. "Quem será?" Tratava-se do professor Celso Martins, de Matemática, viúvo, sem filhos e também aposentado. Era uma pessoa alegre e tinha especial afeição pelo nosso querido mestre, a quem sempre admirou. O professor Cláudio tratou-o com reservas, como era seu hábito, mas o outro não se importou, pois bem conhecia o temperamento do colega. Dona Gimena alegrou-se e serviu um café com bolinhos, o que chateou ainda mais o anfitrião, pois reteria o visitante por mais tempo. Quando o professor Celso se retirou, o professor Cláudio respirou aliviado. Sozinho novamente.

Alguns dias se passaram, entre leituras, música, TV e sono, quando ao nosso querido professor de Português ocorreu que talvez fosse bom rever o colega de Matemática. Poderia convidá-lo, bastaria mandar-lhe uma mensagem pelo celular, mas ele não conseguia fazer esse pequeno gesto, que promoveria uma aproximação. No entanto, não foi preciso. Passados mais alguns dias, o candidato a amigo voltou e, dessa vez, foi bem melhor recebido.

Agora, o professor Cláudio já se sentia mais à vontade e até aguardava seu colega de aposentadoria, alegrando-se com sua chegada. Descobriu que era bom ter um amigo, alguém com quem conversar. O professor

Celso não entendia nada de Filosofia, e durante as conversas, quando o mestre Cláudio começava a filosofar, seu novo amigo resumia tudo numa equação matemática, e os dois acabavam rindo. Falavam sobre diversos assuntos, e os encontros passaram a ser semanais. Ambos tiveram a ideia de escrever um livro, então acordaram que poderia ser escrito a quatro mãos, unindo a Filosofia com a Matemática. Muito interessante! O professor Celso pensou num livro de autoajuda, cujo título seria: *Como multiplicar sua filosofia de vida.* Inicialmente, o professor Cláudio se incomodou, mas em seguida achou graça e deu uma risada, coisa que nunca antes fizera. Por fim, desistiram do livro.

Para esses encontros, sempre atenciosa, Dona Gimena preparava um café ou um chá com bolos e sanduíches e alegrava-se em servi-los. Uma tarde, o professor Cláudio a convidou para saborear o lanche com eles. Ela, muito feliz, aceitou e tagarelava falando de seus netos, do trabalho que as crianças davam, pois não queriam saber de estudar, só de brincar, enfim... Os dois mestres interessaram-se em conhecer os meninos, três garotos nas idades de 9 a 12 anos. Então, um dia eles vieram acompanhando a avó. Eram muito simpáticos, alegres e inteligentes.

Os dois professores resolveram dar aulas para essas crianças, que entendiam mais de Internet do que de Português e Aritmética. Eles queriam fazer tudo no computador, enquanto os velhos mestres empenhavam-se em ensiná-los a pensar com lógica, solicitavam que treinassem caligrafia e decorassem a tabuada, pois como poderiam aprender a divisão se não soubessem a multiplicação? No entanto, os meninos protestavam. Alegavam que já haviam sido inventadas calculadoras, até nos celulares, bem como era possível escrever no computador e depois imprimir, o que não convencia seus professores. Por sua vez, os jovens alunos ensinavam aos seus mestres os modernos recursos da Internet e, principalmente, lhes proporcionavam diversão e alegria.

A relação se fortaleceu, e um afeto puro e profundo nasceu entre eles. Todos aguardavam, com ansiedade, pelos dias combinados para se encontrarem. Ocorria, às vezes, que os mestres disputavam o espaço para ocuparem a cátedra, pois ambos queriam dar e receber o carinho das crianças. No final, tudo ficava bem, se tornava divertimento. Nas tardes de estudo, também havia um intervalo, com sucos e bolinhos da avó Gimena, garantindo a satisfação geral. O nosso querido professor descobriu, finalmente, que podia ser feliz, participar de brincadeiras e distrações, de coisas simples, como nunca antes havia feito. Sentia-se uma criança, aquela que nunca fora, ou o pai que também não havia sido. Aqueles travessos meninos despertaram nele um sentimento de amor, talvez o maravilhoso afeto de um avô. Sentiu também a emoção de ter um irmão, no seu companheiro de docência e aposentadoria.

No entanto, o senhor Cláudio Correa Campos continuou sentindo, de vez em quando, como todos nós, a necessidade de solitude, momentos em que se retirava para refletir sobre si mesmo, ler algo novo, meditar ou até mesmo orar. Então retirava-se para o seu farol, em silêncio, sentindo sua paz interior. No entanto, agora, lá não permanecia, retornava para junto das pessoas que o estimavam e a quem ele também podia dedicar seu amor.

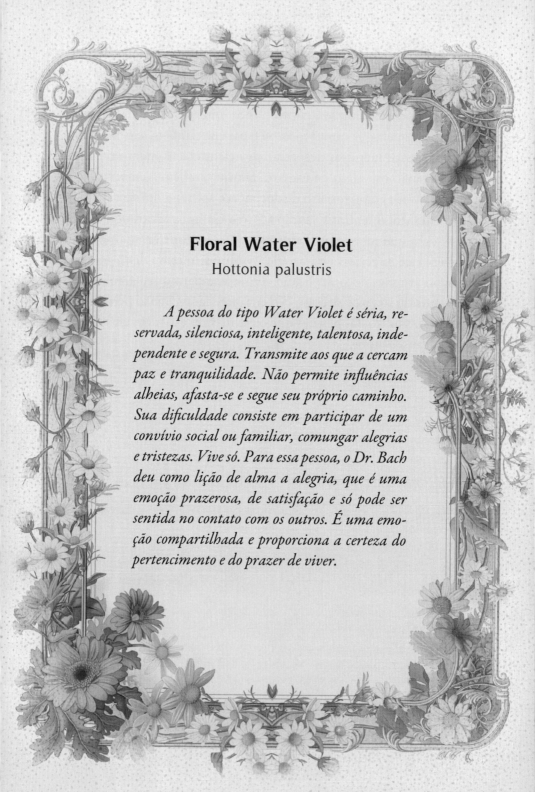

Floral Water Violet
Hottonia palustris

A pessoa do tipo Water Violet é séria, reservada, silenciosa, inteligente, talentosa, independente e segura. Transmite aos que a cercam paz e tranquilidade. Não permite influências alheias, afasta-se e segue seu próprio caminho. Sua dificuldade consiste em participar de um convívio social ou familiar, comungar alegrias e tristezas. Vive só. Para essa pessoa, o Dr. Bach deu como lição de alma a alegria, que é uma emoção prazerosa, de satisfação e só pode ser sentida no contato com os outros. É uma emoção compartilhada e proporciona a certeza do pertencimento e do prazer de viver.

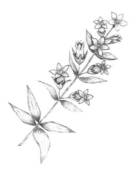

11
O bumerangue
Gentian

Naquele final de tarde, Marcos chegou em casa muito desanimado, pouco falou, só se queixou de dor de cabeça, não quis jantar e foi se deitar. Joana se preocupou, mas primeiro serviu a refeição para os filhos, Cássio de 10 anos e Mário de 8 anos, que estranharam a atitude do pai.

Entrando no quarto do casal, Joana perguntou:

– O que você tem?

Ele, deitado de lado, encolhido na cama com o corpo tapado pelo lençol, não respondeu, apenas remexeu-se. A esposa ficou esperando. Insistiu:

– Marcos, o que foi desta vez? – ela perguntou, começando a irritar-se.

– Fui demitido – ele informou num tom de voz débil e rouco.

– Sei... – ela ficou aguardando que o marido dissesse mais alguma coisa.

Silêncio.

Por fim, ele desabafou:

– Eu não tenho sorte, tudo dá errado para mim.

– Ei, ei, ei! – Joana reclamou erguendo a voz – agora não vai começar a fazer drama.

– Mas é! – ele retrucou ofendido.

– É o quê? – A raiva tomava conta dela, sua voz tornou-se mais enérgica, e seus gestos, amplos, pareciam querer sacudir o marido. Puxou os lençóis e exigiu:

– Levante-se, homem. Venha se alimentar, depois é tratar de dormir e amanhã é outro dia. Você irá buscar outro trabalho.

– E se eu não conseguir? – ele continuou, desalentado.

– Ah! Meu Deus! Não vai conseguir por quê? Pare de se comportar como uma criança. Você é um homem forte, saudável, tem boa cabeça e ainda é moço. Só tem que parar com esse pessimismo e chega de lamúrias, não foi nenhuma tragédia! Você acha que é o único neste país que perde o emprego? Pense que pode ser uma oportunidade para conseguir algo muito melhor.

– Você é muito otimista – ele falou em tom de deboche.

– E você é um pessimista! Se a vida não lhe sorri, você já desanima. Vamos, vamos, levanta dessa cama que sua dor de cabeça já passou.

As palavras de Joana doeram nele, ela parecia muito fria e indiferente a sua dor. Sentiu raiva dela? Não. Sentiu dó de si mesmo. Nesses momentos, não acreditava mais na vida, em nada, em ninguém e tinha vontade de morrer. Ergueu-se com grande esforço e com passos vacilantes foi à cozinha, aproximou-se da mesa, puxou a cadeira e sentou-se. As crianças ficaram felizes ao vê-lo, e Marcos olhou-os com carinho, mas em seu olhar havia um sentimento de pena por terem um pai tão fraco.

Joana serviu o jantar, porém o marido tinha as mãos trêmulas ao segurar o garfo para levar o alimento à boca. Pouco comeu. Terminada a refeição, ele foi até a sala, sentou-se numa poltrona, e milhões de pensamentos assaltaram sua mente. Suspirou, como se nada mais pudesse fazer. Inúmeras vezes, ele se esforçara para progredir e havia conseguido, porém, inesperadamente, algo acontecia, e ele tudo perdia. Era preciso recomeçar.

Vamos conhecer a história de Marcos até o dia de hoje, para entendê-lo um pouco melhor.

Quando ele estava com 5 anos, tinha ido brincar numa pracinha, havia muitas crianças, ele estava contente e muito se divertiu. No entanto, ao voltar para casa, percebeu que esquecera seu brinquedo predileto, o pequeno robô movido a pilha, que caminhava, mexia os braços, a cabeça e fora presente de seu padrinho. Chorou muito, sua mãe tentou consolá-lo, prometeu comprar-lhe outro, mas ele não quis, pois não seria o mesmo. O pai se prontificou a ir procurar o robozinho. Marcos se animou e pediu ao Papai do Céu que o ajudasse a encontrar seu brinquedo. Pai e filho exploraram todos os recantos da pracinha em que o boneco pudesse estar, mas não o encontraram, o que se tornou para o menino uma triste lembrança com uma eterna cicatriz.

Um dia, o menino adoeceu de uma gripe muito forte, tinha dor de garganta, febre alta e mal-estar em todo o corpo. Foi levado ao médico, recebeu o atendimento e os cuidados necessários. A febre custou a ceder, as dores também, mas a doença foi superada, porém o desânimo permanecia.

Ao entrar para a escola, tudo parecia estar bem. Marcos gostava de estudar e dava-se bem com os novos colegas, contudo após ter algumas notas abaixo da média, ficou em recuperação e corria o risco de perder o ano letivo. Isso o levou a desinteressar-se completamente pelas atividades escolares, e os pais foram chamados pela direção do colégio. O que fazer? Sua mãe passou a estudar com ele, o que lhe possibilitou recuperar os conteúdos e obter a aprovação, pois inteligência não lhe faltava. No entanto, o desalento do menino era constante e por qualquer motivo. Seus pais, que procuravam de toda forma auxiliá-lo, começaram também a desanimar e a cansar.

Marcos cresceu, tornou-se adulto e foi trabalhar num supermercado, a princípio como empacotador e depois de algum tempo tornou-se chefe do setor de estoque. Casou-se, teve dois filhos, e a vida corria normalmente. Quando, pela primeira vez, foi demitido, sofreu muito, no entanto conseguiu, em seguida, outro lugar numa fábrica de confecções, como responsável pelas vendas. Permaneceu nesse trabalho durante três anos, até que a empresa faliu e ele, novamente, perdeu seu emprego. Podemos imaginar o rosário de autopiedade que desfiou. Passadas algumas semanas, foi trabalhar numa tipografia, aprendeu a usar as máquinas e estava satisfeito. Ali permaneceu durante quatro anos, emprego do qual agora fora demitido, por problemas da empresa, causados pelo falecimento de seu dono. Os sucessivos acontecimentos, cada vez mais, minavam sua autoconfiança e sua fé na vida.

Novamente desempregado, ele agora se perguntava:

– E se eu não conseguir mais nada? – ele pensou em voz alta.

Joana, que bem o conhecia, retrucou:

– Se não conseguir nada, vai ficar aí se lamentando pelos cantos? Marcos, se eu pensasse assim, não teria feito nada em minha vida. Você sabe muito bem como eu batalhei para conseguir me formar como secretária e depois arranjar um emprego. Você é muito pessimista e desanimado! Tenha fé, Fé em Deus! Você já pensou em pedir ajuda a Deus?

– Não adianta pedir ajuda a Deus, fazer orações. Isso não funciona. Minhas orações nunca são atendidas.

Em mais uma tentativa para ajudá-lo, Joana deu-lhe o livro *Você pode curar sua vida*, de Louise L. Hay. Ele pegou o livro com desdém, apenas para agradar a esposa. Abriu ao acaso e leu: "Somos todos 100% responsáveis por nossas experiências. Cada pensamento que temos está criando nosso futuro. O ponto do poder está sempre no momento presente". Ao terminar a frase, pensou: "Quanta baboseira, como um pensamento pode criar o futuro?" Fechou o livro e esqueceu o assunto. Ele precisava era encontrar um novo emprego.

Marcos não compreendia que uma interpretação prévia o levava, em qualquer acontecimento, a enxergar somente aquilo que lhe convinha: o negativo, pois, dessa forma, sua crença derrotista, inconsciente, não era abalada, dando-lhe a sensação de estar certo, enquanto percebia que tudo dava errado.

No dia seguinte, ele foi caminhar pela cidade, sem rumo, sem endereço ou destino. Ele perambulava como um sonâmbulo, não tinha para onde ir, se arrastava, seus pés pesavam, e o olhar parecia não ver um horizonte, apenas enxergava a vastidão do tempo sem fim e um eterno recomeçar. Estava cansado, acabrunhado, sem desejos nem vontades, faltava-lhe alma. Sentia muita tristeza, uma tristeza que apertava seu peito, gostaria de chorar, ou de dormir, dormir para sempre, não ter que se preocupar com mais nada, apenas esquecer. Mas ele continuava vivo, e sua vida não tinha graça, não tinha sentido, tudo porque havia perdido o emprego. Se não tivesse ficado desempregado estaria tudo bem. Procurar outro trabalho? Para quê? Para perdê-lo novamente? No entanto, quando menos se espera, a Graça Divina nos alcança. Às vezes, nós descremos de Deus, mas Ele jamais descrê de nós.

Era verão, e o calor aumentava à medida que as horas avançavam. Marcos sentiu sede, entrou no Café Avenida, sentou-se e pediu uma água. Comprou o jornal que um menino anunciava e dispôs-se a procurar um anúncio de emprego. Era preciso fazer alguma coisa. Ele lia, mas não registrava o que estava lendo. Virava e revirava as páginas, aqui e ali, porém não conseguia se concentrar. Pensou em pedir um café, talvez lhe fizesse bem, precisava reagir, embora não soubesse como.

Largou o jornal, ergueu a cabeça, chamou o garçom e se surpreendeu ao avistar Carmelo, seu ex-colega da fábrica de camisas, na mesa ao lado. Este ouviu a voz de Marcos e alegrou-se com o encontro. Sentou-se junto a ele e começaram a conversar. O antigo companheiro estava trabalhando numa loja de consertos de eletrônicos e eletrodomésticos e, ao tomar conhecimento de que Marcos estava desempregado, convidou-o a candidatar-se à vaga de atendente, que estava sendo oferecida. Carmelo queria progredir na empresa, tornar-se um técnico, então iria fazer um curso de Eletrônica de Rádio e TV e também convidou o amigo.

– Venha fazer o curso, Marcos. Hoje em dia, é importante ter uma qualificação, uma especialização. As aulas são noturnas. Você pode trabalhar durante o dia.

Marcos não estava interessado em estudar, só queria o emprego, o que conseguiu. E o curso? Em sua mente ouvia a voz da Joana exortando-o a fazer o curso. Afinal, o que ele tinha a perder? Talvez fosse interessante.

Começaram as aulas e, inicialmente, foram somente teóricas. Os alunos precisavam entender como um rádio funciona. O professor explicava que o rádio é um sistema de comunicação que usa ondas eletromagnéticas, as quais se propagam pelo ar. Para que isso ocorra, é necessário que haja um veículo transmissor, uma emissora, que emita sinais sonoros, enviando-os por meio de ondas, para o espaço, os quais deverão ser recebidos e decodificados por um receptor. Então é preciso haver um agente emissor, um estúdio, onde são transmitidas notícias, músicas e outros programas, bem como um aparelho receptor, um rádio. O professor continuava suas explicações e falou a respeito de outro aparelho, que é, ao mesmo tempo, transmissor e receptor, chamado transceptor. Até aí, nenhuma novidade, e Marcos começava a se entediar, porém o próximo assunto chamou sua atenção:

– Na radiodifusão, usam-se ondas eletromagnéticas de diferentes comprimentos, de acordo com a finalidade a que se destinam. Para transmissões locais, usam-se ondas longas, pois elas caminham próximas ao solo, num sentido mais horizontal, não conseguem se elevar, portanto têm pequeno alcance e são ondas de baixa frequência. Já quando se quer uma transmissão para muito longe, para atingir milhares de quilômetros de distância, é preciso usar ondas curtas, que possuem alta frequência e se projetam para cima, para a esfera superior.

Interessante. Nessa noite, Marcos adormeceu com seus pensamentos envolvidos em ondas curtas e longas.

O sábado amanheceu bonito, temperatura agradável. Marcos acordou, ficou se espreguiçando na cama, não tinha nada para fazer. A esposa e os filhos haviam saído, ele estava sozinho. Resolveu revisar e organizar as lições de seu curso. À medida que escrevia, surgiram algumas ideias, numa velocidade vertiginosa, que a princípio lhe pareceram extravagantes. Imaginou que poderia fazer uma analogia entre as ondas eletromagnéticas e as ondas mentais! Então a mente formularia um pensamento, e o cérebro o transmitiria, mas a frequência, alta ou baixa, de ondas curtas ou longas, dependeria do teor dos pensamentos. Para ideias negativas, provenientes de sentimentos tristes, pessimistas, a transmissão seria por ondas longas, de baixa frequência, que permaneceriam rastejando no chão, como ele se sentia quando estava desanimado. Marcos agora se perguntava se suas emoções de desânimo e tristeza seriam a causa de suas dificuldades. Veio então a lembrança de seu robozinho e suas súplicas, feitas sem fé, tristes e chorosas.

"Vai ver foram transmitidas por ondas longas de baixa frequência, por isso não puderam chegar ao céu!" Essa ideia o perturbou, mas seus *insights* continuavam: "E se os pensamentos fossem positivos, plenos de confiança, otimismo, alegria e, principalmente, amor? Então poderiam ser transmitidos em ondas curtas, de alta frequência, e alcançariam o Firmamento".

Marcos conjecturava: "Então, para que minhas orações alcancem Deus, elas precisam ser transmitidas por ondas curtas, de alta frequência, com pensamentos positivos, de certeza, gratidão e fé!" Assim concluiu: "Então o nosso cérebro pode funcionar como um transceptor: ao emitirmos um pensamento, ele regressará para nós na mesma frequência! Se o pensamento for negativo, assim voltará, mas se for positivo, esse será o seu retorno. Lembrou-se da escritora Louise Hay: 'cada pensamento que temos está criando nosso futuro'".

Eureka!

Recordou-se então de outro brinquedo que tivera quando criança: um bumerangue. Ele adorava jogá-lo, e por mais longe que o atirasse, ele sempre voltava para a sua mão. Ele achava isso notável! "Sim, é isso! É a Lei do Bumerangue, a Lei de Causa e Efeito!"

Marcos se entusiasmava com suas descobertas, e seus pensamentos continuavam, enquanto se dava conta de que ainda havia muito para entender, mas o assunto era fascinante. Ele estava assim, encantado com suas ideias, quando foi surpreendido por seus dois filhos, que entraram na sala, vindos da escola, e interromperam seus pensamentos. O mais velho estava alegre, e o mais novo, triste. E o que acontecera? A mãe solicitou, a ambos, que mostrassem seus boletins escolares ao pai. Os dois não estavam com as melhores notas. Marcos comentou:

– Parece que aqui temos alguns problemas.

– Ah, pai! – falou o mais velho, alegremente. – Não tem problema, não. Eu vou me esforçar mais e, no próximo semestre, o senhor vai ver muito boas notas no meu boletim. É só estudar um pouquinho mais.

Marcos aplaudiu a decisão do filho.

Olhou para o mais novo, que estava cabisbaixo e ameaçava choramingar, e perguntou:

– E você, meu filho? O que tem para me dizer?

– Não sei – choramingando –, mas a culpa não é minha, é da professora, ela não explica direito – e desandou a chorar.

Marcos levou um choque, mas compreendeu. Acolheu os filhos em seu colo, como a si mesmo, e falou:

– Vamos sair, vou comprar um presente para cada um de vocês e ensinar uma lição muito importante.

– Eba! O que é, pai? – O mais velho quis saber.

– Um bumerangue!

Obs.: A ideia de relacionar as ondas de rádio com as ondas mentais foi inspirada no livro *Técnica da mediunidade*, de Carlos Torres Pastorino.

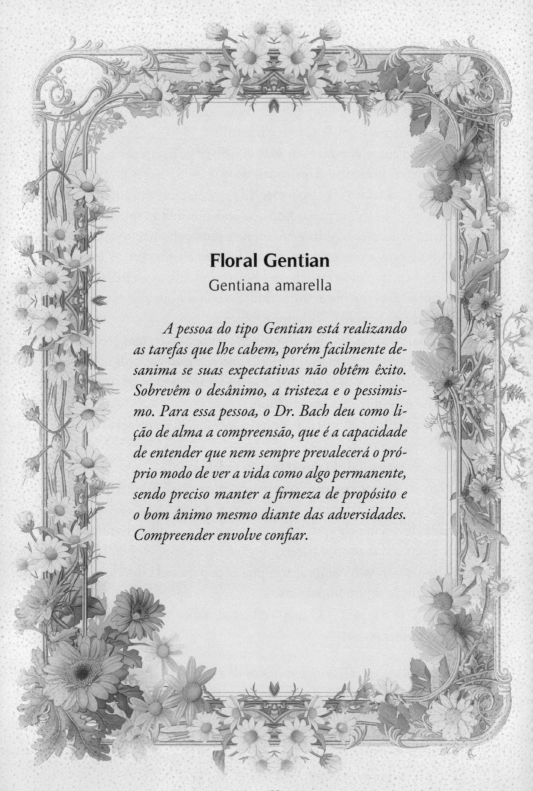

Floral Gentian
Gentiana amarella

A pessoa do tipo Gentian está realizando as tarefas que lhe cabem, porém facilmente desanima se suas expectativas não obtêm êxito. Sobrevêm o desânimo, a tristeza e o pessimismo. Para essa pessoa, o Dr. Bach deu como lição de alma a compreensão, que é a capacidade de entender que nem sempre prevalecerá o próprio modo de ver a vida como algo permanente, sendo preciso manter a firmeza de propósito e o bom ânimo mesmo diante das adversidades. Compreender envolve confiar.

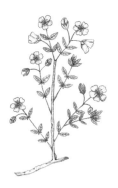

12
O valor maior
Rock Rose

Estamos em Brasília, capital federal do Brasil, no ano de 1977. Era o dia 27 de agosto, um sábado, céu claro, temperatura agradável, um convite para passear e desfrutar. Uma família gaúcha, constituída por pai, mãe e quatro filhos, entre 1 e 7 anos, estavam visitando o jardim zoológico da cidade. São pessoas comuns, como tantas outras, pessoas do bem, que aproveitavam o dia passeando tranquilamente. Estavam felizes, tudo era novidade, e as crianças estavam empolgadas. O pai alegrava-se por poder oferecer o passeio à esposa e aos filhos. Havia muita gente visitando o zoo, crianças correndo, brincando, alegria, risos. Todos se divertiam querendo ver os animais, conhecê-los de perto, observar seu comportamento.

No jardim zoológico havia muitas atrações, animais de pequeno e grande porte, aves, répteis, cobras e borboletas. As crianças, em especial, estavam aproveitando muito. Era tanta coisa para ver e se encantar! Uma atração especial nesse dia era o fosso das ariranhas. Era possível observar seus filhotes, que haviam permanecido na toca durante três meses, após o seu nascimento, mas hoje haviam saído e podiam ser apreciados. Crianças e adultos olhavam curiosos, para melhor observá-los.

As ariranhas são brincalhonas e barulhentas. Enquanto ainda bebês, elas balbuciam, mas à medida que crescem, podem chegar a emitir vários tipos diferentes de vocalizações. São mamíferos semiaquáticos, pertencem à família das lontras e recebem a denominação popular de *lobo-do-rio* e até *lontra-gigante*, pois chegam a medir 1,80 m e a pesar 34 quilos. Em tupi, seu nome significa *onça-d'água*. Elas vivem em locais úmidos, nas margens dos rios, lagos e pântanos, onde cavam suas tocas, principalmente no Pantanal e na bacia do Rio Amazonas. Gostam de nadar para trás e até de costas. Para se alimentarem, elas mergulham, capturam uma presa e saem à superfície a fim de comê-la com sua cabeça fora d'água.

A pele das ariranhas varia de castanho-avermelhado à escura e é constituída por pelos curtos e impermeáveis. Na região da garganta e do tórax, aparecem manchas brancas ou bege-claras, o que as diferencia entre si. Por ser muito macia, a pele era usada no passado para a confecção de casacos, razão pela qual as ariranhas foram muito caçadas. Atualmente, essa caça predatória está proibida. São animais diurnos, à noite recolhem-se em suas tocas, que servem de refúgio e descanso.

Reúnem-se em grupos familiares e chegam a viver vinte anos. São monogâmicas, apresentam fortes laços entre os casais, sendo muito cuidadosas e protetoras de seus filhotes, que também recebem atenção do restante do bando. Esses animais não oferecem perigo para os seres humanos, pois não são agressivos, ao contrário, são dóceis e quando se aproximam estão apenas querendo conhecer. Somente tornam-se belicosas quando precisam defender sua prole.

O entusiasmo dos visitantes era contagiante, podia-se sentir a alegria no ar. Em especial, as crianças estavam aproveitando muito. O Sol também fazia a festa, pois não estava quente demais, somente o suficiente para proporcionar bem-estar. Era um dia perfeito, e ninguém poderia suspeitar que dali a poucos momentos uma terrível tempestade iria desabar.

O dia começava a findar e, lentamente, as pessoas se retiravam, assim como a família do início de nossa história. O passeio terminava. De repente, ouvem-se gritos de pavor! O pânico toma conta de todos. Tumulto! Emergência! Algo brutal aconteceu! Uma criança, um menino de 11 anos, desequilibrou-se e caiu no fosso das ariranhas. Corria risco de morte!

Os animais também ficaram assustados, apavorados com a inusitada presença! Quem era aquela criatura? Por que estava ali? O que ela queria? O que iria fazer? As ariranhas sentiram-se invadidas em seu território e teriam que agir. Precisavam defender seus filhotes! Nelas, o medo foi crescendo e, sentindo-se encurraladas, sem ter para onde fugir, só lhes restava atacar. A criança seria estraçalhada em poucos segundos, trucidada pelas fortes dentadas dos animais.

Os circundantes são tomados de estupor. O que poderia ser feito? Chamar a guarda do zoológico? Daria tempo? O menino está paralisado, em choque, olhar fixo, pupilas dilatadas, respiração curta e sentindo o terror da morte que se aproximava. As ariranhas também estavam com medo, mas enfurecidas e prontas para atacar e defender sua prole. A morte da criança é iminente. Não há como escapar! O ataque seria inevitável e fatal.

Nesse momento, aquele pai do início de nossa história, um militar à paisana, que se preparava para retornar à sua casa com a família, percebe o que está acontecendo e, sem pensar nos riscos a que se expunha, sai correndo e atira-se no fosso. Esse homem, que já salvara outras pessoas que passavam por situações extremamente difíceis, foi tomado por um impulso vindo das profundezas de sua alma e vai fazer o que tem que ser feito.

Um instante de silêncio perplexo! O homem conseguirá salvar a criança? Sim, ele conseguiu, e ela foi retirada do fosso sã e salva. Grande alívio para todos, em especial para a família do menino.

Agora, era o homem que se tornara o alvo das mordidas das ariranhas assustadas e furiosas. O ataque foi feroz, porém, mesmo gravemente ferido, ele consegue sair com vida do fosso e é levado para o Hospital das Forças Armadas de Brasília. Começa o lento suplício do sargento, as cruéis dores por mais de cem mordidas recebidas. Esse homem, que tinha o respeito pelo outro como um valor acima de tudo, que não media esforços nem as consequências para si mesmo quando se tratasse de salvar alguém, agonizava num leito de hospital.

Os jornais noticiaram o fato, artigos foram escritos elogiando a bravura desse herói em tempos de paz, e até então anônimo. Decorridos três dias, em 30 de agosto, não resistindo aos ferimentos, ele vem a falecer por infecção generalizada. Um menino foi salvo, uma família está feliz, mas outra está de luto, quatro crianças estão órfãs de pai. Por seu ato de bravura, o militar é promovido a 2º sargento de Intendência do Exército Brasileiro.

Seu nome: Sílvio Delmar Hollenbach. Esta é a história do herói que tinha a vida como um valor maior e arriscou a sua para salvar outra. Não é a história do herói que vai à guerra para matar, mas a do herói que morre para salvar.

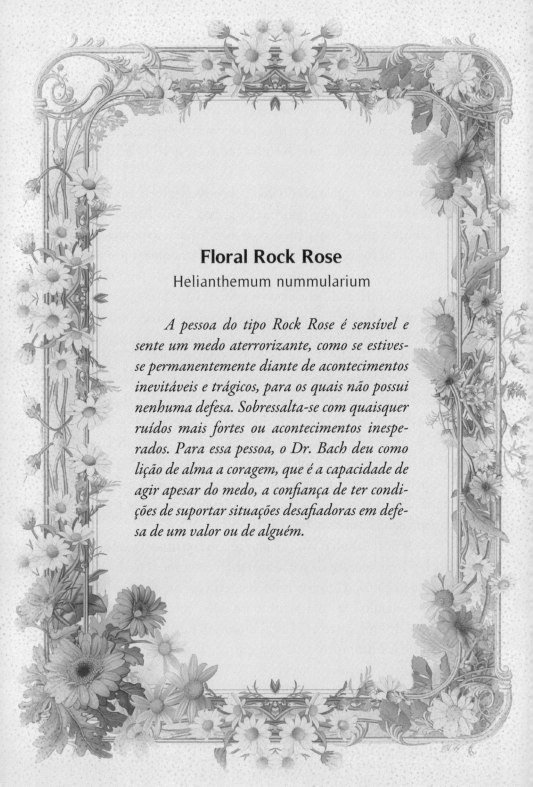

Floral Rock Rose
Helianthemum nummularium

A pessoa do tipo Rock Rose é sensível e sente um medo aterrorizante, como se estivesse permanentemente diante de acontecimentos inevitáveis e trágicos, para os quais não possui nenhuma defesa. Sobressalta-se com quaisquer ruídos mais fortes ou acontecimentos inesperados. Para essa pessoa, o Dr. Bach deu como lição de alma a coragem, que é a capacidade de agir apesar do medo, a confiança de ter condições de suportar situações desafiadoras em defesa de um valor ou de alguém.

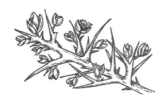

13
Flores, cores e vida
Gorse

Era uma vez um pequeno e antigo castelo rural, construído de pedras, madeira e terra numa colina encantada. Era a residência fortificada de Dom Manoel de Almeida e Castro, um nobre português, que ali vivia com sua família. O castelo localizava-se num monte elevado, destacando-se na paisagem. Na parte de trás havia um imenso lago, e na frente um gramado que, como um vasto tapete verde, estendia-se emoldurando um bem cuidado jardim, onde cresciam muitas flores, de diversas espécies e tonalidades. A beleza desse jardim parecia refletir a harmonia e a felicidade daqueles que ali viviam.

O interior do castelo era constituído por inúmeros aposentos, um salão, uma cozinha e uma capela, que era frequentada por Dom Manoel, muito devoto, sua família e toda a comunidade. O mobiliário era sóbrio, simples, de madeira e contava a história de sua origem, as árvores da floresta. Mais adiante se estendia a própria floresta, onde pequenos animais viviam em tranquilidade.

Essa fortificação fora edificada com a finalidade defensiva de algum ataque externo, possuía uma torre de menagem de mais de 20 metros de altura, construída sobre uma mota, e que possibilitava uma visão ampla das cercanias. O acesso externo era por meio de uma escada, a qual podia ser retirada, assim impedindo que outras pessoas entrassem. No seu interior havia uma escada caracol e vários aposentos modestamente mobiliados. A torre de menagem serviria como refúgio em casos de emergência. O castelão, com frequência, subia até o alto e lá permanecia apreciando a paisagem. Observava os belos moinhos de vento e as terras férteis de sua propriedade, as quais eram arrendadas aos camponeses que as cultivavam.

Para as pessoas da aldeia, Dom Manoel era um guardião e um tutor, pois não as explorava, ao contrário, auxiliava-as sempre que a colheita não fosse das melhores. Era um homem generoso que a todos tratava muito bem, fossem familiares, amigos, arrendatários ou criadagem, mas também sabia ser firme e enérgico quando necessário.

Dom Manoel de Almeida e Castro era casado com Dona Maria Amália e pai da pequena Marinela, de 7 anos. Amava sua esposa, a quem tratava com muito carinho, oferecendo-lhe lealdade e proteção. Para a filha, era pai amoroso e bom conselheiro. A vida dentro e fora do castelo era boa, tudo estava bem, e todos viviam felizes.

Certo dia, como num encantamento, as flores do jardim se reuniram com um objetivo específico: elas queriam descobrir qual era a mais importante para a felicidade do homem, simbolizado por suas cores. Compareceram as brancas, as cor-de-rosa, as vermelhas, as azuis, as lilases, as verdes e as amarelas.

É interessante observarmos que a cor que visualizamos numa flor é a que ela não absorve do espectro solar, reflete-a de volta e torna-se visível aos nossos olhos.

Mas voltemos ao jardim e escutemos a conversa das flores.

Em defesa própria expressou-se, inicialmente, a representante das flores brancas, que discursou sobre suas qualidades.

– Eu sou a flor branca, eu trago limpeza, serenidade, bem-estar, inocência e perdão. Eu estou presente nas bandeiras para indicar uma trégua nos conflitos, e as noivas vestem-se de branco como símbolo de sua pureza. Quando o homem sofre uma dor, causada por algum acontecimento funesto, torna-se angustiado, e pensamentos negativos podem assolar sua mente. Somente eu posso lhe devolver a tranquilidade. Portanto, eu sou a mais importante para a felicidade do homem. Eu represento a *paz*.

As outras flores não concordaram, e houve um alarido geral. Não, não, a branca não era a mais importante!

– Você nem cor tem – elas argumentaram.

A seguir usou da palavra a representante das flores cor-de-rosa, que assim falou:

– Eu sou a flor cor-de-rosa e trago doçura, afeto e amabilidade. Eu inspiro os homens a serem educados e atenciosos, pois eu falo ao seu coração e desperto sua ternura. Quando o homem perde a cortesia, torna-se desagradável no contato social, desatento às necessidades alheias, chegando a se tornar áspero e grosseiro. Eu agrado a todos que então podem ser felizes. Eu represento a *gentileza*.

De novo, ninguém concordou. Todas acharam que essa delicadeza era exagero e pieguice. A flor vermelha reagiu energicamente dizendo que muita gentileza não dava ao homem a força para ele realizar a sua vida e se candidatou:

– Eu sou a flor vermelha, eu trago calor e coragem, energia Yang para o homem se defender, até para lutar se preciso for. Sem mim, ele seria pisoteado e sucumbiria. Lembrem-se, eu trago a paixão, e as rosas vermelhas sempre estão presentes entre os apaixonados. Quando o homem perde a paixão, ele torna-se fraco, inseguro, e só eu posso armá-lo, seja com espadas ou com espinhos, para que ele desperte e realize sua vida. Eu represento a *ação*.

Agora a flor azul protestou dizendo que paixão era sofrimento e não era preciso tanta luta, pois com amor tudo se resolve.

– Eu sou a flor azul, da cor do manto de Maria, do céu, do mar e até mesmo da Terra. A aristocracia e a realeza dizem que seu sangue é azul. Eu dou ao homem a energia Yin, feminina, receptiva, amorosa, que acalma e conduz a uma realização pacífica. Quando o homem perde a capacidade de amar, torna-se carente, apegado, ciumento e controlador. Só quem consegue amar alcança a felicidade, e só eu posso lhe dar o que ele precisa para realizar a sua vida. Eu represento o *amor*.

Torna-se interessante observar que uma razão possível para a escolha, a partir do século passado, de atribuir a meninos a cor azul e a meninas a cor rosa possa ser porque os meninos, mais assertivos e ativos, necessitam da energia Yin, feminina, do azul, para seu equilíbrio, e as meninas, mais dóceis e pacíficas, precisam da energia Yang, masculina, do vermelho, porém amenizado para o róseo, para que sua atitude não se torne agressiva.

Continuemos ouvindo as flores.

Novamente ninguém concordou.

Chegou a vez da modesta flor verde, constituída somente de sépalas, se apresentar.

– Todas vocês são importantes, mas eu, a flor verde, que represento a cor da natureza e estou no centro do espectro solar, nem Yin nem Yang, sou a mais importante. Sem mim, tudo pode se tornar exagero e fanatismo ou dúvida e insegurança. Quando o homem perde o autodomínio também perde o controle de sua vida. Eu represento o *equilíbrio*.

Em seguida, a flor lilás reivindicou seu lugar em importância.

– Concordo com todas as colocações de vocês, porém nada se faz sem mim. Eu proporciono ao homem o contato com seu aspecto espiritual e sagrado. Quando o homem não confia na orientação que vem do Saber do Mais Alto, quando ele descrê, ele fica só e desanima. Eu represento a *fé*.

A seguir, uma pequena flor amarela quis falar, mas não deu tempo. A reunião teve que ser suspensa sem que houvessem chegado a qualquer conclusão, pois elas notaram um movimento estranho no castelo. Correrias, vozes alteradas. O que estaria acontecendo? A carruagem do castelo, conduzida pelo cocheiro e puxada por cavalos, saiu em seguida, à disparada. Havia urgência! O que isso significava? As flores nada sabiam, mas ficaram preocupadas. Silêncio.

Após algum tempo, o coche retornou e de dentro dele saiu um homem de meia-idade, já grisalho, muito sério e com uma valise na mão. Foi recebido por um criado e entrou rapidamente no castelo. Quem seria? O que viera fazer?

O tempo foi passando, e as flores nada mais viram ou ouviram. Pairava um silêncio sepulcral no interior do castelo. Finalmente, o homem da valise saiu e foi embora. Percebeu-se então uma correria ainda maior, com os criados se movimentando de um lado a outro. Lamentos, choro. Depois novamente o silêncio... um silêncio pesado. Nada mais se viu ou ouviu, e assim se sucedeu uma noite escura e sombria.

No dia seguinte, algumas criadas, cabisbaixas e chorosas, sem falar, dirigiram-se às flores e colheram muitas delas. Para quê?

Na véspera, Dona Maria Amália, a senhora do castelo, sentindo um súbito mal-estar, caíra nos braços do marido e entregara sua alma a Deus. As flores enfeitariam o funeral da bondosa castelã. Os aldeões, solidários à dor de Dom Manoel, também vieram prestar uma última homenagem à sua senhora, e todos traziam em suas mãos flores, muitas flores. O túmulo ficou todo florido. A seu modo, as flores do jardim também choraram.

Daquele dia em diante, uma soturna melancolia invadiu o castelo. Dom Manoel estava em choque, não conseguia acreditar no que havia acontecido. Suas noites eram tumultuadas, a insônia intermitente, debatia-se incansavelmente, sonhava com sua esposa querida, via-a, mas não podia tocá-la, sua imagem desaparecia sempre que dela se aproximava. Dom Manoel não tinha sossego e sentia-se sozinho. Maria Amália estava morta! Ele nada mais podia fazer.

O nobre castelão perdeu a paz, e no jardim todas as flores brancas murcharam e também morreram. Quando a amargura penetrou em seu coração, Dom Manoel sentiu-se injustiçado pelo destino, pois não merecia tal desgosto. Repetidamente ele se perguntava: "Por que isso aconteceu?"

Olhava todas as pessoas a seu redor: elas estavam vivas, e sua querida companheira, morta! Era cruel demais. Aos poucos, varreu de seu peito qualquer sentimento de amor, de ternura, de gentileza, tornou-se frio e indiferente. Foi então que as flores azuis e rosadas sucumbiram.

Dom Manoel sentiu que sua força de ação acabara, estava enfraquecido, pois nada poderia fazer para trazer sua amada de volta. Continuava vivendo e responsabilizando-se por tudo, porém sentia-se sem vigor, e a paixão por seu castelo, suas terras e pela aldeia desapareceu. Foi quando as flores vermelhas tombaram.

Diariamente, o pároco da capela vinha confortá-lo sem, no entanto, conseguir consolá-lo. Dom Manoel ouvia os conselhos do religioso, fazia as orações, mas não aceitava seu destino. Sentia uma mistura de revolta e dor, principalmente muita dor. O bondoso senhor não mais acreditava em nada, nem mesmo em Deus. Que milagre poderia trazer sua senhora de volta? Nenhum! Isso era impossível! Dom Manoel sentia-se traído por Deus, pois ele, que sempre procurara ser correto, praticar o bem, fazer o melhor para todos e cumprir todos os ritos religiosos fora duramente atingido com um golpe fatal. Por que sua esposa, que era jovem ainda, linda, bondosa e muito amada, fora brutalmente arrancada de seus braços? Por quê? Não encontrava resposta. O senhor do castelo então perdeu a fé, e todas as flores lilases começaram a murchar e também morreram.

Dom Manoel não mais cuidava de seus deveres como castelão, sua função de administrar e proteger suas terras, nem mais se preocupava com a vida de seus arrendatários e de toda a aldeia. Nunca mais sorriu, não tinha disposição para se alimentar, dormia pouco e, como sonâmbulo, percorria os aposentos vazios. A saudade e a solidão o consumiam. Só pensava em sua dor, e nada mais lhe importava. Sua companheira estava morta, e nada poderia trazê-la de volta. Dom Manoel penetrou na escuridão dos subterrâneos do castelo e de sua mente, desequilibrou-se, estava enlouquecendo. E as flores verdes, por fim, também morreram.

O jardim agora era o cemitério onde estavam enterrados todos os sentimentos do seu senhor. O tempo foi passando, passando. Veio o inverno, com muito frio, tal como estava o coração de Dom Manoel. A neve caía de mansinho, e tudo ficou coberto por um imenso manto branco. E os dias se sucediam, sempre iguais.

Certa manhã, Dom Manoel acordou mais abatido do que nunca, ergueu-se, saiu do castelo sem tomar seu desjejum e dirigiu-se à torre de menagem. Subiu pela escada externa, entrou e galgou todos os degraus que o levaram até o alto da torre. Lentamente, dirigiu-se ao balcão. Ficou parado contemplando a paisagem infinitamente branca. Sua tristeza parecia refletida nessa imensidão sem fim e sem cor e, em sua mente, o pensamento funesto cravado. Estava de pé no alto da torre. Bastaria um passo à frente e tudo estaria acabado! Iria se reunir a sua amada. Fechou os olhos e...

– Papai!

Dom Manoel assustou-se e deu um passo para trás. Virou-se e viu sua filha, a pequena Marinela, à porta da entrada. Ele parecia vê-la pela primeira vez. Um instante de estupor! Timidamente, a menina pediu permissão para entrar. O pai, retornando à razão, abriu seus braços e foi ao seu encontro. Colocou um joelho no chão, abraçou-a, e o amor brotou novamente em seu coração. Ele tinha uma filha! Como pudera esquecer? O senhor do castelo agora sentia lágrimas que molhavam sua face cansada. A emoção tomou conta de seu coração e teve vergonha. Pediu perdão à filha. Marinela acariciou o rosto umedecido do pai e secou suas lágrimas com a ponta de seu vestido. Ela tomou entre as suas as mãos do velho castelão e conduziu-o para irem olhar a paisagem lá do alto.

Ambos foram até o balcão, apoiaram-se na balaustrada e ficaram olhando, enlevados, a planície branca de uma pureza e paz inimagináveis. Então Marinela, alegremente, chamou a atenção do sofrido senhor do castelo:

– Pai, olha lá! Uma flor amarela!

Dom Manoel apurou a vista e percebeu o que a filha lhe mostrava. Era verdade! Havia uma linda flor amarela que surgia, sobrepondo-se à brancura reinante. Anunciava a chegada da primavera, o retorno da vida. Então o pai, com a filha nos braços, desceu da torre e retornou ao castelo. O sorriso voltou ao seu rosto, recobrou o ânimo, e tudo se engalanou da vida que renascia, numa nova estação das flores. O Sol surgiu no horizonte, e seu calor, lentamente, derreteu a neve e, aos poucos, todas as flores renasceram. O jardim tornou-se belo outra vez, e Dom Manoel jamais se esqueceria daquela pequenina flor amarela que lhe trouxe a luz que nunca deve se apagar: a *esperança*.

Obs.: "A luz que nunca se apaga" é uma referência à luz que, no laboratório do Dr. Bach, noite e dia, permanecia acesa.

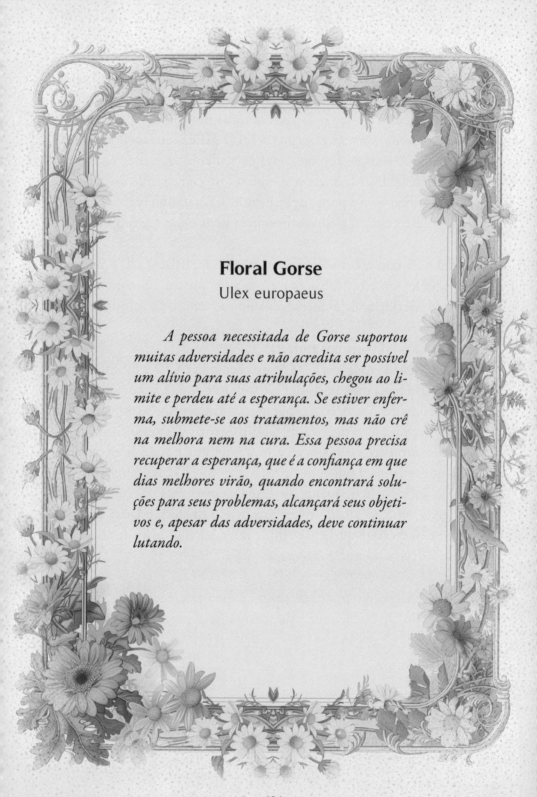

Floral Gorse
Ulex europaeus

A pessoa necessitada de Gorse suportou muitas adversidades e não acredita ser possível um alívio para suas atribulações, chegou ao limite e perdeu até a esperança. Se estiver enferma, submete-se aos tratamentos, mas não crê na melhora nem na cura. Essa pessoa precisa recuperar a esperança, que é a confiança em que dias melhores virão, quando encontrará soluções para seus problemas, alcançará seus objetivos e, apesar das adversidades, deve continuar lutando.

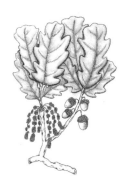

14
O carvalho e as palmeiras
Oak

Num bairro mais afastado, longe do centro da cidade, havia um pequeno armazém, chamado Casa das Frutas, que também oferecia verduras, leite, ovos, pães, cereais e até produtos de limpeza. No empório do Seu Antenor, tudo que uma dona de casa precisasse, ela encontraria. Era o único estabelecimento do gênero nas redondezas, mas o comerciante não se prevalecia desse fato, e os preços eram sempre razoáveis. Ele era um homem honesto, trabalhador incansável, digno de confiança, responsável e atencioso.

Na parte de trás da venda, havia um quartinho com uma geladeira, para guardar os alimentos perecíveis, e um forno de micro-ondas, para aquecer o almoço que ele trazia de casa. Além disso, uma mesinha, uma cadeira e uma velha poltrona completavam os móveis daquele pequeno espaço. Havia também um banheirinho, simples, mas limpo e bem cuidado.

Às sete horas da manhã, em ponto, Seu Antenor abria o mercadinho. Era importante abrir bem cedo, pois ele também vendia pães e outras guloseimas para o café da manhã. Já aconteceu de alguém chegar buscando alguma coisa no momento em que ele erguia a grade para entrar. Seu Antenor então dizia:

– Ainda não abri, mas pode se servir do que tem – e esse cliente madrugador comprava o que queria e saía satisfeito.

Duas vezes por semana, Seu Antenor precisava ir até a Ceasa (Central Estadual de Abastecimento) buscar frutas, verduras e legumes fresquinhos, para oferecer o melhor à sua clientela. Na noite anterior, fazia a limpeza do armazém para receber os novos produtos. Dormia algumas horas, acordava às 4 horas da madrugada e, com sua velha camionete, percorria vários quilômetros até seu destino. Precisava fazer boas compras, então era necessário buscar bons preços e boas mercadorias. Depois retornava à Casa das Frutas. Ao chegar, era preciso descarregar, levar as caixas para dentro do mercadinho, separar, organizar e colocar tudo à disposição da freguesia, de forma simples e atraente. Com tudo pronto, finalmente podia abrir o estabelecimento. Era uma trabalheira!

O armazém ficava aberto o dia todo, até às 19 horas, de segunda a sábado, e aos domingos fechava às 13 horas. Ali, *Seu* Antenor ficava todos os dias. Ao meio-dia, impreterivelmente, ele aquecia sua comida, sentava-se à mesa e dispunha-se a almoçar. No entanto, muitas e muitas vezes teve que interromper sua refeição por algum freguês que requeria seus préstimos. Ele não se queixava e atendia com solicitude. Afinal, era seu trabalho! Depois voltava para sua refeição, agora já fria, mas isso não tinha importância.

Aos domingos à tarde, com a fruteira fechada, *Seu* Antenor dedicava-se a algum reparo necessário em sua casa, afinal ele entendia de hidráulica e de eletricidade, e sempre havia o que consertar. Seu Antenor era um homem metódico, gostava de ter sua rotina e preferia que nada a mudasse, então havia certa rigidez nessa atitude. A rotina nos organiza, nos mantém ocupados com as atividades de uma forma prática e segura, mas também nos impede de pensar novas ideias e de nos reinventarmos. A rotina é produtiva, mas pode nos levar à estagnação, e seu rompimento faz parte do movimento da vida.

Seu Antenor tinha uma constituição física forte, ótima saúde e, diga-se de passagem, uma energia invejável. Desde criança mostrou-se responsável, corajoso e com muita força de vontade. Aos 10 anos já ajudava seu pai na Casa das Frutas, em qualquer empreitada, pois tinha disposição para todas as tarefas e alegrava-se com o trabalho. Por ocasião do falecimento do pai, Antenor, já adulto, estava preparado para tomar conta do negócio da família e, então, o mercadinho passou a ser dele.

Agora estava casado e tinha quatro filhos, dois rapazes e duas moças. Era dedicado à família e não lhes deixava faltar nada. Nenhum de seus filhos o ajudava no mercado, pois ele não permitia.

– Deixa isso pro pai – ele dizia. – Vão estudar e ser doutores.

As filhas tornaram-se professoras, e os rapazes, não muito chegados aos livros, após o Serviço Militar, embarcaram num navio mercante, tornaram-se marinheiros e foram conhecer o mundo.

– A vida é assim, não é como a gente quer, mas é como ela é – filosofava o pai com seus botões.

E o tempo ia passando, sempre igual.

Às segundas-feiras, ou qualquer outro dia da semana, às 7 horas da manhã, a Casa das Frutas era aberta ao público.

– Bom dia, Seu Antenor.

– Bom dia, Dona Jurema. São só os pãezinhos hoje?

– Sim. E que calor, né!

– É verdade, já de manhã cedo.

– Tchau, Seu Antenor.

– Tchau, Dona Jurema.

Em seguida.

– Bom dia, Seu Antenor.

– Bom dia, Dona Maria!

– O senhor tem rúcula?

– Não, Dona Maria! Com essa falta de chuva, as verduras estão muito feias, por isso eu não trouxe.

– Que pena.

– Mas, olhe! Ainda tenho alguns pés de alface. Esses estão bonitos.

– Então, vou levar alface.

– Tchau, Seu Antenor!

– Tchau, Dona Maria.

Outro freguês acabara de entrar.

– Bom dia, Seu Antenor. Quero um Marlboro.

– Aqui está, Seu Jurandir.

Dá para perceber que ele conhecia seus fregueses pelo nome. Afinal, já estava ali há mais de quarenta anos. Assim acontecia todos os dias, de segunda a domingo, todas as semanas, todos os meses, todos os anos. Férias? Nem pensar. Aposentar-se? Não, não!

Sua família tinha queixas dele? Sim! Quais eram? A falta da presença do pai e do marido, um passeio, um divertimento. A esse desfrute ele não se permitia, porém jamais impediu a mulher e os filhos de se divertirem ou irem passear, e ele ficava trabalhando, até para que os seus tivessem condições de ter um lazer.

Seu Antenor jamais pensava em si. Nunca fechou o mercadinho, nem mesmo quando adoecia, no inverno, por uma forte gripe, ou uma dor num braço, por excesso de carregar peso. Mesmo adoentado, ele abria seu estabelecimento, apenas inquietando-se para se curar logo.

Numa certa manhã, entrou no armazém uma mulher, pobre, com uma criança, que deveria ter 5 anos. O menino olhava, com olhinhos cobiçosos, para os caramelos que estavam sobre o balcão e, timidamente, pediu para a mãe:

– Compra umas balinhas.

A mãe ficou braba e o repreendeu.

– Não tenho dinheiro para essas porcarias.

A seguir, pediu um maço de cigarros.

Seu Antenor sentiu um aperto em seu peito. Vendeu os cigarros e encheu as mãozinhas da criança com muitas balinhas. O sorriso e o terno olhar de agradecimento que recebeu do menino aliviaram seu coração bondoso. Ele era assim.

E a vida continuava, os dias se sucediam.

– Ih, Seu Antenor! O senhor está com uma cara, hoje!

– Ah, Dona Matilde, é que estou com dor na coluna.

– O senhor precisa ir ao médico.

– É, qualquer dia eu vou. Mas eu tomei um remédio, e a dor já vai passar. Não se preocupe.

– Se cuide, Seu Antenor.

– Sim, sim.

Ele não ia ao médico, não se cuidava e não ouvia os conselhos de sua mulher nem de ninguém. Só que o excesso de trabalho, sem descanso, lentamente ia minando sua saúde, sem que ele percebesse. Seu Antenor continuava vivendo como se fosse imperecível e imortal, porém quando os limites são excedidos, a pessoa pode sucumbir, o que um dia, literalmente, aconteceu. Ele estava arrumando algumas prateleiras, subiu na escada, como sempre fazia, mas um leve movimento em falso fê-lo desequilibrar-se e cair. Na queda torceu o pé, o tornozelo inchou rapidamente, e a dor foi intensa. Queria se levantar, mas isso parecia impossível. Virou-se, apoiou-se nas mãos e nos joelhos e tentou se erguer, mas a dor era insuportável. Por fim, levantou-se e queria caminhar, mas foi impossível. Tocar o pé machucado no chão irradiava uma dor muito forte.

Novamente tombou e ficou sentado no chão, desesperado, sem saber como sair daquela situação, pois estava sozinho. O que fazer? E a dor continuava. Felizmente entrou um freguês, um desconhecido, e vendo o que havia se passado prontificou-se a ajudá-lo. Apoiado no amigo providencial, Seu Antenor conseguiu sentar-se num banquinho. Angustiado e assustado, estava perplexo, sem saber o que fazer e tendo que suportar a dor que tirava suas forças. O prestimoso amigo fechou o estabelecimento, ajudou-o a ir à camionete e o levou para sua casa.

Dona Cleusa assustou-se ao ver o marido chegar naquele estado. Os filhos, que haviam retornado de uma viagem, também se preocuparam. Agradeceram ao providencial benfeitor e levaram o pai, imediatamente, ao pronto-socorro, onde ele foi encaminhado ao serviço de ortopedia para fazer um raio X. A seguir foi atendido por um médico, que após examinar as radiografias, que mostraram uma fratura no tornozelo, indicou a necessidade de uma cirurgia.

Seu Antenor entrou em desespero, que de nada adiantou. Dona Cleusa e os filhos tentavam consolá-lo. Em vão. Ele queria ir para casa, queria uma medicação para a dor, tinha que reabrir a Casa das Frutas.

– A freguesia precisa das frutas, das verduras! Eu tenho que abrir o armazém e continuar.

Só que dessa vez não deu. Ele não podia fazer nada, nem caminhar, e um enfermeiro empurrava a cadeira de rodas em que ele estava sentado.

Quando deu por si, estava num quarto, deitado numa cama hospitalar, ao lado de outro paciente. Dona Cleusa e os filhos estavam com ele, porém não poderiam ficar. Seu Antenor então pediu aos rapazes que tomassem conta da Casa das Frutas. Felizmente, seus filhos estavam dispostos ao trabalho, e o pai teve que se render, embora a contragosto. Os rapazes não sabiam como fazer, mas tinham boa vontade, e ele teria que ensiná-los.

Ainda no hospital, antes da cirurgia, Seu Antenor deveria ficar quieto, de repouso e submeter-se a alguns exames. Isso se constituía numa dor maior do que a do pé quebrado. As filhas e a esposa eram carinhosas e o consolavam, mas não podiam ficar, e ele agora estava sozinho com seu companheiro de quarto.

A cirurgia foi realizada e, felizmente, tudo correu bem. A dor cedera, mas a inquietação do paciente não. Queria ficar bom logo, para voltar para casa e para seu mercadinho, mas não podia.

As filhas o consolavam:

– É só uma questão de tempo, papai. O senhor logo estará bem de novo.

À tarde, o médico veio vê-lo, informou que a cirurgia fora bem-sucedida, porém os exames clínicos haviam acusado colesterol elevado, algumas vitaminas em baixa, em especial a D, provavelmente por falta de exposição ao Sol, e uma leve osteoporose. Seu Antenor nem ouvia o que o doutor falava, não queria saber de nada, a não ser voltar para casa. Dona Cleusa, por sorte, estava presente e prestou atenção em tudo. O paciente agitava-se, estava irritado, ansioso, mas tinha que se submeter.

Enquanto isso, os meninos iam dando conta da Casa das Frutas.

Finalmente, Seu Antenor pôde voltar a seu lar, mas com a recomendação de repouso por quinze dias sem usar o pé e, após, retornar à consulta.

Assim que chegou em casa, Seu Antenor queria ir para o mercado, mas conhecendo-o, a família o proibiu, pois sabia que se ele fosse, não respeitaria o repouso. Em casa, ele não tinha o que fazer e seria obrigado a ficar quieto, supervisionado pela família.

– Quer ver TV, pai?

– Não, não quero! – ele retrucava indignado. – Eu lá sou homem de ficar vendo TV de dia e durante a semana!

Não era fácil lidar com esse homem forte e teimoso, e aos seus familiares começava a faltar a paciência. Acontece que ninguém percebia o sofrimento de Seu Antenor, que se sentia um inútil, um fraco, um inválido. Ele tinha vontade de gritar sua raiva e sua dor, queria fazer alguma coisa e não podia. Ele também estava com muito medo e se perguntava qual seria seu futuro? Voltaria a ser como antes, seu pé ficaria bom novamente, poderia caminhar, fazer todo o serviço? Essas perguntas atormentavam-no incessantemente, gostaria de brigar com todo mundo, com seu destino, com Deus! Por que isso tivera que acontecer? Agora, a mulher e as filhas mandavam nele, não o deixavam fazer nada. Era enlouquecedor!

Os rapazes estavam se saindo muito bem no mercadinho, e à noite, quando chegavam, felizes, contavam o que se passava e ouviam as recomendações do pai. Seu Antenor ficava contente por saber que a clientela estava bem atendida. Começou a valorizar seus filhos, ver o quanto eram capazes e como era bom poder contar com eles, porém também sentia como se estivesse sendo dispensado, não era mais necessário, e em seu coração a tristeza se aninhou. Sempre fizera tudo sozinho, nunca precisou de ninguém, e agora precisava de todos. Quando ficaria bom? Quando poderia voltar a sua Casa das Frutas? Quando teria sua vida de volta? E como seria sua vida? E os filhos? Deveriam continuar no mercadinho? Ele só podia pensar, e os pensamentos conflitantes e sem repostas atordoavam sua cabeça. Aos poucos, ele foi percebendo que não era o dono da vida, pois esta tem seus próprios caminhos, como ele mesmo dizia. Contudo, parece que essa ideia servia para os outros, e não para ele. E mais que tudo, ele se perguntava: "Por que isso teve que acontecer?"

E poderíamos acrescentar: "E para que isso teve que acontecer?"

No domingo de manhã, enquanto os filhos estavam no mercadinho, a mulher e as filhas foram à missa, como sempre faziam. As meninas deixaram-no sentado na cadeira que elas usavam para acessar ao computador, a qual tinha rodinhas e, com a ajuda das bengalas, que já haviam sido alugadas, o pai poderia se locomover pela casa. Antes de saírem, porém, lhe fizeram muitas recomendações:

– Se comporte, papai! Nós já voltamos.

Seu Antenor estava indignado, sentindo-se tratado como se fosse uma criança. Agora a sensação de estar só foi estranha, como se ele estivesse em contato consigo pela primeira vez. Precisava da companhia de sua mulher e de seus filhos. E se eles o deixassem? Se eles cansassem dele e fossem embora? Ele dependia deles. Pensamentos insanos atormentavam sua mente. Ele sempre estava tão ocupado que nunca pensara em sua vida pessoal, que corria no automático. Ele era muito regrado, acostumado com seu rame-rame, não sabia ser de outro jeito. Precisava ficar bom logo, para retornar àquela vida. Sentia-se angustiado e impaciente. O que poderia fazer? E não havia nada para fazer! Precisava de ar, queria sair, ir para a rua, mas não podia. *Seu* Antenor estava cada vez mais assustado, gostaria de fugir, mas para onde? E de que ou de quem? O que estava acontecendo com ele?

Todos esses pensamentos eram novos, e ele sentia-se perdido. Pensou em sua família, para a qual se sentia como uma fortaleza, jamais permitindo que os meninos o ajudassem, não os preparou para a vida, não os deixou crescer. Talvez por isso tivessem querido ir para longe. E agora, ele dependia deles. Lembrou-se das queixas da mulher, que queria sua companhia para passear, visitar os parentes, ir a um cinema, mas ele nunca a havia atendido.

Seu Antenor queria chorar, porém, ele não devia, tinha que ser forte! Como uma tempestade, porém, lágrimas jorraram de seus olhos, e soluços sacudiram seu peito, sem controle. Não havia ninguém em casa, ele estava sozinho, então se permitiu chorar. Depois, sentiu um alívio muito grande. Respirou profundamente, buscando forças para continuar. Deslocou-se até uma janela, precisava sair de alguma forma, e ficou olhando para fora, o dia estava quente, abafado, e o céu cinzento prenunciava chuva.

Eles moravam num bairro onde ainda havia, em volta, muito mato, árvores. Ele nunca havia reparado. Começou a gostar de ver tanto verde. Uma árvore enorme, com um tronco robusto e uma copa imensa, chamou sua atenção. Tratava-se de um antigo carvalho. De repente, ele se identificou com esse belo exemplar da natureza e pensou: "eu sou como essa árvore, sou forte, muito forte, resisto a tudo". Alegrou-se com essa identificação. Continuou olhando o restante da paisagem. Havia diversas outras árvores, pequenos arbustos, outras plantas e algumas flores, poucas, mas bonitas e coloridas. Seu Antenor, pela primeira vez, começou a se deleitar com a visão. Como era bonita a natureza! Alongou seu olhar, e lá, mais ao longe, ele avistou algumas palmeiras, altas, um tronco fininho e uma copa modesta. Eram bonitas, elegantes, mas ele teve pena delas, pois pareceram tão frágeis!

Seu Antenor estava assim, absorto em apreciar a paisagem, quando ouviu trovões e viu relâmpagos incendiarem o céu. E foram muitos, muitos, A seguir, desabou uma forte tempestade, chuva torrencial e ventos formidáveis tudo varriam. Felizmente, a vidraça da janela estava fechada e ele podia continuar apreciando, agora, a fúria da natureza. Era um espetáculo impressionante, ao mesmo tempo belo e dantesco, assustador. Tudo era sacudido intensamente. Ele não sabia bem o que sentia, mas pressentia a mão de Deus escrevendo uma mensagem no céu. De repente, um raio, muito próximo, acompanhado de um poderoso trovão, atingiu, em cheio, o velho carvalho. Esse, agora estava partido ao meio e tombara. Seu Antenor estava pasmo!

Finalmente, a tempestade serenou, se aquietou, e tudo parecia voltar à normalidade. Foram apenas dez ou quinze minutos, mas nada mais seria como antes, os estragos e os benefícios se fariam sentir. Toda a natureza fora abalada, o chão estava coberto de folhas secas que caíram, galhos podres haviam sido quebrados e tombaram. Agora, havia espaço para o novo, para a vida que renascia, fortalecida. A terra estava umedecida, o ar havia sido limpo, e a temperatura refrescara.

O olhar de Seu Antenor então se dirigiu para as palmeiras, que continuavam belas como antes, como se a tempestade não as houvesse atingido. Como era possível? Elas, que pareciam tão frágeis, nada sofreram! Ele não conseguia entender. O vento ainda soprava, mas de leve, balançando-as, suavemente, de um lado para outro. Elas não ofereciam resistência, se curvavam, se dobravam com humildade, permitindo a passagem do vento. E voltavam à sua posição anterior, nada sofriam. Só o carvalho estava quebrado.

O velho senhor da Casa das Frutas foi invadido por uma grande emoção. Reconheceu-se no carvalho, forte e duro, mas que não resistiu ao poder da natureza. Também ele fora atingido por um raio, que quebrara seu pé e, principalmente, a convicção de sua indestrutibilidade. Seu Antenor estava cada vez mais assustado. Então lembrou-se de Deus e pediu perdão, pois sentiu-se culpado, havia errado, pensando que fazia o certo. Quanto tempo perdera, talvez sua vida inteira.

Sentiu muitas saudades da mulher e dos filhos! Onde eles estavam? Queria estar perto deles, abraçá-los, recuperar o tempo perdido. O que ele deveria fazer de agora em diante? Como deveria agir? Quem lhe daria as respostas? Desesperado, veio um pensamento: lembrou-se da Bíblia, que sua mulher tinha em sua mesinha de cabeceira. Quem sabe, encontraria ali uma resposta, precisava de uma orientação. Foi até seu quarto, pegou o livro, abriu ao acaso e leu: "Porque em seis dias fez o Senhor o céu e a Terra, o mar e tudo o que neles há, e no sétimo dia descansou".

– Meu Deus! Até o Senhor descansou! Acho que eu queria ser mais do que Deus! Nunca me permiti um descanso.

Nisso, chegaram suas filhas e sua mulher, que haviam esperado a tempestade passar. Estranharam, ao ver o pai com a Bíblia na mão.

– Tudo bem, pai?

– Sim, sim. Tudo bem. E seus irmãos?

– Estão no mercado.

– Por favor, chame-os. Hoje é domingo. Não vamos mais abrir o mercado aos domingos. Vamos todos almoçar juntos. E de tarde vamos passear, seus irmãos dirigem. Vamos nos distrair um pouco. Estou cansado de estar em casa.

Agora, o estranhamento foi maior ainda, mas elas assim fizeram.

Seu Antenor ainda não conseguia falar de seu arrependimento, de suas reflexões, do medo, da saudade que sentira de todos, da vontade de estar com eles, mas a transformação já começara e, aos poucos, conseguiria. Assim, nesse domingo, lá foram eles, no primeiro de muitos, passear com a velha camionete do Seu Antenor.

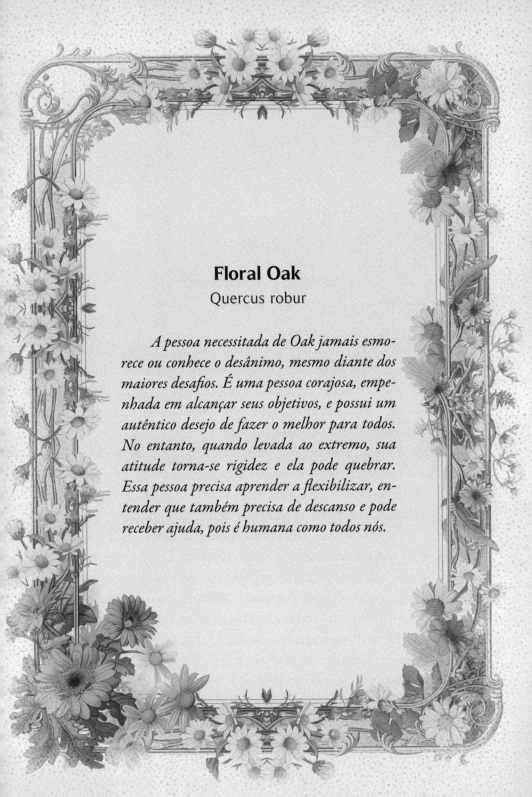

Floral Oak
Quercus robur

A pessoa necessitada de Oak jamais esmorece ou conhece o desânimo, mesmo diante dos maiores desafios. É uma pessoa corajosa, empenhada em alcançar seus objetivos, e possui um autêntico desejo de fazer o melhor para todos. No entanto, quando levada ao extremo, sua atitude torna-se rigidez e ela pode quebrar. Essa pessoa precisa aprender a flexibilizar, entender que também precisa de descanso e pode receber ajuda, pois é humana como todos nós.

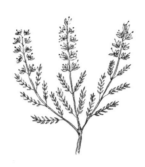

15
O eco da solidão
Heather

O coração ouve sem ter ouvidos e quando fala deve ser ouvido...

Denise era uma menina de 5 anos, alegre e tagarela. Muito cedo aprendeu a falar e adorava ser o centro das atenções. Sempre sorridente e bem-disposta, a todos encantava. Foi a primeira filha e a primeira neta até que nasceram os gêmeos, Júlio e Juliana.

Agora ela já não era mais a única, seu espaço fora reduzido. A mãe já não lhe oferecia os mesmos mimos de antes, ocupada em cuidar dos bebês. Denise deveras se ressentiu, seu coração se esvaziou e foi preenchido por uma carência afetiva que doía muito! Reconquistar o carinho perdido era necessário, então a menina tentava agradar a mãe contando suas experiências na escolinha, falava sobre o lanche que foi oferecido, as brincadeiras que fez e as atividades que a professora proporcionou. A mãe a escutava, mas tinha que continuar cuidando dos irmãozinhos, por isso não parava para ouvi-la nem a pegava mais no colo.

Não obtendo o resultado que queria, Denise passou a cometer pequenas travessuras, não respeitava as ordens e irritava a mãe, que a repreendia e às vezes até dava uma palmada. Só assim a menina se aquietava um pouco, pois a mãe havia interrompido o que estava fazendo e lhe dera atenção; o tapa doía menos do que a falta de toque físico.

Adoecer, ter febre ou outro mal-estar eram outras formas de receber carinho, ao menos enquanto estivesse enferma. Quantas estratégias e esforço para sentir-se amada, e quanto mais fácil teria sido, simplesmente, amar. No entanto, essa não foi sua escolha.

Quando Denise foi para a escola, ela buscava a atenção de qualquer pessoa, fossem colegas, professores ou o pessoal dos serviços gerais; precisava de uma plateia que a ouvisse e lhe assegurasse que ela existia. Acreditava que, enquanto estivesse falando, as pessoas ficariam com ela, mas todos cansavam de sua tagarelice e a abandonavam, deixando-a cada vez mais só.

Denise cresceu, tornou-se adolescente, e sua carência de afeto aumentou. Precisava encontrar um sentido para sua vida, uma razão de ser, porém sentia-se vazia. Na ânsia de preencher esse oco, começou a se exceder na alimentação. Muitas vezes, acordava durante a noite e socorria-se com doces, sorvetes, ou qualquer gulodice que encontrasse na geladeira, satisfazendo-se momentaneamente. Iludia-se acreditando que isso pudesse preencher o buraco que dentro dela havia. As consequências apareceram a seguir, ficou acima do peso.

Dona Cleomar, mãe da Denise, se preocupou e levou-a a um médico, que sugeriu uma consulta com um nutricionista. Foi-lhe receitada uma dieta, o que só aumentou a angústia da jovem, pois a privação do açúcar, do amido, das batatinhas fritas e de outras delícias só fizeram aumentar sua ansiedade, e ela não emagreceu. Nova consulta com o clínico. A mãe, ansiosa e querendo logo resolver o problema, esperava que o médico receitasse um moderador de apetite, mas esse sugeriu uma terapia com um psicólogo.

Começou o tratamento, e Denise gostou, afinal agora alguém iria escutá-la. Era um desfile de queixas e reclamações, e ela falava sem parar, culpando os outros por seu sofrimento. Em seu peito, seu coração chorava e implorava por amor. Ela sofria, sem ter o entendimento de que sua forma de agir era a verdadeira causa de sua dor.

A psicóloga ouvia sua paciente com muita atenção e cuidado, sem interferir, até mesmo ela não dava brechas. A jovem estava adorando as consultas e lamentava o momento em que tinha que ir embora, então, já na porta, segurava o braço da terapeuta para lhe contar algo importante que faltara dizer, dessa forma prolongando a despedida. Assim, passaram-se alguns encontros, no entanto era chegada a hora em que seria necessário colocar algumas questões para reflexão. A partir desse momento, as consultas começaram a desagradar, já não era a mesma coisa. Passado algum tempo, faltas aconteciam, as quais, com mil desculpas, ela justificava. Denise, por fim, disse à mãe que a terapia não estava ajudando, que ela não estava gostando nem se sentindo melhor. Queria trocar de terapeuta.

Assim foi feito, e todo o processo se repetiu, seguindo o mesmo caminho anterior, e Denise continuava com sobrepeso. Seus pais, cansados de gastar tanto dinheiro sem nenhum resultado, interromperam o tratamento. Era preciso algo mais eficaz. Após uma nova consulta médica, o clínico, finalmente, receitou o moderador de apetite. Agora, Denise realmente emagreceu, já que não buscava mais na comida preencher o vazio que sentia, porém passou a frequentar lojas e mais lojas, shoppings e mais shoppings, compras e mais compras. Estourou o cartão de crédito, para desespero dos pais, que o bloquearam.

Então ela passou a frequentar a noite, ia para festas, baladas, não que gostasse de dançar, mas apreciava as conquistas que fazia. Ela não era especialmente bonita, mas tinha certo charme, então fazia jogos de sedução, embora não levasse nenhum relacionamento adiante. Seu prazer era a conquista, a certeza de que era apreciada. Sem saber mais como lidar com a situação, seu pai a exortou a tomar juízo e lhe deu uma opção: trabalhar ou estudar. Denise sentiu como se estivesse sendo jogada fora de casa, porém tinha que fazer alguma coisa, o que a levou a preferir estudar. Foi fazer a Faculdade de Jornalismo, pois tinha facilidade para escrever e imaginou ser interessante tornar-se repórter.

Na universidade, ela queria relacionar-se com todos os colegas. Assim que uma conversa era iniciada, ela, imediatamente, lembrava-se de algo parecido e passava a discorrer a respeito. Seu interlocutor não tinha mais oportunidade de falar. Também se alguém expusesse algo, ela sempre sabia mais, então desenvolvia o assunto, e para a outra pessoa só cabia calar-se antes de ir embora. Quando algumas pessoas estavam reunidas conversando sobre alguma coisa, ela não sabia participar dando continuidade ao que estava sendo falado, ou simplesmente ficar em silêncio, escutando. Logo ela introduzia uma ideia sua, que normalmente nada tinha a ver com o que estava sendo falado, ou rebatia o que estava sendo dito, tentando atrair para si a atenção. Inevitavelmente, o fluxo da conversação terminava, indo cada um para seu lado, e o grupo se desfazia.

Apesar de não sofrer de surdez, Denise não considerava a fala dos outros; escutava, mas não ouvia.

Após a conclusão de seu curso na faculdade, o que não foi difícil para ela, pois era inteligente, curiosa e com facilidade aprendia, precisou buscar um emprego. Entregou currículos, fez entrevistas e, finalmente, conseguiu um lugar numa empresa jornalística. Sua função seria escrever sobre o assunto que lhe fosse atribuído. Não era bem o que ela gostaria, porém aceitou. Sua primeira tarefa foi fazer a coluna diária do horóscopo, o que lhe pareceu um absurdo, então ela reclamou:

– Não sou astróloga!

Ninguém se importou com o fato, bastaria consultar os textos anteriores e adaptá-los, até o retorno do astrólogo responsável, que estava de férias. Conformada, Denise então se interessou pelo assunto e comprou alguns livros, muitos. Queria ser uma boa profissional. O que mais gostou foi ler sobre seu próprio signo. Reconhecia-se em muitos detalhes, embora não em todos, mas ali estava ela, assim era ela. Gostou de conhecer as qualidades e desdenhou as deficiências.

Quando seu colega astrólogo retornou ao trabalho, Denise quis fazer uma consulta com ele. Aí as coisas se complicaram, pois além do signo solar, ficou sabendo que havia os signos do ascendente, da lua e uma infinidade de planetas, casas, aspectos, trígonos, quadraturas!

– Então, eu sou assim por causa de todos esses planetas e tudo que me acontece é por causa do meu mapa astral? Eu achava que era por causa da minha infância, em que fui privada de amor, porque minha mãe não me dava atenção, por causa de meu pai, que estava sempre viajando a trabalho, sem tempo para mim, e de meus irmãos que recebiam mais atenção do que eu e...

Seu colega a interrompeu:

– Não, Denise. Você não é deste ou daquele jeito por causa do mapa que tem. Você tem o mapa que tem por que você é como é!

Denise se assustou!

– Não entendi!

– O mapa astral só permite uma leitura! Ele nos dá a possibilidade de ler no céu a respeito de nós, bem como mostra o caminho para encontrarmos o maior de todos os tesouros: nós mesmos! Entendeu?

Decepcionada, ela agora não poderia justificar seu sofrimento por seu mapa e não quis mais saber do assunto.

"Astrologia é uma bobagem", ela pensou.

Novas tarefas lhe foram atribuídas, porém seus textos, embora muito bem escritos, eram longos, e o revisor cortava muita coisa, o que a desagradava, porém se conformava, pois não queria perder o emprego, o salário era bom. Assim, após um ano, uma importante tarefa lhe foi proposta. Viajar a um determinado país da América do Sul, tido como místico, e escrever um relato de sua experiência em artigos para o jornal. Denise se entusiasmou, procurou se informar, antecipadamente, sobre a cidade, sua história, o costume do povo, as tradições, enfim, tudo que pudesse lhe ser útil, para realizar um bom trabalho. E assim partiu, sentindo-se importante.

Após uma boa viagem, não muito cansativa, chegou a uma bela cidade, onde muitas pessoas, descendentes de antigas tribos indígenas, ainda se vestiam usando trajes típicos muito coloridos. Eram amáveis, permitiam ser fotografadas e sorriam com facilidade. Denise fez várias excursões, que a levaram a visitar templos e locais sagrados, além das modernidades, dos hotéis e restaurantes. Ela estava encantada e tudo anotava. Foram cinco dias de passeios e boa gastronomia. No domingo pela manhã, ainda faria um último passeio e retornaria ao entardecer. O destino era conhecer uma montanha mágica, onde havia uma caverna escura, fria, assustadora, pois não se alcançava perceber seu interior, nem seu fim, e na qual era desaconselhado entrar.

Ao chegarem, Denise estava muito curiosa e, adiantando-se ao grupo, fascinada pela ideia do proibido, que poderia lhe render um bom artigo, entrou, talvez, mais do que devesse. A caverna parecia chamá-la a penetrar cada vez mais. Ela não conseguia resistir, sentia-se seduzida por uma paixão arrebatadora. Cruzou o limite da segurança e, de repente, paralisou, não mais conseguia se mover. Um sentimento angustioso, mesclado de medo, culpa e arrependimento invadiu seu ser. Queria fugir, mas estava presa ao chão, queria movimentar os braços, sem resultado, pedir socorro e não conseguia. Sentia a umidade das paredes invadirem seu corpo. Ela esfriava cada vez mais, a respiração tornou-se difícil, o batimento cardíaco chegara ao máximo, o pavor tomou conta. O que fazer? Olhava para todos os lados e não enxergava o final da caverna, que parecia sugá-la, e do breu viu emergir a figura da morte, lenta, traiçoeira, enquanto um ar gelado a envolvia. Era o fim. Numa derradeira tentativa quis gritar, mas nenhum som saiu de sua garganta. Tentou, várias vezes, em desespero, sem conseguir, até que um guincho estrangulado ecoou. E como num deboche, ela escutou um grunhido vindo lá do fundo da caverna. "Quem estava ali? Quem?" Pavor!

Nisso o grupo já chegara e estava reunido ouvindo a fala do guia, mas Denise, a distância, ouvia como palavras desconexas sem perceber o sentido. No entanto, a proximidade de seus companheiros trouxe-lhe calor humano, ela foi se refazendo, respirando melhor, dando-se conta de onde estava e o que estava acontecendo. Saiu e se reuniu com o grupo, aquecendo-se ao sol e agradecendo interiormente a companhia que a salvara. Por fim, conseguiu prestar atenção ao que o guia explicava:

– Esta caverna apresenta uma peculiaridade, permite o fenômeno do eco. Qualquer som ou palavra que se fale retornará, de uma forma estranha, como se houvesse sido proferida por outra pessoa.

"Ah! Então foi só isso", ela pensou aliviada.

O guia continuava contando:

– Vamos conhecer a história de uma formosa ninfa oréade, da mitologia grega, chamada Eco, protetora dos bosques e das montanhas, das grutas e das cavernas. Ela era possuidora de uma belíssima voz, cantava muito bem e adorava se ouvir. Zeus, o poderoso deus do Olimpo, gostava de se divertir com essas belas jovens e as visitava com frequência. Certo dia, sua esposa Hera, ciumenta e desconfiada de suas ausências, resolveu flagrá-lo em suas escapulidas. Eco, percebendo o perigo que suas amigas corriam, empenhou-se em distrair a deusa contando histórias e falando sem parar, dessa forma, permitindo que as ninfas e o próprio Zeus escapassem. Por fim, a deusa cansou da conversa da Eco e foi atrás de Zeus, porém era tarde demais, visto que não encontrou ninguém. Percebendo o ardil da oréade, Hera enfureceu-se com ela e condenou-a a jamais poder iniciar ou dar continuidade a uma conversa, tendo que repetir a última palavra de tudo que ouvisse. Eco caiu em profundo desespero, pois agora não poderia se relacionar com mais ninguém. Queria amar e ser amada, estava apaixonada por Narciso, mas não poderia lhe confessar seu amor. Tentava chamar atenção para si, fosse de quem fosse, mas não conseguia expressar seu pedido de amor, apenas repetir um som ou uma pequena palavra já pronunciada por alguém. Entristecida e infeliz, ela sofria de solidão, e qualquer um que lhe desse um pouco de atenção seria bem-vindo. Por fim, Eco refugiou-se em uma gruta e lá permaneceu vivendo seus últimos dias, recolhida e solitária. Dizem que sua voz ainda hoje pode ser ouvida em algumas cavernas encantadas.

Denise compadeceu-se da bela Eco, condenada a uma eterna solidão, sem poder se comunicar com ninguém, e começou a sentir uma semelhança com sua própria dor. Os participantes da excursão quiseram fazer a experiência, entravam um pouco e falavam alguma coisa, apreciando o que escutavam:

– Hei!

– Hei! Hei! Hei!

– Quem é você?

– Você. Cê. Cê

– Ah! Ah! Ah!

– Ah! Ah! Ah!

– Sou eu!

– Eu. Eu. Eu.

– Idiota

– Diota. Diota. Diota

– Você quer sair daí?

– Daí. Daí. Daí.

A última palavra que houvesse sido dita era repetida três vezes, tornando-se cada vez mais longínqua, numa conversa irracional, ridícula, um monólogo disparatado, pois não existia continuidade. As pessoas se divertiam com a brincadeira, mas depois cansavam e iam embora. A Eco ficava novamente só.

"Pobre, Eco! Pobre, Denise!"

Denise queria ser amada, mas não sabia expressar seu verdadeiro pedido e não compreendia que a vida é um eco de nossas atitudes, pensamentos, e tudo volta para nós!

Nós, nós, nós...

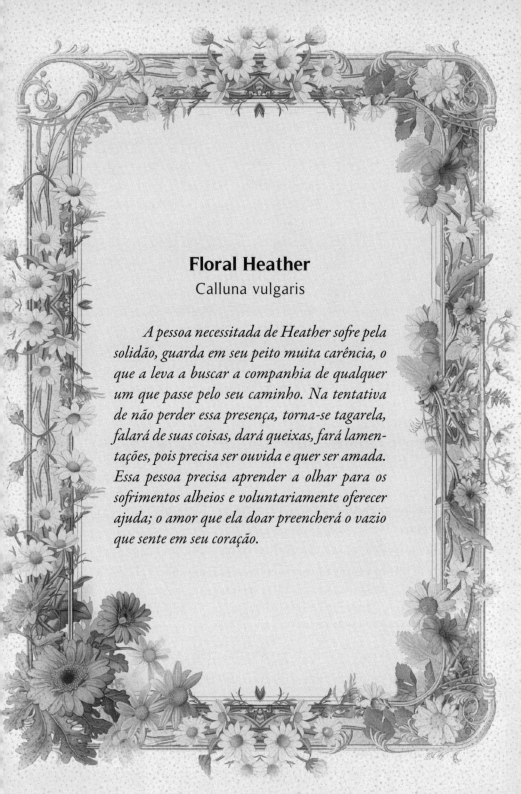

Floral Heather
Calluna vulgaris

A pessoa necessitada de Heather sofre pela solidão, guarda em seu peito muita carência, o que a leva a buscar a companhia de qualquer um que passe pelo seu caminho. Na tentativa de não perder essa presença, torna-se tagarela, falará de suas coisas, dará queixas, fará lamentações, pois precisa ser ouvida e quer ser amada. Essa pessoa precisa aprender a olhar para os sofrimentos alheios e voluntariamente oferecer ajuda; o amor que ela doar preencherá o vazio que sente em seu coração.

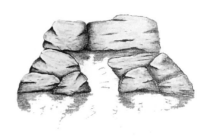

16
Sonata em tom maior
Rock Water

Primeiro movimento
Lento assai

Para entender melhor esta história, vamos conhecer seus principais personagens.

Havia um casal, ele era pedreiro, trabalhava em grandes construções, e sua mulher fazia a limpeza nessas mesmas obras. Eles tinham dois filhos gêmeos, Arthur e Miguel. Era uma família humilde, gente simples, trabalhadora, que levava uma vida tranquila e só queria viver em paz e criar seus filhos.

Primeiro tema: Arthur, o mais velho, pois fora o primeiro a nascer, era quieto, obediente e correspondia à vontade dos pais.

Segundo tema: Miguel era alegre e brincalhão, não levava nada a sério, mas movimentava a casa, sempre fazendo peraltices e rindo por qualquer coisa. Sua presença era uma festa e uma alegria.

Exposição

Quis o destino que um grave acidente de trabalho interrompesse a vida dos pais, quando desabou o andaime em que ambos se encontravam. Arthur e Miguel ficaram sós no mundo, e o orfanato os aguardava.

Os meninos tiveram que abandonar a pequena casa onde haviam passado sua infância, deixar móveis, utensílios, somente lhes foi permitido levarem seus pertences pessoais, que eram poucos e cabiam em suas mochilas. Em seus corações, guardariam para sempre as lembranças carregadas de saudades. Arthur fazia tudo que lhe ordenavam, sempre sério, e Miguel chorava, não queria deixar a casa em que fora tão feliz, não se conformava, mas não houve outro jeito.

Desenvolvimento
Andante moderato

O ambiente do orfanato não era muito acolhedor, e os meninos estavam atemorizados. Os religiosos eram austeros, falavam em voz baixa, mas com muita firmeza. Um deles encaminhou as crianças até o dormitório. Ali tudo era diferente, o quarto era muito grande, havia muitas camas-beliche, já ocupadas por outros meninos, órfãos como eles. O padre mostrou-lhes quais seriam seus leitos e onde poderiam guardar seus pertences. Agora deveriam dormir, pois no dia seguinte receberiam instruções a respeito do funcionamento do local e, principalmente, de seus deveres. Os irmãos se deitaram e, repentinamente, a luz se apagou. Escuridão total! Miguel chorava muito, em surdina, para não ser ouvido, pois a ordem era que todos ficassem em silêncio e dormissem. Arthur tentou confortá-lo, gostaria de abraçá-lo, mas não deveria sair de sua cama. Então, baixinho, ele lhe falou:

– Escuta, Miguel, agora nós só temos um ao outro e temos que ser fortes. A primeira noite vai ser a mais difícil, depois eu acho que a gente se acostuma. Tenta dormir, se não conseguir fica quietinho. Eu estou aqui.

Segundo movimento
Andantino

Assim começou a segunda etapa da vida dos dois irmãos.

O orfanato mantinha uma escola, que além do currículo regular oferecia alguns ofícios. A maioria dos mestres era muito exigente, mas também havia alguns padres que eram amáveis com os internados. O padre Eusébio, em especial, tomou-se de carinho pelos gêmeos, procurava ajudá-los em tudo, e uma forte afeição se estabeleceu entre eles. Arthur e Miguel tinham-no como um pai bondoso e lhe devotavam amor e gratidão. Ele se tornou o porto seguro, em meio à tormenta que se abatera em suas vidas.

Arthur estava conformado com seu destino no orfanato. Procurava corresponder a tudo que lhe era pedido e não reclamava de nada. Era inteligente, compenetrado, organizado e, além das matérias regulamentares, passou a se dedicar a ler as biografias de santos e celebridades. Interiormente, aspirava tornar-se alguém importante no mundo. Para alcançar esse objetivo, abriu mão dos prazeres próprios de sua idade, impondo a si mesmo uma férrea disciplina. Estava decidido a tornar-se o melhor aluno da escola.

Nos momentos livres, ia para a biblioteca pesquisar tudo que pudesse, enquanto seus colegas jogavam futebol na quadra de esportes. Ele não se permitia nenhuma distração, nada que o tirasse de seus estudos, tinha ideais elevados e conceitos perfeccionistas em relação a sua conduta na vida. Não poderia errar de forma alguma, queria ser perfeito em tudo que fizesse, a tal ponto que pudesse servir de exemplo para os outros. Não se excedia na alimentação, só tomava água e não se permitia nenhum prazer ou lazer.

Arthur se impôs uma vida muito austera e precisava segui-la. Estava convicto de que seu modo de pensar e agir era o correto. Decidiu-se por estudar Teologia e Filosofia e chegar a ser professor em uma universidade. A espiritualidade o chamava, e ele queria tornar-se um modelo de virtudes, de certa forma forçando sua evolução, sem permitir que ela ocorresse ao natural, ao curso da vida e da realidade cotidiana. O jovem não percebia que todo esse empenho e essa autoexigência para ser perfeito encobria o receio de se confrontar com suas fraquezas, em verdade, tão humanas.

Padre Eusébio muito se orgulhava de seu discípulo.

E Miguel? Este, ao contrário do irmão, desobedecia às ordens e não se empenhava nos estudos. Muitos castigos ele recebeu por causa disso, mas não se emendava. Tinha ideias próprias e inteligência não lhe faltava, gostava de contestar o que era ensinado e debochava das contradições que encontrava nos ensinamentos religiosos. Somente nas aulas de música parecia ficar contente, embora não gostasse dos cânticos que eram entoados durante as missas. Então, teve a oportunidade de aprender a tocar violão, o que o deixou muito feliz. Ele só queria fazer 18 anos e poder ir para o mundo, o que realmente aconteceu.

Os ensinamentos recebidos no orfanato fizeram dele um cidadão íntegro e correto, detestava a falsidade, a ganância e havia aprendido valores morais, como o culto à verdade e à honestidade. Detestava qualquer tipo de preconceito ou discriminação, não julgava ninguém, gostava das pessoas, fossem como fossem, e só queria ser livre e viver a sua vida.

Finalmente, chegou o dia em que Miguel poderia deixar o orfanato. Padre Eusébio presenteou-o com um violão, que o jovem recebeu como seu maior tesouro e uma lembrança de seu querido mestre. Antes de sair, os irmãos gêmeos abraçaram-se longamente e despediram-se.

Então, com seu instrumento debaixo do braço, Miguel foi para o mundo realizar seus sonhos. Tornou-se adepto da vida em comunidade, junto à natureza, tornou-se vegetariano, aprendeu a meditar, condenava o cigarro, mas fumava maconha. Buscava a espiritualidade, até mesmo num culto à pobreza e, muitas vezes, mendigou, enquanto tocava seu violão e cantarolava as músicas que ele mesmo compunha. Sentia-se livre, estava feliz.

Arthur e Miguel tomaram rumos diferentes na vida, mas nunca se deixaram, e quando se encontravam expressavam o afeto que os unia. Nessas ocasiões, Arthur exortava o irmão a tomar juízo, procurar trabalhar, ter um emprego, pensar no futuro, mas ele respondia, rindo:

– Ah, meu irmão! O futuro a Deus pertence.

Arthur então sorria e, de certa forma, admirava o irmão, sem saber bem por quê. Já Miguel achava que seu mano era sério demais, nunca se divertia e aconselhava-o a relaxar e viver a vida, mas também sabia que não adiantava falar. Eles possuíam concepções diferentes para o modo de viver, mas eram iguais na obstinação e certeza de que a sua ideia era a correta. Em seus encontros, apesar de um não mudar o jeito do outro, sempre havia carinho, respeito, e um fraterno abraço os envolvia antes de se despedirem.

Quando padre Eusébio faleceu, reabriu nos gêmeos a dor sofrida pela perda dos pais. Miguel chorou, sentiu muito a morte daquele que sempre o compreendeu. Arthur também sofreu, mas não se permitia chorar, assim como nunca admitia a si mesmo expressar publicamente emoções tão humanas; precisava ser forte, tal qual fora na primeira noite no orfanato.

E a vida continuou, o tempo seguiu tranquilamente.

Miguel agora estava unido a uma jovem, que o amava e o incentivava. Ele já tinha um emprego, modesto, mas estava trabalhando e tinha salário. Vestia-se melhor, cuidava de sua saúde e de sua aparência. Eles moravam numa pequena casa popular, na periferia. Gilda estava grávida, e ambos estavam muito felizes.

Arthur havia concluído seus estudos, era doutor em Filosofia, tornara-se professor universitário, palestrante e escritor. Continuava sozinho e trabalhava muito. Certa noite, após um estafante dia de muitas aulas, Arthur estava cansado e teve dificuldade para adormecer, o que por fim aconteceu. Seu sono foi agitado e recheado de sonhos.

Sonhou com uma imensa rocha, próxima a um rio. Era dura, impenetrável e parecia imutável, mas nela havia algo de firmeza e segurança que o atraiu. Aproximou-se, encostou-se nela e podia ver o rio, lá embaixo. Admirou as águas, que, em seu movimento, contornavam as pedras e seguiam, seguiam sempre, até chegar ao grande mar. Permaneceu encostado, junto à rocha, sem se mexer. Sentiu-se colado, preso, queria sair e já não conseguia. O frio da pedra invadiu seu corpo, e o que antes parecia tão bom, agora, era a sua prisão. Nada podia fazer. Assim o sonho acabou.

Acordou sobressaltado e sentia o corpo endurecido pela tensão. Alongou-se até sentir novamente seus movimentos, depois encolheu-se na cama, em posição fetal. Sentia-se muito mal. Sentia-se ainda colado naquela pedra gelada. Estava só e com frio. Sua vida teria valido a pena? Clamou por seus pais, pediu perdão. Clamou por padre Eusébio, precisava se confessar. Puxou as cobertas, tentando se aquecer, ou se esconder. Assim ficou durante algum tempo, mas não dormiu mais. Por fim, ergueu-se, foi até a cozinha e tomou um copo d'água. Sentiu-se mais refeito.

E seu irmão? Ah! O Miguel!

Na parte da tarde, e era um domingo, Arthur resolveu visitar o irmão, a única pessoa que ele tinha. Sentia o peito apertado, a respiração ainda estava difícil, tinha saudades.

Terceiro movimento
Allegro finale

Miguel e Gilda estavam em casa e o receberam com muito carinho. Arthur sentiu-se bem, havia aconchego naquele lar, amor nas paredes, proteção no teto, e as janelas abertas deixavam entrar um suave ar de vida, que envolvia todo o ambiente. Gilda estava sentada num sofá, e Arthur sentou-se a seu lado. Miguel, ajeitado no chão e recostado em sua mulher, tocava seu violão enquanto a jovem cantava. Como era bom estar ali! Arthur foi relaxando e entregando-se. O mundo parecia haver ficado lá fora.

Depois de um tempo, Gilda foi cuidar de seus afazeres, e os irmãos ficaram sozinhos. Miguel estava alegre, contente com a perspectiva da chegada do herdeiro e, como sempre, tagarelava enquanto dedilhava seu instrumento, porém percebeu que seu irmão estava mais sério do que de costume. Aquietou-se e quis saber o que estava acontecendo. Arthur tentou disfarçar, mas acabou contando seu sonho.

– É isso, meu irmão, você é como essa rocha, duro como uma pedra. Acha que é o dono da verdade e não muda suas ideias de jeito nenhum.

– Ah! Não é bem assim! – Arthur contestou.

– É, sim! Só o que você pensa e diz é o certo. Jamais concorda comigo, em nada.

– E você, Miguel? Acho que é igual – ponderou Arthur.

– Eu, não! Eu sou mais solto, mais livre.

– Você é cabeça-dura nessa sua liberdade e também acha que é o "certinho". Não vem...

Ambos riram e se olharam como se reconhecendo. Miguel então falou:

– É, Arthur! Nós somos iguais. Não é à toa que nascemos juntos, como irmãos gêmeos.

– Sabe, Miguel, estou cansado dessa vida. Queria ser capaz de rir como todo mundo, de qualquer bobagem. Nunca dei uma gargalhada. Nem chorar eu consigo! Queria ser perfeito e...

– Pra que ser perfeito, mano? Deixa isso pra Deus! Venha ser gente.

– Acho que eu gostaria de ser um pouco como você, Miguel, mas não tanto! – ele enfatizou.

– Olha, Arthur, eu também gostaria de ser um pouco como você, mas não tanto, é claro! – ele disse debochando.

– Ah! Miguel, só você para me fazer rir.

O riso de Arthur, porém, se transformou em um choro silencioso e sentido. Essas lágrimas, nunca antes derramadas, prantearam a morte dos pais, de padre Eusébio e talvez até de sua própria vida. As águas de seu choro fluíram livres em busca de si mesmo. Miguel também não conseguiu conter o pranto, foi solidário à dor do companheiro, e sem saber o que fazer, apenas disse:

– Eu estou aqui, meu irmão.

Nesse momento, foram interrompidos por Gilda, um pouco aflita, anunciando:

– Miguel! Acho que está na hora. Vamos para o hospital!

Alegria! Era a nova vida que se anunciava.

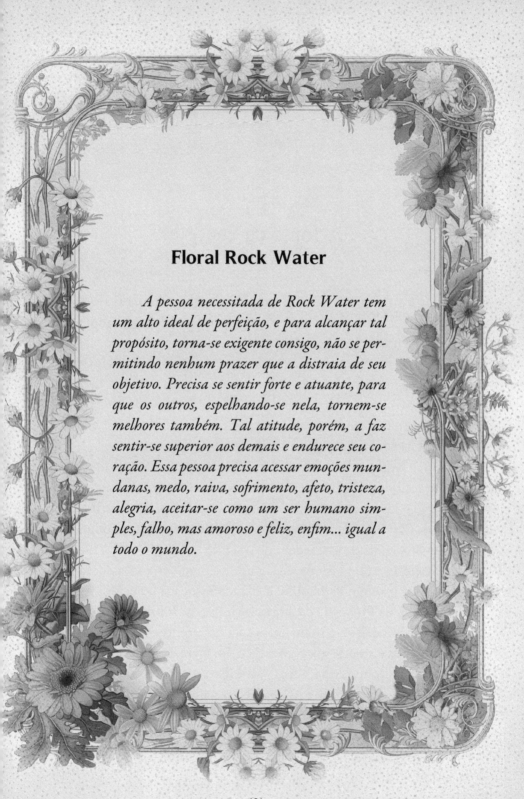

Floral Rock Water

A pessoa necessitada de Rock Water tem um alto ideal de perfeição, e para alcançar tal propósito, torna-se exigente consigo, não se permitindo nenhum prazer que a distraia de seu objetivo. Precisa se sentir forte e atuante, para que os outros, espelhando-se nela, tornem-se melhores também. Tal atitude, porém, a faz sentir-se superior aos demais e endurece seu coração. Essa pessoa precisa acessar emoções mundanas, medo, raiva, sofrimento, afeto, tristeza, alegria, aceitar-se como um ser humano simples, falho, mas amoroso e feliz, enfim... igual a todo o mundo.

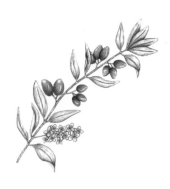

17
A fonte da energia
Olive

Esta história passa-se num tempo mais antigo do que este de agora e num país distante deste aqui, o de além-mar, em Portugal, onde florescem as oliveiras e canta-se a saudade. Vê-se um belo e grande olival com algumas árvores centenárias e outras jovens, algumas com seus troncos retorcidos pelos ventos e pelo tempo e outras ainda tenras e macias. Todas, incansavelmente, produzindo e oferecendo belos frutos, as azeitonas, grandes, pequenas, algumas ainda verdes, outras pretas, mas todas possuidoras do mesmo valor nutritivo e sabor marcante.

Dona Margarida é mãe de três filhos, entre 2 e 6 anos, é modesta, veste-se com simplicidade e cobre os cabelos com um lenço quando sai à rua, como convém a uma senhora casada. Católica praticante, não falta à missa aos domingos, seu único passeio. Dedicada ao lar, aos miúdos e ao seu homem, cuida da casa e de todo o serviço doméstico. O senhor Manoel, marido de dona Margarida, é um homem determinado, honesto, trabalhador e amigo da família. Eles moram numa boa casa, numa pequena aldeia na Província de Trás-os-Montes e Douro, em terras lusitanas. São hospitaleiros, gostam de receber os parentes, amigos e vizinhos. Sempre gentis e atenciosos, com satisfação, oferecem uma taça de vinho, azeitonas e bolinhos de bacalhau. Cabe dizer que é um lar feliz.

Ao casar-se com dona Margarida, o senhor Manoel da Cunha foi trabalhar no Olival da Beira, de propriedade do senhor Joaquim Ferreira, seu sogro, e tornou-se seu braço direito.

Certo dia, o velho senhor chamou-o dizendo-lhe:

– Estás a ver, meu genro, que estou a envelhecer e a cada dia canso-me mais.

– Não fale assim, senhor meu sogro, que ainda é homem rijo e forte.

– Já fui, já fui. Não sou mais e quero pedir-lhe um favor.

– Cá estou para o que o senhor precisar.

– Muito bem. Sinto que preciso descansar e peço-lhe a gentileza de continuar cuidando do Olival da Beira, que me é tão caro e está em nossa família há tempos que já não me lembra.

O senhor Manoel prometeu ao sogro o que este lhe pedira, e foi assim que o belo olivedo passou a ser cuidado por ele e dona Margarida mesmo antes da morte do senhor Joaquim Ferreira. Eles tomaram-se de amores por aquelas terras, e tudo faziam com muito capricho e desvelo. Alguns empregados ajudavam na faina diária, na poda das oliveiras, na colheita das azeitonas e no processamento do azeite. A herdade prosperava.

Dona Margarida sempre que podia lá estava também, labutando junto ao marido. Ela era uma mulher forte, gozava de excelente saúde e alimentava-se bem. Suas refeições eram regadas a bom azeite, uma taça de vinho e algumas azeitonas. Ela parecia não cansar nunca. Só que não era bem assim, pois ela havia nascido com um pequeno defeito de fabricação: o termostato responsável por avisá-la de que estava indo longe demais, esbanjando suas forças, falhava inúmeras vezes. Ela já se esgotara em algumas ocasiões e estivera à beira de um colapso, de perder totalmente sua vitalidade. Agora, rapidamente se recupera e continua. Ela tem um segredo, que aqui será revelado.

Há muito tempo, cuja data a memória não registra, algo significativo aconteceu. Margarida sentia-se febril, tal era o cansaço, sentia dores nas costas, nos braços, a cabeça pesava, nem mais pensar conseguia, chegava a ter calafrios e pensava estar doente. Havia perdido sua energia após um esfalfante dia de trabalho em casa e no olival. A boa senhora precisava descansar, dormir, mas nem adormecer conseguia, tal era a fadiga. Queria chorar, mas tampouco as lágrimas brotavam de seus olhos cansados. Somente após muito revirar-se na cama, as pálpebras pesaram, e o sono a venceu. Seu dormir foi agitado, e durante algum tempo sua mente debateu-se em pensamentos sem nexo, até que, aos poucos, ela adentrou o mundo onírico e sonhou, ou teve um desdobramento...

Margarida viu-se num lugar sem nuvens nem estrelas, onde apenas havia luz. Uma aragem delicada e perfumada tornava o ambiente propício ao relaxamento. Ela divisava ao longe (ou seria perto) uma suave colina com muitas oliveiras, como as do olival de seu pai, mas que se estendiam ao infinito. Ela caminhava entre as árvores, que eram grandes, acolhedoras e ofereciam sombra e frutos. Ela estava lá, podia seguir naquele lugar tranquilo e cheio de energia, andar para sempre, mas ao mesmo tempo não saía do lugar, nem se cansava. Sentiu-se envolvida por uma paz que transcendia qualquer imaginação, e nada mais tinha importância, apenas estar ali. Que lugar era esse?

Ao longe, divisou o vulto de um homem sentado sobre uma pedra, os cotovelos sobre os joelhos, as mãos unidas, o semblante sereno e o olhar voltado para o alto, na busca de respostas, de forças, de Deus. Parecia meditar ou orar. Reconheceu Jesus no Monte das Oliveiras. Seu coração se enterneceu, pleno de amor, nessa contemplação divina. Ela pousou os joelhos no chão, uniu suas mãos em agradecimento, e suas pálpebras se cerraram. Ao abrir os olhos, a imagem havia desaparecido, e somente as belas e imponentes oliveiras permaneciam. Ela então relaxou, deitou-se e deixou-se ficar. Um fluxo de energia vinha de todas aquelas árvores seculares em sua direção, envolvendo-a completamente, e ela repousava cada vez mais. Adormecia, enquanto adormecida. E assim passou-se toda aquela noite.

Ao acordar, estava totalmente recuperada, sua energia voltara a fluir pelo seu corpo, não havia mais cansaço, nem febre, nem dores, e ouvia ainda, vindo de muito longe, uma canção tradicional portuguesa:

Margarida vai à fonte
Vai encher a cantarinha
Brotam lírios pelo monte
Vai à fonte e vem sozinha.

Margarida nunca se esqueceu desse episódio e, agora, sempre que fica cansada, porém antes de esgotar-se, recolhe-se a seu leito e dorme. Voltou a sonhar? Talvez, sim, talvez, não. No entanto, conhecia o caminho à fonte da vida, esse lugar sagrado, onde podia recuperar sua energia vital.

Obs.: essa história foi curtinha para não vos cansar.

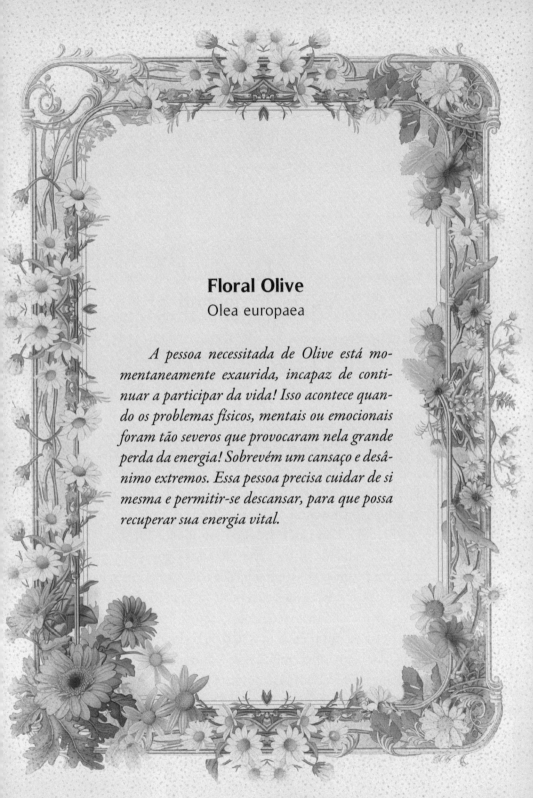

Floral Olive
Olea europaea

A pessoa necessitada de Olive está momentaneamente exaurida, incapaz de continuar a participar da vida! Isso acontece quando os problemas físicos, mentais ou emocionais foram tão severos que provocaram nela grande perda da energia! Sobrevém um cansaço e desânimo extremos. Essa pessoa precisa cuidar de si mesma e permitir-se descansar, para que possa recuperar sua energia vital.

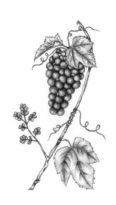

18
A mão do destino
Vine

São duas horas da madrugada de um domingo, Enzo Monteiro está sozinho em seu quarto de hotel, muito preocupado, sentindo dores e sem conseguir dormir. Já se revirara várias vezes em seu leito, não encontrava posição nem paz, e as horas não passavam. Sem mais nenhum analgésico, pois já tomara os dois últimos, suportava a dor que não cedia. Sentia-se aturdido, estava sozinho e em terra estranha! Felizmente, no dia seguinte, tomaria o avião de volta ao Brasil. E o que iria fazer? Talvez tivesse que consultar um médico. Queria dormir, se esquecer do que havia acontecido. Um pesadelo! Teria sonhado? Ele sabia que não fora sonho, e sim realidade. Estava com 50 anos e gozava de boa saúde, tinha muitos compromissos, então adoecer não estava nos seus planos, mas a dor não passava. Levantou-se e sentou-se na poltrona que havia no quarto, pousou nela os braços e recostou a cabeça. Pareceu sentir um pequeno alívio. Relaxou um pouco, mas não de todo, não iria adormecer. Precisava aguardar o amanhecer, que parecia nunca vir.

Desde criança, Enzo demonstrou uma grande sensibilidade para a arte e um talento especial para a música. Quando ia com os pais assistir ao culto na igreja e ouvia os cânticos sagrados, deixava-se envolver por aquelas melodias celestiais, tão lindas! Enzo penetrava em outro mundo, onde a arte e a música eram a linguagem, e ali deixava-se ficar.

Percebendo seu gosto, seu pai comprou um piano, e aos 5 anos o menino já se entregava ao estudo com todo ardor. A professora o incentivava, reconhecendo seu talento precoce.

Nos bancos escolares, não se empenhava muito no estudo das matérias curriculares, sua mente estava sempre envolvida nas composições musicais dos grandes mestres. Detestava as aulas de Educação Física, pois temia machucar suas mãos com os jogos mais competitivos. Dá para perceber que ele sofreu muito *bullying* por parte dos colegas, que o desqualificavam, riam dele e debochavam, inclusive pondo em dúvida sua masculinidade. Ele sofria calado, não sabia se defender, e uma profunda dor se instalou em seu coração, porém o chamado da música sobrepunha-se a tudo.

Assim que foi possível, o jovem entrou para a Escola Nacional de Música, e à medida que avançava em seus estudos, destacava-se por sua capacidade interpretativa e sensibilidade musical. Dedicava-se ao piano horas a fio, sem trégua, mas também se interessava pelos outros instrumentos, as cordas, as madeiras, os metais e os de percussão. O som mais grave do violoncelo, que parecia falar ao coração, o agradava. Adorava ouvir a Bachiana Brasileira n. 5 de Heitor Villa-Lobos, para sentir aquele lamento triste e tranquilo, que emergia do fundo de sua alma. Sempre que possível, ia assistir aos ensaios da orquestra local e aos concertos que aconteciam na cidade. Aquele mundo de sons e melodias era a sua vida.

Diplomou-se aos 22 anos e resolveu criar um quarteto de cordas com alguns colegas. Os encontros para os ensaios aconteciam na sala da bela e antiga casa em que residia. Enzo era o líder do grupo, tornou-se muito exigente e tinha muito prazer nisso, dificilmente estava satisfeito, não admitia ser contrariado, e a interpretação tinha que ser como ele queria. Começou a gostar de mandar. Inicialmente, os colegas o atendiam, pois percebiam que ele sabia o que estava fazendo, mas, aos poucos, cansaram-se, e o grupo se desfez. Ele não se importou.

O talento de Enzo, somado a uma poderosa disciplina, levaram-no, rapidamente, a integrar o quadro de músicos da Orquestra Sinfônica de sua cidade. Passado algum tempo e, após a aposentadoria do principal violinista, ele tornou-se o *spalla*, que é o primeiro violino da orquestra, portanto o mais importante, o qual se posiciona na primeira cadeira à esquerda do maestro. Uma de suas funções é dar o tom para a afinação dos outros instrumentos, e sua entrada no palco se dá somente quando todos os outros músicos tiverem ocupado seus lugares. Também, no caso de necessidade, poderá suprir a falta do maestro, atuando como regente substituto.

Enzo orgulhava-se de sua conquista, sentia-se importante, mas não se descuidava de seus estudos. Estava decidido a se tornar maestro. Ele era ambicioso, determinado, tinha uma força de vontade excepcional, sabia o que queria, e nada o detinha. Muitas vezes, acariciava o arco do seu violino e sonhava torná-lo sua batuta. O maestro não toca nenhum instrumento e, ao mesmo tempo, toca todos, pois a orquestra é seu grande instrumento, que ele rege com a batuta em sua mão.

Não raras vezes, substituiu o regente, quando esse adoecia por causa de sua idade avançada. Nessas ocasiões, Enzo afligia-se, preocupado com a noite do concerto, intimamente temeroso de não atingir o sucesso esperado. Um misto de vaidade e necessidade de triunfar convulsionava o espírito do músico. Uma expectativa grandiosa de alcançar a perfeição o levava a exigir muito dos instrumentistas, e os ensaios eram longos e exaustivos.

Por ocasião da aposentadoria do regente titular, Enzo se candidatou e, naturalmente, conseguiu o posto. Agora poderia fazer tudo do seu jeito, e todos teriam que lhe obedecer. Foi assim que, com "mão de ferro", passou a conduzir a orquestra. Era obstinado e exigia o máximo. Com a batuta na mão, comandava os músicos como se fossem seus súditos e lhe devessem obediência. Seu desejo não tinha limites, queria que sua orquestra fosse considerada, no mínimo, a melhor do mundo! Os músicos obedeciam-lhe, porém detestavam-no. Enzo não percebia esse detalhe: era tão sensível para a música e tão indiferente para os sentimentos alheios! Estava totalmente identificado com o maestro, esquecido de si mesmo como ser humano. Ele era o maestro da Orquestra Sinfônica, e isso bastava.

Na noite anterior àquela em que o encontramos no início de nossa história, ele regeu a 5ª Sinfonia de Ludwig van Beethoven – a do Destino. Era a primeira vez que ele se apresentava no exterior e na terra natal do compositor, país muito conceituado por sua valorização da cultura e público exigente. Enzo estava ansioso, a interpretação teria que ser impecável, nada podia dar errado. Havia estudado a fundo a obra de seu mestre predileto, Ludwig van Beethoven. Conhecia-a perfeitamente, nenhum detalhe escapava dele, pois para isso havia dedicado horas infinitas de trabalho; ele sabia exatamente como cada nota e cada acorde deveriam soar.

Na sexta-feira, véspera do concerto, as notas iniciais do primeiro movimento foram ensaiadas durante horas.

Pam pam pam!

Pammm!

Enzo muito exigiu dos músicos, precisava que tudo estivesse perfeito.

Sábado era a noite do espetáculo!

Os músicos ocuparam seus assentos, afinaram seus instrumentos, ouvindo-se aqueles sons característicos. O público entrava e se acomodava em seus lugares. Sons e murmúrios enchiam o recinto, mas aos poucos, sem nenhum comando, foi se fazendo total silêncio. Alguns instantes de espera.

Aplausos recebem Enzo Monteiro, que adentra o palco. Ele agradece, sobe ao pequeno estrado, que o torna visível a todos os músicos, e ergue os braços com a batuta na mão direita.

Um instante de expectativa e o maestro dá início ao concerto.

Sol sol sol.

Miii.

Fa fa fa .

Réééé.

As quatro batidas do Destino.

Assim começa o primeiro movimento da 5ª Sinfonia, tenso, dramático. Quem bate à porta? Seria o destino ou a própria morte?

No segundo movimento, ouve-se uma marcha fúnebre, solene, de uma beleza indescritível. A seguir, o terceiro movimento quer encontrar uma resolução e se encaminha para o quarto movimento, que explode em magníficos sons de triunfo e de luz, o milagre da vida, que se renova sempre. Todos os instrumentos se unem, fazem-se ouvir e, num crescendo, vão atingir o clímax. Sons maravilhosos, a música é sublime, preenche todo o espaço, somente ela, nada além dela. Enzo está confiante, tudo está perfeito. Ele pode sentir a emoção das pessoas, que ouvem encantadas. É o triunfo que ele tanto buscava! Mas, de repente, a batuta cai de suas mãos! O ruído é mínimo. Os músicos nem percebem, mas ele, sim. A música continua, a orquestra segue tocando. Enzo sente dor no punho e perde a força em sua mão. O que está acontecendo? Ele está assustado, mas tem que continuar regendo, e continuou, mesmo sentindo dor e sem a batuta.

Ao final da sinfonia, os aplausos explodem, a plateia se levanta.

– Bravo! – gritavam de todos os lados acompanhando os aplausos.

É a consagração! O maestro agradece, cumprimenta o *spalla*, e com seus braços erguidos faz sinal a todos os músicos para que se levantem e agradeçam. Sai do palco, mas os aplausos exigem seu retorno. Ele volta, agradece novamente, sente-se realizado, mas olha a batuta, que continua caída no chão.

Enzo Monteiro agora ainda precisa comparecer a um jantar em sua homenagem, e ele cumpre essa obrigação, mesmo sentindo dores no punho direito. Terminada a homenagem, ele volta ao hotel, onde o encontramos no início deste relato.

O dia seguinte, um domingo, amanheceu claro, temperatura agradável, propícia à longa viagem de avião que ele precisará enfrentar até seu país e à sua cidade. Assim que chegou, já em seu apartamento, deitou-se em sua cama, estava exausto, até pela diferença do fuso horário. Não conseguia relaxar e parecia-lhe ainda ouvir, vindo das profundezas de sua alma, as quatro batidas do Destino:

Pam pam pam!

Pammm!

Ele recordava o acontecido, a queda da batuta, e tocava sua mão, que parecia adormecida. Ele a massageava, numa tentativa de acordá-la. Mas ela não reagia. O que estaria acontecendo? Sentia um formigamento no polegar e nos outros dedos. Não conseguia segurar mais nada, não tinha força. A dor no punho se estendia pelo braço e chegava até o cotovelo. Ele precisava de sua mão! Sentia-se como um pintor que perde a visão, ou um cantor que perde a voz! Como tocar a orquestra sem sua mão? Aflição, dor, preocupação e, principalmente, vergonha. Ele precisava prosseguir, mas agora não dava mais, então, finalmente considerou a necessidade de buscar um atendimento especializado. Sim, deveria consultar um médico. Precisava ter sua mão de volta. Marcou uma consulta.

O clínico recebeu-o atenciosamente e solicitou que falasse sobre o motivo que o trouxera à consulta. Enzo sentia-se vexado por ter que relatar o que considerava uma deficiência, então somente contou que sentia dores na mão direita. O médico indagou a respeito de sua profissão. Enzo se indignou. Como ele não sabia que Enzo Monteiro era o maestro da Orquestra Sinfônica de sua cidade?! Naquela manhã, até os jornais haviam escrito a respeito do sucesso do concerto, elogiando-o. Sua chegada no aeroporto fora filmada pela TV e transmitida no jornal de notícias! Mas o doutor não sabia! Enzo então se apresentou.

A seguir, o clínico queria saber desde quando ele estava tendo os sintomas, ao que Enzo não sabia precisar, dias, semanas talvez. Nunca prestara atenção. Também quis saber se o maestro sentia dormência, formigamento ou fraqueza naquela mão, qual a intensidade dos sintomas, com que frequência eles ocorriam, se já havia feito algum tratamento, se tinha outras doenças, se tomava algum medicamento de uso contínuo... Enzo exasperou-se, não aguentava mais tantas perguntas.

– Doutor, o que eu quero é que o senhor receite um remédio que tire a dor e me devolva a força da mão! – Enzo falava com firmeza, deixando bem clara a razão de sua consulta.

O médico, acostumado com a ansiedade de alguns pacientes, achava conveniente informá-los sobre o que acontecia, então, sem se perturbar, continuou explicando:

– Os sintomas que o senhor apresenta apontam para a Síndrome do Túnel do Carpo, gerada por movimentos repetitivos e continuados, como, por exemplo, a regência. Inicialmente, pode haver uma leve dor no punho, que é incômoda, mas suportável. Se a pessoa não der atenção e procurar ajuda especializada, torna-se mais grave, levando à perda da força.

Enzo não estava interessado nesses detalhes, mas, educadamente, aguardou o médico continuar.

– No seu caso, é preciso imobilizar o braço e usar uma tipoia, tomar uma medicação específica e fazer sessões de fisioterapia. Acredito que resolva. Penso que não será necessário recorrer à cirurgia.

Agora Enzo reagiu enfurecido, falando alto e determinando o que deveria ser feito, como se mandasse no médico e no tratamento:

– Tipoia eu não uso. Quero o remédio para a dor e talvez faça a fisioterapia. Cirurgia, nem pensar.

O médico se assombrou com a reação do paciente.

Terminada a consulta, Enzo, irritado, saiu com a receita do medicamento e a indicação das sessões de fisioterapia. Estava inconformado. Nunca estivera doente e não seria essa dorzinha que o tiraria de suas atividades. Fisioterapia? Com certeza tinha mais o que fazer! Comprou o remédio e foi para casa tal como viera, de táxi, pois não conseguia mais dirigir. Chegando, jogou-se no sofá! Dedicara toda sua vida à música, tivera diversos amores e dois filhos, que ele mal conhecia. Sempre a música. Só a música. Não era casado, os pais já haviam falecido e não tinha irmãos, nem tios ou primos. Percebeu que estava só, sem a música estava só.

A batuta caíra e ficara no chão. A batuta, seu símbolo de poder! Conseguiria recuperá-la? Precisava dela, firme, em sua mão, para tocar seu grande instrumento. Enzo estava assustado, como uma criança perdida, com saudade de seus pais, precisava do carinho deles, mas eles não estavam mais ali. Sentia-se envergonhado, humilhado, temia ser ridicularizado, e a dor da adolescência ressurgia implacável. O desespero tomou conta, e ele chorou.

Ah, o Destino, sempre o Destino...

Pam pam pam!

Pammm!

Nesse momento, ele ouve uma batida na porta! Quem seria? Quem se atreveria a chegar, assim, sem se anunciar? Não atenderia! Não queria falar com ninguém! No entanto, as pancadas foram ouvidas novamente, várias vezes. Por fim, Enzo se ergueu, mal-humorado, aproximou-se da porta e perguntou com voz rouca:

– Quem é?

– Sou eu, Juliete! Abre a porta!

Juliete era uma jovem e talentosa violinista que, em certa ocasião, tocou um concerto acompanhada pela orquestra de Enzo. Eles tiveram um envolvimento amoroso de poucos dias, pois ela precisou seguir viagem, para tocar em outra cidade. Enzo se apaixonou por ela e queria que ela ficasse e passasse a integrar sua orquestra. A jovem tinha um temperamento independente e muito livre, gostou de Enzo, porém não se submeteria a ele. Todavia, sempre guardou um especial afeto pelo maestro.

– Já vai! – Ele precisava de um tempo para se recompor. Rapidamente, lavou seu rosto e se arrumou um pouco.

Juliete entrou muito alegre e bem-disposta. A jovem estava saudosa do amigo e, de passagem pela cidade, quis visitá-lo. Logo percebeu que algo não estava bem, mas discretamente, nada falou. Trouxera consigo uma gravação de seu último recital solo e queria que ele ouvisse.

Enzo nada falou. Após colocar seu CD no aparelho, Juliete sentou-se ao lado dele, envolvendo-o com carinho. Ficaram em silêncio, ouvindo a música. Uma melodia triste encheu o ambiente como sussurros distantes de saudades e lamentos. Enzo, emocionado, não resistiu, abaixou a cabeça e deixou o pranto descer por seu rosto. Mesmo sem entender o que estava acontecendo, Juliete aconchegou-o ao seu peito e, respeitosamente, aguardou que ele se acalmasse. Sentindo-se acolhido e amado, Enzo desabafou toda sua dor. Já refeito ele queria se desculpar, mas ela colocou seus dedos sobre os lábios dele, fazendo-o calar, e convidou:

– Vamos ouvir outra música.

Juliete ergueu-se, procurou entre os CDs de Enzo e escolheu um: a 9ª Sinfonia de Beethoven, denominada Sinfonia Coral.

Essa sinfonia é considerada a obra-prima do compositor e talvez a mais importante da humanidade até os dias atuais. É constituída por quatro movimentos, sendo o último uma homenagem ao poeta Friedrich Schiller, que havia escrito um poema lírico destinado ao canto, de tom alegre e entusiástico. Então, para o quarto movimento, Beethoven introduz, pela primeira vez, as vozes de duas cantoras solistas e um grande coral e lhes dá a mesma importância dos instrumentos. Esse último movimento ficaria conhecido como *Ode à alegria*.

Toda a sinfonia nos conduz a esse momento, quando a melodia desperta nos corações um júbilo e uma reverência em agradecimento à vida. Estreou em Viena em 1824, sob a "regência" do compositor, com o auxílio de seu amigo Michael Umlauf. Beethoven, sentado no palco, ao lado do maestro, dava indicações de tempo, envolvia-se, regendo uma música que somente ele ouvia. O compositor estava completamente surdo! A sinfonia termina, mas ele não percebe, continua regendo. Gentilmente, uma cantora vai até ele e solicita que se levante e se vire para a plateia, para ver e agradecer os aplausos.

Enzo e Juliete, abraçados, em silêncio, permanecem em profunda reverência à arte e à vida. Ao som da 9ª Sinfonia, a sala é inundada por sons celestiais, parecendo vir de esferas superiores, diretamente de Deus. São noventa minutos de encantamento. À medida que os sons se sucediam, melodias e acordes são ouvidos, ora mais suaves, ora mais fortes, e a alma de Enzo vai sendo invadida por vibrações benéficas e curadoras. É o poder da música, é o amor de Deus falando por intermédio da arte. Aos poucos, renasce aquele menino sensível, gentil e amoroso.

Lembrou-se de seus pais, e uma profunda ternura invadiu seu coração, agradeceu-lhes pela vida, pelo amor e apoio que sempre lhe proporcionaram; viu seus inúmeros amores, lembrou-se de seus filhos, onde estariam? Como num sonho, diante de seus olhos viu os integrantes da orquestra, que com seus instrumentos reverenciaram-no, assim como uma plateia imensa, que se estendia ao infinito. Viu o próprio Beethoven compondo mesmo estando surdo. Enzo estava em êxtase. Finalmente, a própria música se ergueu a sua frente e ele ouviu, vindo das profundezas de sua alma:

Pam pam pam!

Pammm!

As quatro batidas do Destino soaram, e Enzo acordou de seu delírio curador. Ele compreendeu a mensagem. Sim, ele iria continuar, faria o tratamento, usaria a tipoia, tomaria a medicação e faria as sessões de fisioterapia. Precisava se curar, principalmente de sua presunção, seu desejo de poder, do orgulho e da vaidade. Queria buscar seus filhos e realmente ser pai, ter uma família. Haveria de se tornar um maestro amado, sem impor nada a ninguém, e a batuta, firme em sua mão, com respeito, amor e humildade, conduziria sua orquestra e sua vida.

A música, divina música!

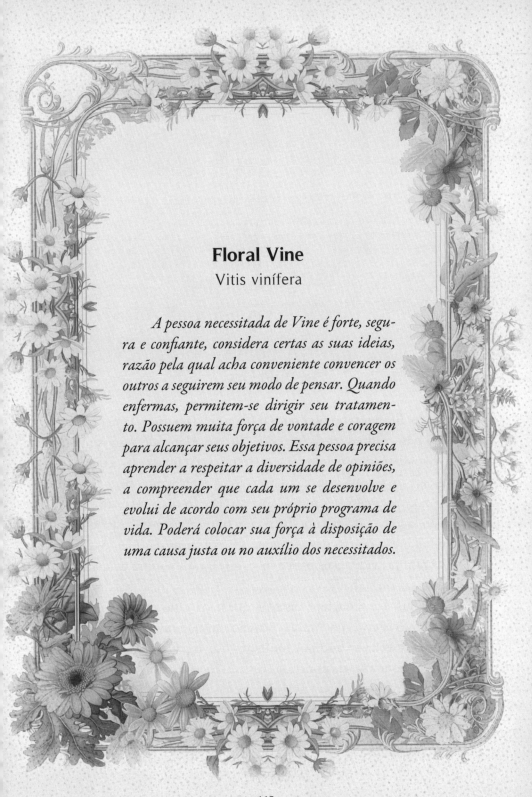

Floral Vine
Vitis vinífera

    A pessoa necessitada de Vine é forte, segura e confiante, considera certas as suas ideias, razão pela qual acha conveniente convencer os outros a seguirem seu modo de pensar. Quando enfermas, permitem-se dirigir seu tratamento. Possuem muita força de vontade e coragem para alcançar seus objetivos. Essa pessoa precisa aprender a respeitar a diversidade de opiniões, a compreender que cada um se desenvolve e evolui de acordo com seu próprio programa de vida. Poderá colocar sua força à disposição de uma causa justa ou no auxílio dos necessitados.

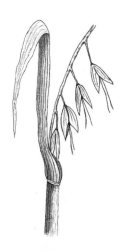

19
A ponte
Wild Oat

Cássio, filho temporão do casal Nair e Adalberto Clemenciano, já tinha, ao nascer, duas irmãs, gêmeas, Aline e Alana, de 9 anos. As meninas se apaixonaram pelo bebê e queriam, cada uma delas, cuidar dele como se ele fosse uma boneca; davam-lhe a mamadeira, banhavam-no, vestiam-no, trocavam sua roupa, várias vezes ao dia, andavam com ele para todo lado e se divertiam. Ele não se importava, parece até que gostava, afinal era o centro das atenções. Os cuidados das meninas com a criança eram providenciais para a mãe, que estava sempre ocupada com a lida da casa, seu trabalho como costureira e tricoteira, e mal dava conta de suas tarefas. Também havia as avós, que não moravam longe e, sempre que podiam, visitavam a família, ocasião em que mimavam o menino. Então, ele cresceu cercado por mulheres que o paparicavam. O pai era um homem bom, mas de pouca conversa, não se intrometia na educação do menino e não interferia em nada, apenas trabalhava para sustentar a família. Aos domingos, ele gostava de dormir à tarde ou assistir a uma partida de futebol pela TV. A família era humilde, mas de bons princípios e boa conduta.

Chegado o tempo de ir para a escola, desde logo, Cássio mostrou-se um aluno aplicado, inteligente, só tinha boas notas por seu desempenho, e dos professores recebia muitos elogios, que a mãe e as irmãs festejavam. Em qual matéria ele era bom? Em matemática? Sim, era muito bom, fazia cálculos com facilidade e resolvia todas as questões propostas em pouco tempo. E em português? Claro que ele era bom. Escrevia ótimas redações, e gramática era seu forte. Poderíamos continuar enumerando suas aptidões nas diversas matérias do currículo escolar, então mais fácil seria dizer em qual ele não se saía bem. Mais fácil? Não, bem mais difícil. Ele também era muito atento, observador e poderia oferecer uma crítica pertinente quando necessário.

O tempo foi passando, sempre com muitos aplausos para o menino tão inteligente, no entanto agora a vida já não era mais como antes, as irmãs haviam casado, tinham suas próprias preocupações, e as avós haviam falecido. A plateia familiar havia diminuído. Concluído o Ensino Médio, surgiu a necessidade da escolha de uma profissão. Suas irmãs haviam concluído a faculdade. Aline tornara-se enfermeira, e Alana, farmacêutica.

E agora? Cássio enfrentava a indecisão para escolher uma profissão e determinar seu futuro. Medicina seria uma boa opção, mas talvez Jornalismo ou Direito, quem sabe Arquitetura ou Administração de Empresas. Havia muitas opções, e o jovem sentia-se perdido, sem saber qual escolher. Fez um teste vocacional, o que só trouxe mais problemas, pois outras opções foram acrescentadas às que ele já havia cogitado; ele tem muitos talentos, o que se tornou um problema. Ele gostaria de fazer algo especial, algo muito importante, mas o quê? De repente, por impulso, ele optou por se tornar engenheiro. Sonhava em construir pontes, pois sabia que havia muitos rios em seu país e pontes seriam necessárias. Prestou o exame vestibular para essa faculdade e passou com excelentes notas, sendo o primeiro colocado.

Ele estava animado e feliz!

Passaram-se dois anos, Cássio ainda não aprendera a construir pontes, e o entusiasmo inicial havia diminuído; ele estava se entediando nas aulas. Após mais alguns meses, ele abandonou a faculdade, pois concluiu que não era isso que queria como sua profissão. Inclinou-se para

Agronomia. Imaginou como seria bom ter contato com a terra, plantar, planejar projetos agrícolas, cuidar de uma propriedade rural, realizar pesquisas, tornar-se professor! Quanta coisa interessante! Foi assim que o nosso jovem estudante trocou definitivamente a Engenharia para adentrar o mundo das ciências agrícolas.

As aulas começaram, ele estava se saindo muito bem e parecia haver encontrado sua vocação. Passado algum tempo, porém, a insatisfação se manifestou novamente, e ele já não sentia mais o mesmo gosto de antes. Foi quando se deu conta que adorava viajar, conhecer lugares diferentes, falar outras línguas, e para isso seria interessante fazer a Faculdade de Turismo e, posteriormente, tornar-se um turismólogo. Ele já falava inglês, poderia estudar outros idiomas. Estava entusiasmado e iniciou a terceira faculdade, mas não gostou das matérias, não era bem o que havia pensado e, após um ano, mais uma faculdade inacabada e abandonada.

Vários anos haviam se passado, e Cássio ainda não havia feito nada, só sonhos vãos, nada concreto. A insatisfação instalou-se em seu peito. Por fim, cansou da vida acadêmica e achou que estava na hora de trabalhar e ganhar seu próprio sustento. Fez concurso para um banco, tornando-se bancário. Precisou ir morar em outra cidade, mas isso para ele não foi problema, apenas reavivou o desejo de conhecer outros lugares. Assumiu seu cargo e começou a trabalhar. Cumpria sua função com facilidade, fez amizades e estava satisfeito. Até que começou a se aborrecer, não era bem isso que queria para o resto de sua vida.

E os amores? Sim, apaixonava-se com muita facilidade. A eleita era o amor de sua vida, por algumas semanas, ou meses talvez, até o calor da paixão esfriar, e o namoro terminava. Um novo amor então surgia em sua vida, que, invariavelmente, tomava o mesmo rumo e igual desfecho. Cássio não queria mais aquela relação, mas quando ela realmente terminava, ele vacilava e a queria de volta. Havia um jogo de atração e repulsão, uma insatisfação permanente em seu peito que arruinava seu viver.

Muitas vezes, o desânimo se apresentava, havia uma falta dentro dele, algo inacabado. A incerteza o atormentava, ele queria fazer algo grandioso, tinha muitos talentos, mas nada concretizava. Sentia-se perdido num mar de tantas possibilidades e, como um náufrago, lutava com as ondas para manter-se à tona, mas estava cansando e precisava encontrar a segurança da terra, porém não sabia para que praia se dirigir. Que paradoxo: era tão inteligente, tão capaz, mas incapaz de saber qual era sua verdadeira vocação.

Após um ano de trabalho no banco vieram as férias, e o nosso herói foi para uma pequena vila litorânea, distante e tranquila. Precisava de descanso e paz. Foi para Igaraguá, um lugarejo à beira-mar, ainda não descoberto pelo turismo e propício ao recolhimento. Hospedou-se num hotel simples e aconchegante, de propriedade do senhor Nataniel, o Hotel Nunes. De manhã, gostava de caminhar na areia da praia, sentir a água do mar banhar seus pés e não precisar pensar em nada. Olhava as ondas, que vinham e se jogavam na areia, se recolhiam e voltavam ao mesmo movimento, mas a impressão que se tinha era de que eram outras ondas, mas eram as mesmas fazendo a mesma coisa. Era bom estar ali, naquela tranquilidade, sozinho, em contato consigo, sem nenhuma cobrança.

Como nada dura para sempre, as férias terminaram, e Cássio teria que voltar para a cidade, para o banco. Ah! O banco! O trabalho não mais o atraía, em especial por haver descoberto outro modo de viver, em um lugar ideal, onde acreditava que seria feliz.

Mais um ano se passou, que ele suportou a duras penas, e pediu demissão. Economizou todo dinheiro que pôde, pois pretendia estabelecer-se em Igaraguá como comerciante e viver tranquilamente, junto àquela gente simples e praieira. Sonhava com o sol, o calor, o mar e as noites enluaradas, queria de novo caminhar nas areias mornas da praia e sentir a paz de sua alma. E assim fez, fixou-se na localidade com uma pequena loja de artesanatos e objetos típicos, que eram oferecidos aos turistas. Tornou-se conhecido, era simpático e a todos agradava. Conseguiu um quarto modesto no Hotel Nunes e fez amizade com o senhor Nataniel. Tudo corria bem, estava satisfeito e parecia haver encontrado, finalmente, seu lugar na vida.

O dinheiro, porém, começou a escassear, pois os turistas eram poucos, e o negócio não prosperou. Ele começou a desanimar, sentiu que teria que voltar para a casa de seus pais e não sabia o que fazer. Não havia concluído nenhuma faculdade, não tinha profissão, nem emprego, nem vontade de mais nada. Sentia-se derrotado. Ele teve tantas oportunidades, mas o que fez com todas elas? Nada. Qual era o seu propósito de vida? Não sabia. Teve vontade de chorar. Olhava o mar, no seu *moto perpétuo* de ir e vir das ondas, tão simples, e cada onda parecia saber o que lhe cabia fazer e onde deveria chegar. Só ele não sabia. Tristeza. Desânimo.

Às vésperas de seu retorno, sentado na varanda da frente do hotel, Cássio contemplava o mar, o que faria pela última vez, quando Nataniel dele se aproximou e sentou-se a seu lado. Cássio estava triste pela dor da despedida e não tinha vontade de conversar, mas o senhor Nataniel puxou assunto:

– Ó meu rapaz, o que você acha de trabalhar aqui no hotel?

Cássio surpreendeu-se. Nataniel continuou:

– Sinto-me cansado, a saúde não é boa. Preciso de alguém para me ajudar.

Cássio estava sem saber o que pensar, nem o que dizer.

O senhor Nataniel continuou:

– Quer ser o gerente do Hotel Nunes? – O velho homem perguntou, por fim.

O jovem sentiu-se invadir por uma onda de calor, como se vinda de Deus. Teria adormecido, estaria sonhando? Não conseguia acreditar.

– Então, meu rapaz, o que me diz? – O velho senhor se impacientava.

Cássio sentiu como se uma voz dentro dele lhe sussurrasse: "é pegar ou largar". Acordou finalmente e disse:

– Aceito!

– Obrigado, meu jovem. Conto com você amanhã de manhã. Há muito trabalho a ser feito.

– Sim, até amanhã – Cássio conseguiu responder.

– Agora vou dormir mais sossegado. Boa noite!

Surpresa, graça de Deus, loucura, o que era tudo isso?

Cássio pensava no hotel, e um grande carinho nasceu em seu coração. Nessa noite, ele quase não dormiu, se levantou cedo e cheio de entusiasmo aguardava a chegada do senhor Nataniel.

O velho senhor amava seu hotel e acreditava no potencial empreendedor do rapaz, então deu-lhe *carta branca* para realizar o que quisesse. Entusiasmado, como sempre, esse já planejava melhoramentos para atrair mais hóspedes. Assim começou uma boa amizade entre os dois. O senhor Nataniel era um homem tranquilo, viúvo, sem filhos e, de alguma forma, tomou-se de paternidade por Cássio, que a recebeu com reconhecimento e gratidão.

À noite, ambos gostavam de ficar sentados na varanda do hotel, olhando o mar e conversando até altas horas. O senhor Nataniel, após sua viuvez precoce, muito viajou e conheceu lugares diferentes, sobre os quais discorria com facilidade. Ele sabia muito sobre o comportamento humano e filosofava com gosto. Ao velho senhor, dinheiro não faltava, e o hotel era tão somente uma forma de se manter ocupado e sentir-se útil. Cássio absorvia os ensinamentos, estava aprendendo sobre a vida e as pessoas, coisas que em nenhuma escola ou faculdade lhe fora ensinado.

Passaram-se três anos e, por incrível que pareça, ele continuava animado ao lado do senhor Nataniel. Então, numa manhã de inverno, o senhor Nunes não veio tomar seu café como sempre fazia. Cássio preocupou-se e foi até seu quarto, encontrando-o deitado serenamente em sua cama, mas sem vida. Agora ele perdia seu mestre e protetor, aquele que o orientava e conduzia, e em seu peito a angústia encontrou abrigo.

O sepultamento de Nataniel Nunes deu-se com poucas pessoas presentes e nenhum parente. Cássio, sozinho em seu quarto, chorou. E agora para onde ele iria? Aquele homem era seu porto seguro. Novamente, a incerteza, a insegurança.

Ao entardecer, mais uma vez, ele sentou-se na varanda do querido hotel e ficou olhando o mar, as ondas que vêm e vão, a vida que se repete e se renova eternamente. A noite seria longa e escura, sem luar, pois a própria Lua, recolhida, chorava lembranças, saudades antecipadas, abandono e dor. Cássio sentia-se morrer um pouco. Qual era o sentido de sua vida? Não queria dormir, queria prolongar ao máximo esse derradeiro suspiro. Já cansado, armou a rede, deitou-se e, como num último abraço do velho amigo, aninhou-se e adormeceu.

No dia seguinte, ele foi procurado por um homem que lhe comunicou a necessidade de que comparecesse ao cartório, para presenciar a abertura do testamento de Nataniel Nunes. Esse havia nomeado Cássio Clemenciano seu herdeiro universal, legando-lhe o hotel e todo seu patrimônio em dinheiro, pois não tinha outros herdeiros. O saldo bancário era suficiente para que Cássio vivesse bem pelo resto de sua vida, sem precisar fazer nada, ou lutar por sua sobrevivência. Ele agora tinha tudo, mas essa herança era uma armadilha.

Na noite daquele mesmo dia, sentado na varanda, mais uma vez ele chorou, estava agradecido a seu benfeitor, contudo a herança o oprimia, como um atestado de sua incapacidade, um desenho de sua inutilidade. Sempre teve tudo, desde a infância, nunca sentiu realmente a falta e consequente necessidade de fazer algo por si mesmo. Sentia-se ainda uma criança mimada, que não sabe com o que quer brincar, e qualquer brinquedo só o satisfazia por pouco tempo. Crescer era urgente. Esgotado o pranto, afastou as últimas lágrimas com as mãos, respirou fundo, e já mais calmo, implorou ao querido amigo que mais uma vez o orientasse. Então lembrou-se de algumas de suas palavras: "Tudo na vida, grande ou pequeno, tem o seu valor e cumpre sua função; o importante é fazermos com alegria e prazer".

Cássio deu-se conta de que sempre quis fazer grandes coisas, mas nem pequenas fizera. Assim, decidiu continuar com o Hotel Nunes, como uma homenagem a seu querido amigo. E assim o fez.

Um dia conheceu Lúcia, uma mulher bonita, meiga e que já tinha um filho de 3 anos. Apaixonou-se por ela e pela criança. Casaram-se e tiveram um menino. Cássio cuidava do hotel e vivia feliz com sua família. Muitas vezes, recebia a visita dos pais, já velhinhos, das irmãs, dos cunhados, sobrinhos, e todos eram acolhidos com muito carinho no Hotel Nunes e na praia de Igaraguá.

Cássio tinha amor por aquela pequena localidade praieira. Sempre que podia, caminhava na areia da praia, olhava o céu, o mar, a imensidão do horizonte infinito... Eram momentos de nostalgia, quando parecia que algo lhe faltava. A pequena vila praiana cresceu, foi emancipada, tornou-se município e recebeu o nome de Balneário Igaraguá. A partir desse momento, um prefeito era preciso.

Cássio era muito conhecido pelos habitantes do lugar, então, a pedido, candidatou-se e foi eleito. Agora ele tinha muitos afazeres, mas dava conta de todos e muito bem. Preocupava-se com as pessoas que ali viviam, investiu em escolas para as crianças e os jovens, pois considerava a educação muito importante, assim como a saúde, que recebeu benfeitorias em seu posto. Muitas vezes, desembolsou de sua riqueza, pois sabia que não lhe faria faltaria.

Quatro anos se passaram, novas eleições, e ele foi reeleito. Não cansava de trabalhar em benefício de Balneário Igaraguá, de concretizar projetos e promover eventos festivos para atrair turistas nos meses de outono e inverno. A cidade sob sua administração prosperava. Balneário Igaraguá ficava no litoral, mas também era banhado por um rio, que o separava de Castanheira, outra pequena cidade, essa sem acesso ao mar. Cássio ideou que seria produtivo haver uma ligação entre os dois municípios: uma ponte. Contratou um engenheiro e deu início à obra. No dia da inauguração, ele estava feliz, era um sonho realizado: uma ponte. Ele agora estava realmente bem e podia envelhecer tranquilamente.

Após a conclusão de seu segundo mandato, retirou-se da política e dedicou-se somente ao hotel, que agora era bem maior e em seu interior exibia fotos da antiga pousada e de seu primeiro proprietário, o senhor Nataniel Nunes.

Cássio, enfim, parecia estar em paz consigo, como nunca antes estivera. Ele tinha tempo para tudo, e suas ideias sempre eram postas em prática. Não se preocupava em fazer grandes coisas, fazia o melhor que podia aquilo que precisava ser feito.

E o tempo seguiu sua marcha. Agora já era avô e alegrava-se na companhia de seus netos. Envelhecia tranquilamente, sabendo que cumprira seu propósito de vida. Estava em paz. Um ano após sua morte, em sua homenagem, a ponte que unia Balneário Igaraguá a Castanheira recebeu o nome de Ponte Cássio Clemenciano.

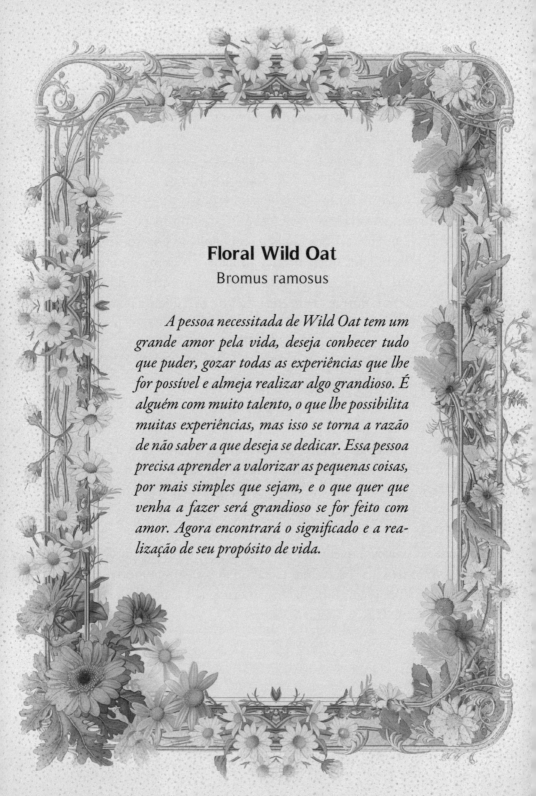

Floral Wild Oat
Bromus ramosus

A pessoa necessitada de Wild Oat tem um grande amor pela vida, deseja conhecer tudo que puder, gozar todas as experiências que lhe for possível e almeja realizar algo grandioso. É alguém com muito talento, o que lhe possibilita muitas experiências, mas isso se torna a razão de não saber a que deseja se dedicar. Essa pessoa precisa aprender a valorizar as pequenas coisas, por mais simples que sejam, e o que quer que venha a fazer será grandioso se for feito com amor. Agora encontrará o significado e a realização de seu propósito de vida.

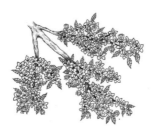

20
A tempestade
Cherry Plum

Theo chegou à sua casa muito assustado, tremendo e, sem ser visto, rapidamente foi para seu quarto.

O telefone tocou, sua mãe foi atender, era da escola em que o menino estudava. Theo havia saído do colégio sem autorização, após uma briga com seu colega Fabrício. Dona Celina se surpreendeu: "o que teria acontecido?" Ela não conseguia imaginar seu filho brigando. Agradeceu, desligou o telefone e foi correndo até o quarto do menino, encontrando-o jogado sobre a cama, de bruços, a cabeça enfiada no travesseiro. A mãe aproximou-se dele, tocou em suas costas e o chamou. Ele não se moveu. Ela insistiu. Nada. Ela o virou com força. Theo estava com o rosto vermelho, inchado de tanto chorar.

– Theo, meu filho, o que aconteceu?

O menino, de 11 anos, não falava, apenas olhava para a mãe com o olhar parado, ausente. Dona Celina ergueu-o, fazendo-o sentar-se na cama, e abraçou-o. Ele se deixou abraçar, inerte, os braços caídos. Ficaram assim durante algum tempo. A mãe afrouxou o abraço sem, no entanto, soltá-lo e, olhando-o fixamente, pediu:

– Theo, o que foi que aconteceu?

O menino continuava parado, de cabeça baixa. A mãe então exigiu:

– Filho, olhe para mim e me diga o que aconteceu. Eu preciso saber.

Finalmente, Theo falou:

– Eu matei o Fabrício.

Celina levou outro susto, mas recuperou-se em seguida, pois sabia que não era verdade.

– Não diga isso, menino! Já sei que você brigou com o Fabrício, me ligaram da escola, mas o menino deve estar bem, pois não me falaram nada.

– Eu o matei, eu o matei, eu não queria, eu juro que não queria, mas eu o matei – ele falava de forma histérica, entre soluços e estremecimentos.

– Calma, filho. Está tudo bem. O Fabrício não morreu, ele está bem.

O menino tinha o corpo molhado pelo suor intenso e olhava para a mãe com os olhos muito abertos, sem pestanejar.

– O Fabrício não morreu? – finalmente ele perguntou.

– Não, Theo. Acalme-se. Está tudo bem. Vou buscar um copo d'água. Já volto – disse sua mãe.

Dona Celina assim o fez, mesmo sentindo como se o mundo houvesse desmoronado sobre ela.

– Tome, Theo. Vai lhe fazer bem.

– Perdão, mãe. Eu juro que não queria, mas foi mais forte do que eu.

Theo continuava tremendo, assustado e olhava para sua mãe como se não entendesse, ou não pudesse acreditar. Por fim, balbuciou:

– O Fabrício não morreu?

– Não. Você não matou ninguém. Descanse, tome, vai lhe fazer bem.

Theo bebeu lentamente a água que lhe era oferecida, deixou-se cair novamente na cama e fechou os olhos. Sua mãe permaneceu a seu lado, em silêncio. Passou-se algum tempo e, pelo efeito do calmante que Celina colocara na água, ele adormeceu.

Ela mesma gostaria de tomar o remédio, mas sabia que não deveria. Tentava raciocinar. Theo sempre fora um menino calmo, obediente, bom filho. "O que teria acontecido?", ela se perguntava.

Não demorou muito para que o pai, o senhor Tomás, chegasse. Ele estava de folga naquele dia e voltava de uma consulta médica. Perguntou preocupado:

– O Theo está em casa? Me ligaram da escola.

– Sim, está no quarto. Chegou muito nervoso, dei-lhe um calmante, e ele está dormindo. Você sabe o que aconteceu?

– Só o que sei é que o Theo e o Fabrício brigaram. O Fabrício disse que o Theo começou a briga. Parece que o Theo deu um soco no colega que o fez se desequilibrar e na queda o menino bateu a cabeça numa quina, provocando um ferimento que começou a sangrar. Mas já foi atendido, na escola mesmo, sem necessidade de levar pontos. Está tudo bem. O motivo da briga não está esclarecido, e o Theo saiu da escola sem pedir autorização.

O menino, como anestesiado, dormiu toda a noite, embora isso não acontecesse com seus pais. Tomás tentou acalmar a esposa e disse que quando o filho acordasse e estivesse mais tranquilo, iriam ouvir a versão dele.

No dia seguinte, Tomás, que trabalhava como segurança na mesma escola em que o filho estudava, não compareceu ao serviço. Precisava esclarecer os fatos. Quando Theo acordou, ainda se conservava calado e não queria falar. O pai aguardava calmamente, encorajando-o.

– Theo, você é nosso filho, nós o amamos e acreditamos em você.

O menino, então, baixou a cabeça e falou:

– Perdão, pai. Eu fiz tudo errado.

– Confie em nós, em mim e na sua mãe. Conte-nos o que aconteceu – Tomás pedia.

– Eu... eu briguei com o Fabrício.

– Sim, nós já sabemos. Com certeza houve um motivo. Conte-nos, queremos saber.

Tomás e Celina aguardavam e, por fim, Theo tomou coragem e começou a relatar os fatos.

– O Fabrício estava sempre implicando comigo, ele ria de mim, me chamava de gorducho, dizia que eu era "burro", pobre e negro e só estava naquela escola por causa da bolsa. Os "amiguinhos" dele também riam e debochavam de mim. Eu sabia que o que ele dizia era verdade. Sei que estou acima do peso, sei que sou pobre e negro. Só não sou "burro", pois aprendo com facilidade, e as minhas notas são melhores do que as deles.

Tomás começou a se enervar.

Theo falava praticamente sem respirar. Seus pais ouviam-no sem interferir. Ele tomou um fôlego e continuou:

– Sei que tenho que manter notas acima da média para não perder a bolsa. Eu me esforçava e agora estraguei tudo!

O menino começou a chorar, e alguns instantes se passaram antes que o pai o incentivasse a continuar.

– Filho, acalme-se. Continue, por favor.

– Eu tinha vontade de sair da escola, mas não queria magoar vocês. Sei o quanto o senhor se empenha para que eu estude lá. Vocês querem o melhor estudo para mim.

Theo agora apertava as mãos com raiva ou com medo. Tinha dificuldade para continuar relatando os acontecimentos. Seus pais aguardavam.

– Perdão, papai, perdão, mamãe. Por favor... – ele implorava.

– Continue! – o pai falou com energia, já perdendo a paciência.

Recuperando-se, mas com dificuldade o menino prosseguiu:

– Eles falavam debochando e rindo, e me doía muito. Às vezes, eles passavam e me davam um encontrão. Eu ficava quieto e não reagia, me afastava, mas a raiva foi crescendo dentro de mim. Eu já não estava aguentando mais. Eu sei que está errado, mas comecei a sentir uma vontade enorme de matar o Fabrício. Eu lutava contra isso, eu sabia que era errado, mas parecia que era mais forte do que eu. Era como se eu estivesse perdendo o controle, eu estava enlouquecendo.

Theo estava ofegante, então sua mãe ofereceu-lhe novamente água, que ela também tomou. Ofereceu para o pai, que recusou e estava se controlando. O menino continuou:

– Ontem foi demais! – pausa – O Fabrício disse...

Theo se calou. O pai, impaciente, o encorajou a continuar repetindo sua última fala.

– O Fabrício disse...

Theo baixou a cabeça, torcia as mãos, uma contra a outra, como se quisesse esganar alguém. O pai então deu uma ordem, com voz firme:

– Fale, Theo!

– Ele disse que eu era filho de uma puta com um negro vagabundo.

O pai e a mãe ficaram impactados.

O menino levantou o rosto com os braços erguidos, como uma criança pedindo ajuda.

– Perdão, papai, perdão, mamãe!

Os pais o abraçaram.

Novamente o choro, agora convulsivo, e a incapacidade de continuar contando. Seus pais nada falaram, apenas o aconchegaram e aguardavam.

– Eu juro que não queria e, ao mesmo tempo, queria matar o Fabrício, calar a boca dele para sempre. Fui para cima dele e... Pai, eu estou enlouquecendo! Pai, me perdoa. Por favor! Me ajuda, pai!

Nesse momento, Theo caiu num pranto desesperado, temia a loucura que o destruiria para sempre.

Tomás, revoltado, fez um esforço enorme para se manter razoável.

– Meu filho, acalme-se. Que bom que nos contou, você precisava desabafar. Vamos resolver essa situação. Eu estou aqui, você não está sozinho – o pai falou, recuperando o autocontrole.

– Perdão, papai, mamãe! Eu não queria incomodar vocês. Eu achava que conseguiria aguentar, mas não deu.

O pai abraçou seu filho, e a mãe, que não continha as lágrimas, fez o mesmo. Os três ficaram abraçados, os corações batendo rapidamente, até que sentiram que o menino parecia começar a relaxar, aliviado.

Por fim, o senhor Tomás falou:

– Hoje mesmo irei até a escola e vou tirá-lo de lá. Você irá para outro colégio, para uma escola pública, onde você será aceito como é e com a sua condição social. Com certeza, será uma boa escola e, além do mais, lá também há bons professores. Ali você terá amigos, o que é muito importante e necessário. Eu vou pedir demissão. Sou um homem alto, forte, negro e sei que minha aparência impõe respeito e inspira temor a quem queira fazer algo inadequado. Com certeza conseguirei outro emprego. Tenho até um amigo que é segurança no Palácio do Governo e já me informou da necessidade de novos funcionários. Vou me apresentar para ser contratado e, no futuro, posso prestar um concurso para ser nomeado. Tudo vai ficar bem, até melhor.

Theo ficou um pouco mais tranquilo, mas ainda tinha medo de si mesmo, de sentir novamente aquele impulso incontrolável de fazer algo destrutivo, porém, felizmente, agora sentia-se próximo ao pai e lhe falou desse medo.

Tomás, já refeito pela decisão tomada, explicou:

– Você se controlou demais, sozinho, sem se queixar nem contar para ninguém, o que se tornou insuportável. O excesso de controle pode nos levar ao descontrole. Um e outro são os dois lados da mesma moeda. Então quando nos incomodam, nos humilham e não nos defendemos, ou nos exigem além de nossas forças e nos submetemos permitindo que outros dominem a nossa vida, a tensão vai crescendo dentro de nós, nos sufocando, até que, não aguentando mais, explodimos pela própria necessidade de sobrevivência. Temos um limite de capacidade de suportar. Se esse limite é excedido, pode ocorrer um colapso. E, às vezes, nossas ações podem causar um grande mal a alguém ou a nós mesmos.

– Foi o que aconteceu comigo, pai. Eu explodi e por pouco não matei o Fabrício. Eu vinha até pensando em me matar, mas sabia que vocês iriam sofrer, então eu precisava continuar aguentando, só que quando ele ofendeu vocês, eu não suportei. Acho que foi o meu limite.

– Sim, Theo. É isso mesmo.

Tomás começava a perceber a grandeza de alma do filho e sentiu seu dever de orientar o menino.

– Devemos estar atentos ao que nos incomoda e manifestar o que está acontecendo. Às vezes, sentimos raiva, mas no início, ela é pequena, é só uma raivinha, só não pode crescer, pois poderá se tornar destrutiva. Eu te peço, meu filho, sempre que alguma coisa te incomodar conte para nós, expresse em palavras o que está acontecendo. Ao falar, nós nos ouvimos e dessa forma tomamos consciência do que realmente está acontecendo. Você não precisa suportar tudo sozinho.

– Sim, pai, eu entendi – porém ele continuava sentindo a necessidade de se justificar, então disse:

– Pai, eu não queria magoar vocês. Eu sabia como era importante que eu frequentasse uma boa escola, sei que a mensalidade é muito alta, então o senhor trabalhava lá para que eu tivesse a bolsa e...

Tomás sentiu um lampejo de lucidez e interrompeu a fala do Theo:

– Agradeço a tua consideração, meu filho, e agora me dou conta de que eu não percebia que o mais importante deveria ser o teu bem-estar. Nunca olhei realmente para ti. Acho que só olhava teu boletim. Também eu preciso pedir o teu perdão.

– Perdão, meu filho.

Um terno olhar, de mútua compreensão, envolveu pai e filho, que se abraçaram, envolvidos em puro amor.

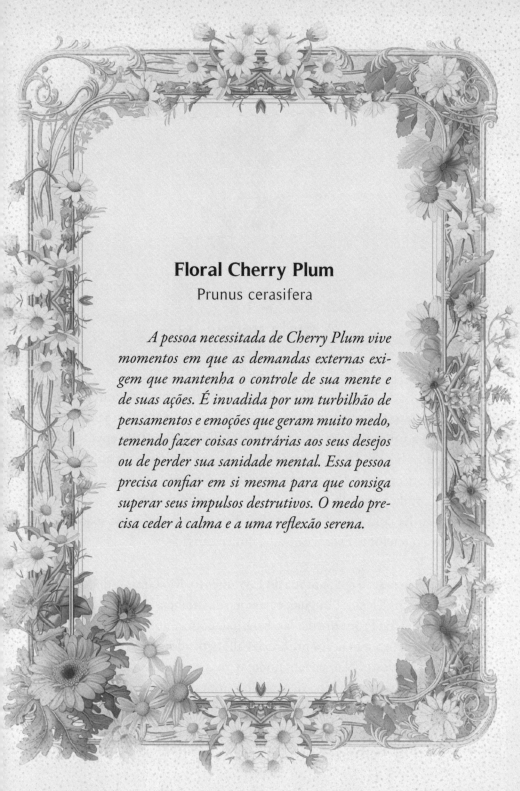

Floral Cherry Plum
Prunus cerasifera

A pessoa necessitada de Cherry Plum vive momentos em que as demandas externas exigem que mantenha o controle de sua mente e de suas ações. É invadida por um turbilhão de pensamentos e emoções que geram muito medo, temendo fazer coisas contrárias aos seus desejos ou de perder sua sanidade mental. Essa pessoa precisa confiar em si mesma para que consiga superar seus impulsos destrutivos. O medo precisa ceder à calma e a uma reflexão serena.

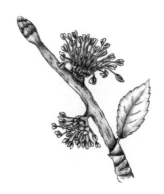

21
A mala vermelha
Elm

Clarice desligou o telefone. Estava surpresa, como se houvesse sido jogada no passado e retornado subitamente ao presente. Um sentimento ambíguo a tomou, ficara feliz ou triste? Olhou pela janela envidraçada, por onde a luz do dia fazia sua visita todas as manhãs, e ela ainda podia ver a árvore em frente, mas agora anoitecia. Voltou seu olhar para o consultório, toda a aparelhagem em volta da cadeira de dentista, a pequena escrivaninha com papéis e anotações. Estava sentada, e sua mão ainda segurava o telefone. Estava cansada, muito cansada.

...

Clarice nasceu em Santana do Livramento, Rio Grande do Sul, Brasil, divisa com Rivera, Uruguai, e passou sua infância brincando entre as duas cidades, na Fronteira da Paz. Seus pais eram amorosos e corretos em todas suas ações, a mãe era professora alfabetizadora, e o pai, gerente de um hotel modesto. Não viviam no luxo, mas com dignidade, e o dinheiro que ganhavam provinha de trabalho honesto. Boa conduta, respeito ao próximo e valores espirituais ela recebeu em seu lar; era responsável, comprometida e adorava estudar. Após a conclusão do Ensino Médio – Magistério, ela quis fazer a Faculdade de Odontologia, que não havia em sua cidade à época. Com o auxílio da família, Clarice foi para Porto Alegre, fez o vestibular para a UFRGS e fixou residência na capital dos gaúchos. Estudava muito, e nas horas vagas ensinava crianças com dificuldade de aprendizagem, dessa forma auxiliando em suas despesas.

Depois de formada, além de clinicar, pensava em fazer uma especialização, e não nos esqueçamos de que também era professora, então ainda queria realizar um trabalho com as crianças nas escolas, ensinando-as a cuidar dos dentes. Ela sabia o valor de uma dentição saudável, valorizava sua profissão e dela se orgulhava; ainda era jovem, bonita, cheia de vida e entusiasmo.

Nessa ocasião, ela conheceu Lúcio, estudante de Administração, por ele se apaixonou, foi correspondida, e o namoro teve início. Após a conclusão dos estudos de ambos, o casamento aconteceu e, devido às necessidades financeiras, foram morar numa pequena casa construída nos fundos do terreno da residência da mãe do rapaz. Dona Celina era uma pessoa tranquila e não se intrometia na vida do casal. Era viúva, tinha mais dois filhos adultos, que moravam longe, e ela vivia sozinha e saudosa. Clarice também sentia saudades de seus pais e irmãos, porém a distância e o pouco dinheiro impediam-na de ir visitá-los regularmente, de modo que a sogra passou a suprir essa falta.

O marido tornou-se corretor de imóveis, era autônomo, portanto, não tinha horário nem salário fixo, e o que ganhava logo gastava, no mais das vezes, com suas próprias necessidades, seu carro e uma boa apresentação pessoal, indispensáveis à sua profissão, como ele dizia. Em casa tinha pouca disponibilidade para colaborar nas tarefas domésticas, o que era uma queixa da esposa. Sobrava para ela.

Após dois anos atendendo na Clínica Sorriso, Clarice conseguiu montar um consultório próprio, dividindo-o com dois colegas. Ela trabalhava muito, mas estava satisfeita, pois o retorno financeiro era bom. Sua vida profissional estava estabilizada, e ela, finalmente, poderia pensar em fazer seu curso de especialização, bem como realizar seu projeto nas escolas. No entanto, esses sonhos tiveram que ser postergados, pois, para grande alegria de todos, Clarice engravidou.

Diante disso, um problema se apresentou: a casa deles era muito pequena. A senhora Celina então convidou-os a irem morar com ela, o que a princípio não agradou a nora, porém por insistência de Lúcio, com argumentos de que sua mãe poderia ajudar a cuidar do bebê, ela aceitou. Afinal, a sogra não incomodava, era uma pessoa de bom convívio. Mudaram-se, e tudo correu bem. Ravena nasceu, era uma menina forte, saudável e com bom apetite. Estavam todos felizes. Clarice, de licença-maternidade, podia ficar em casa e cuidar da filha. Contudo, dona Celina não vinha se sentindo bem há algum tempo, havia perdido o apetite, emagrecera, tinha uma tosse crônica e dores nas costas. Uma consulta médica foi marcada. Clarice pediu ao marido que acompanhasse sua mãe, mas esse se recusou, dizendo que tinha compromisso com um cliente. Então a jovem, levando o bebê, acompanhou a sogra ao Hospital da Santa Casa de Misericórdia. Passaram o dia inteiro lá, onde a paciente foi submetida a vários exames. Depois veio o diagnóstico: câncer de pulmão, provavelmente consequência do tabagismo. Havia a necessidade de tratamento com radioterapia. Celina pôde voltar para casa, mas com muitas recomendações, inclusive a proibição de fumar, o que muito agradou a nora, que detestava o cheiro e a fumaça do cigarro.

Clarice muito se preocupou, Lúcio também se inquietou, mas era preciso enfrentar a situação. Felizmente, o caso não era tão grave, pois fora detectado no início e não apresentava metástases. As sessões de radioterapia ocorriam várias vezes na semana, e a jovem mãe, embora temerosa, acompanhava a sogra, mesmo tendo que expor seu bebê ao ambiente de um hospital, pois Lúcio nunca se dispunha a essa tarefa. Ao retornarem, Celina ficava muito abatida e precisava fazer repouso. O dia a dia não estava sendo fácil para Clarice, que tinha Ravena recém-nascida, a casa, a comida, as compras, muita roupa para lavar e ainda os cuidados com a sogra. Precisava dar conta de tudo sozinha, pois o marido, de repente, tinha muitos clientes para visitar.

E o tempo, indiferente à vida das pessoas, continuava.

A licença-maternidade terminou, e Clarice teve que voltar ao trabalho. De manhã, ela se levantava bem cedo, preparava as mamadeiras da filha, a mochila com as mudas de roupa, as fraldas, o creme e o talquinho. A seguir levava a bebê para a creche, onde a criança ficava em turno integral. Depois a dentista ia atender seus pacientes, que eram muitos, pois ela era uma profissional muito cuidadosa e competente. À tardinha, encerrada sua clínica, pegava o carro e ia buscar Ravena. Chegando em casa, ela atendia a sogra, dava banho na bebê e a punha para dormir. Depois preparava a janta, que também seria o almoço do dia seguinte. Agora era hora de lavar toda a louça, secar e guardar, deixar o café da manhã adiantado, colocar a roupa suja na máquina e talvez ainda pudesse estendê-la no varal; assim sucedia todos os finais de tarde e noite.

Clarice começava a sentir-se sobrecarregada, mas continuava sem se queixar, afinal eram suas atribuições como mãe, esposa, dona de casa e profissional. Era sua responsabilidade. E sua especialização? E os projetos com as crianças? Conseguiria dar conta disso também? Começava a desanimar, achando que seria impossível, e precisaria mais uma vez postergá-los. Não poder colocar em prática suas propostas a deixava frustrada, triste e temerosa do futuro. Realizaria sua missão algum dia?

Um ano se passou. Dona Celina agora já estava bem, porém como havia enfraquecido muito, ainda não tinha condições para ajudar a nora, e Lúcio, além de não auxiliar em nada, ainda exigia atenção. Clarice desdobrava-se, mas estava cansando. Ela continuava trabalhando no consultório, na clínica e, diariamente, levava e buscava Ravena na creche; a menina, por sorte, era forte, saudável e não dava preocupações maiores à mãe.

Segunda-feira. Já passava das dezoito horas quando a última paciente saiu do consultório. Agora Clarice ainda precisaria higienizar e arrumar tudo para voltar a atender no dia seguinte. Observou que havia alguns materiais faltando, então deveria encomendá-los ao laboratório. "Farei isso amanhã", ela pensou.

Por fim, pegou sua bolsa, as chaves, fechou a porta, saiu e dirigiu-se à rua. Era início de inverno, e um ar frio já se fazia sentir. Ela respirou fundo, como a buscar energia no ambiente, caminhou até o estacionamento, entrou em seu carro, sentou-se e assim ficou por algum tempo, para descansar um pouco nesse local neutro antes de enfrentar o trânsito e as tarefas domésticas. Por fim, dirigiu-se ao mercado para algumas compras rotineiras e passou na escolinha para pegar Ravena.

Ao chegar, com a criança no colo, meio adormecida, e as sacolas das compras, subiu as escadas da frente da casa e entrou. Preparou-se para suas atividades: ver como a sogra estava, dar banho na menina, colocá-la para dormir, providenciar a janta para todos, colocar a roupa suja na máquina, lavar a louça, concluir a refeição do dia seguinte, secar e guardar a louça lavada, estender a roupa no varal, recolher a que estava seca, dobrá-la e guardá-la. E era isso, todos os dias, dia após dia, mês após mês, quando uma nova gravidez se anunciou: mais um bebê estava a caminho. Ela se descuidara. Clarice se dividia entre a alegria de ter mais um filho e a antecipação de mais tarefas.

Passados nove meses, nasceu um menino lindo e saudável, o Dário. Sua sogra, embora ainda enfraquecida, já podia ajudar um pouco mais. Lúcio, porém, nunca tivera tantos clientes e tão poucos negócios fechados! Clarice continuava dando conta de tudo, enquanto seu sonho de fazer a especialização e o projeto com as crianças continuava na espera. Ela pensava: "É minha responsabilidade, eu sou a mãe, a dona da casa".

E o tempo foi passando devagar, mas foi passando.

Clarice, sempre sobrecarregada, continuava, continuava. Diariamente, às sete horas da manhã, ela levava os filhos, que já estavam com 7 e 9 anos, para a escola. Ao meio-dia, buscava as crianças, levava-as para casa e dava-lhes o almoço. Dona Celina fazia companhia aos netos na parte da tarde e já podia ajudar mais, apesar da idade e da doença, que a enfraquecera.

Todas as tardes, findo o expediente, Clarice ia ao Mercado Público e fazia as compras necessárias ao preparo do jantar. Chegando em casa, era recebida pelas crianças, que, ansiosas, falavam ao mesmo tempo, querendo contar como foi a tarde, mostrar os temas que fizeram e dar algumas queixas. Sua sogra falava de suas dores e de seus remédios. Clarice, com paciência, atendia a todos. Finalmente, os filhos iam tomar banho, e ela ia preparar a refeição da noite, mas antes ainda teria que ouvir as reclamações do marido a respeito da comida, pouco variada, e do seu time do "coração", que não vinha ganhando nenhum jogo e provavelmente estaria fora do próximo campeonato.

Após a refeição da noite, era chegada a hora de dormir, o momento do aconchego, quando as crianças queriam a companhia da mãe, seu abraço, seu carinho e ainda prolongar aquele momento com conversinhas e risadas. Certa noite, Ravena quis contar o que acontecera em sala de aula:

– Sabe, mãe, hoje a *profe* contou uma história tão bonita! E depois pediu que a gente escrevesse a história com as nossas palavras.

– E tu a escreveste, Ravena?

– Sim, e até perguntei se deveria ser com letra de forma ou emendada.

– E o que tua professora respondeu?

– "Como tu quiseres". Então eu preferi escrever com letra emendada. Acho mais bonita.

Clarice ficou pensando na resposta da professora e imaginou como seria bom se pudéssemos fazer as coisas do nosso jeito, e não como é esperado pelos outros. "De que forma conduzimos nossa vida?", ela se perguntava. Clarice amava seus filhos, amava o marido e tinha carinho por sua sogra, então tudo fazia pelo bem deles, esquecida de si mesma. "É minha responsabilidade", ela pensava. "E o meu sonho? Meu projeto com as crianças, que seriam mais saudáveis? Talvez eu pudesse conseguir o patrocínio de alguma marca de dentifrício ou do governo. Quando será possível?"

O pensamento de Clarice foi longe, e uma tristeza doída se instalou em seu peito, começava a desanimar. Tinha uma boa profissão, filhos saudáveis e queridos, um marido que a amava, uma boa companhia na sogra... De que poderia reclamar? Sua vida era boa. Mas sua alma, entristecida, aguardava sua oportunidade de realização. Aconteceria algum dia? Como conciliar todas suas responsabilidades com a realização de seus anseios mais profundos? Ela conseguiria? Teria forças para tudo?

Agora as crianças já estavam dormindo, e Clarice, terminadas todas as tarefas da noite, poderia tomar um banho, ir para cama e, finalmente, descansar e dormir. Enquanto isso, o marido ainda estava na frente da TV vendo outro programa, afinal ele não tinha horário fixo de trabalho e podia se levantar mais tarde.

Mais um ano estava findando, as crianças passaram de classe com boas notas na escola, ela recebeu seu 13º salário pelo trabalho na Clínica Sorriso, o que poderá contribuir para as despesas das festas do Natal e os presentes para a família. "Ano novo! Em quê?", ela se perguntava. "Será a mesma rotina, a mesma correria, a mesma sobrecarga".

Clarice sentia-se fraquejar, estava cansada de sua vida, de suas responsabilidades, de tudo e de todos que dependiam dela. De repente, sentiu uma sensação de inadequação, de estar afastada de sua alma e de sua missão. Atualmente, tudo a incomodava, pequenos barulhos a irritavam, solicitações simples eram mal recebidas, andava distraída e, às vezes, até esquecida. Já sofrera alguns resfriados, tosse e, como era chegado o inverno, poderia ter uma gripe mais forte. O corpo lhe enviava sinais. Ela começava a sentir o peso da responsabilidade colocada em seus ombros e tinha vontade de chorar, estava triste, desalentada e muito cansada. No íntimo de seu ser, sua alma perguntava: "Quando fará sua especialização? Quando realizará seu projeto nas escolas com as crianças? Quando?"

E assim sua vida continuava até chegarmos ao momento do início desta história. Lembram-se de que ela recebeu um telefonema? Então vamos escutar!

– Alô!

– Clarice?!

Ela ouve uma voz feminina, distante, recuada no espaço e vinda dos confins do tempo, conhecida, mas não reconhecida.

– Quem é? – titubeante, ela pergunta.

– ¡Hola, Clarice! Soy yo, Zulema.

É sua amiga de infância, sua melhor amiga! Clarice, acorda!

– Zulema! Não acredito!

– Si, si, soy yo.

A amiga, que atualmente mora na Espanha, onde trabalha numa empresa de informática, está de férias e, de passagem pelo Brasil, viera conhecer Porto Alegre e as cidades da serra gaúcha. Assim, antes de ir para Rivera, queria rever a velha companheira da infância, pois estava saudosa.

No domingo seguinte, à tarde, enquanto Lúcio fora ao estádio assistir uma partida de futebol, as crianças brincavam na vizinhança e Celina se recolhera para fazer a sesta, Clarice ficou sozinha com sua amiga uruguaia. Havia tanta coisa para conversarem... Zulema continuava solteira, mas tinha um namorado espanhol, estava bem. Clarice sentiu-se à vontade, começou a relatar sua vida e acabou chorando. Estava entregue, não aguentava mais. Zulema ficou preocupada e gostaria de ajudá-la, por isso convidou-a para viajar em sua companhia até Rivera. O que isso significava? Zulema lhe oferecia a passagem e depois, já na fronteira, bastaria Clarice ir até a Praça Internacional e, com um passo, atravessar a linha imaginária que separa, ou une, os dois países e estaria em Santana do Livramento. Clarice poderia visitar sua família, descansar um pouco e se refazer. Ficaria o tempo que quisesse.

Que loucura! Impossível! E o emprego, o consultório, as crianças, o marido, a sogra, a casa? Eles dependiam dela, a vida deles viraria de ponta cabeça. Ela, aturdida, agradece, mas continuaria sua vida como sempre. Não, ela não podia aceitar. Mas como seria bom rever seus pais, seus irmãos, conhecer seus sobrinhos, descansar e esquecer tudo por alguns dias. Mas ela não podia aceitar! Tinha responsabilidade para com a própria família. Contudo qual era a responsabilidade dela para com ela mesma? Estava exaurida, física e emocionalmente, e se perguntava como pudera chegar a tal ponto? Sua vida resumia-se a trabalhar incansavelmente e cada vez mais tarefas lhe eram atribuídas.

Clarice agradeceu, mas não pôde aceitar. Como ela poderia? Ou será que poderia?

No dia seguinte, Zulema foi fazer os passeios a que se propusera, e Clarice foi fazer algumas compras para si, inclusive uma pequena mala vermelha. Sentiu uma nova vida pulsar em seu peito, pela resolução tomada. Como a família iria receber a notícia? Decidiu primeiro falar com os filhos, numa conversa franca e aberta. Falou de seu cansaço, do desejo de rever seus pais, irmãos e conhecer os sobrinhos, da oportunidade que lhe foi oferecida por uma amiga, garantindo que seria por poucos dias, sempre mandaria notícias e depois voltaria com muita alegria. Eles ficarão bem, com a avó e o pai. As crianças a compreenderam e a abraçaram com carinho, afinal seria por pouco tempo. Ela agradeceu.

Depois foi conversar com a sogra.

– Pode contar comigo, minha filha. Quando vocês vieram morar aqui em casa, eu determinei para mim mesma que você seria a dona da casa e, embora eu estivesse disposta a auxiliar no que pudesse, não queria interferir. Depois adoeci, então ficou mais difícil. Mas agora eu já me sinto mais forte. Quando precisares me pede ajuda, não precisas fazer tudo sozinha, eu me sentirei útil, será bom para mim. As crianças também já podem ajudar.

Clarice nunca havia percebido que fazer tudo sozinha impedia os outros de colaborarem, do quanto ela olhava para Lúcio, os filhos e a sogra não como parceiros, mas como dependentes dela. Sentiu um aperto no peito pelo tempo perdido. Ela se deu conta de que precisava aprender a pedir ajuda.

Dona Celina continuou falando:

– Eu não me sinto capaz de sair à rua, mas o Lúcio pode levar e buscar as crianças na escola, fazer as compras. Posso fazer a comida, talvez tenhamos que encomendar algumas refeições prontas, mas lavar e secar a louça as crianças também podem ajudar. Vai tranquila, tu precisas e mereces descansar.

Clarice se emocionou, agradeceu, e elas se abraçaram.

Finalmente, ela comunicou sua decisão ao marido. Esse, entre surpreso e espantado, se enfureceu! Clarice enlouqueceu? Isso é um absurdo, onde é que já se viu? E a responsabilidade dela com a família, com as crianças, com ele, com a casa? Ela não irá, ele ordenou. Clarice nada disse, mas sabia que muita coisa deveria mudar.

Na manhã seguinte, quando a família já havia acordado, Clarice estava com sua mala vermelha pronta. Dona Celina tinha algumas lágrimas nos olhos, como se visse uma filha partir, mas nada disse. As crianças estavam bem, pediram presentes e agarraram-se ao pai. Lúcio, incrédulo e perplexo, recebeu uma enorme lista com todas as recomendações do que era preciso fazer durante a ausência dela. Ele não acreditava! Enfurecido, ameaçou-a com o divórcio.

Clarice desceu as escadas da entrada de casa, virou-se para a família reunida, sorriu e acenou com um adeusinho antes de embarcar no táxi que a levará ao aeroporto.

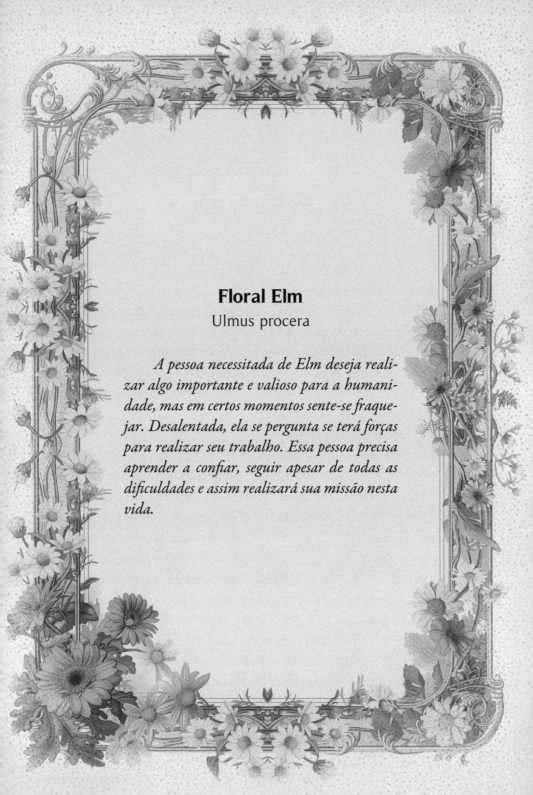

Floral Elm
Ulmus procera

A pessoa necessitada de Elm deseja realizar algo importante e valioso para a humanidade, mas em certos momentos sente-se fraquejar. Desalentada, ela se pergunta se terá forças para realizar seu trabalho. Essa pessoa precisa aprender a confiar, seguir apesar de todas as dificuldades e assim realizará sua missão nesta vida.

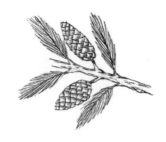

22
Absolvendo a culpa
Pine

Esta será uma história sobre a culpa.

A Bíblia fala do pecado original, da Eva que deu a maçã para o Adão, e eles foram expulsos do Paraíso. Eu ainda não entendi bem se a culpa foi da Eva, da serpente ou da maçã. Ou será que foi do Adão, que não resistiu à tentação? Enfim, parece que carregamos coletivamente, no inconsciente, uma culpa que nem sabemos qual é. Além disso, há aquele adágio popular que diz: "aqui se faz, aqui se paga", e mais o carma, as reencarnações, tudo para reparar os erros cometidos ...

– Oh! Deus! é muita culpa.

Assumo toda a responsabilidade por esta história, me esmerei para fazer o melhor que pude, mas acho que poderia ter feito melhor, por isso peço *des-culpas* se ela não agradar. No entanto, lhes digo que, além de ser uma história sobre culpa, também é uma história sobre o perdão e o amor.

Então, vamos lá!

Eram oito horas da noite, e o Dr. Cristiano Fontes preparava-se para retornar ao seu lar. Seu turno no Hospital de Pronto-Socorro terminara. Tirou seu jaleco, despediu-se de alguns colegas pelo corredor, antegozando o merecido descanso após doze horas de trabalho. Ao chegar à saída, percebeu uma correria e várias ambulâncias chegando. Tinha havido um enorme incêndio em uma favela, e eram muitos os feridos precisando de socorro. Imediatamente, ele retornou, pois sabia que naquela noite havia poucos médicos de plantão. E assim, o bondoso doutor iniciou mais um turno, que se estenderia por toda a noite, até a madrugada.

O Dr. Cristiano Fontes, clínico-geral e cirurgião plástico, além do hospital e do consultório, atendia em um posto de saúde numa vila da periferia. Ele amava sua profissão, era dedicado, empenhava-se em oferecer o melhor tratamento para logo amenizar o sofrimento daqueles que o procuravam. Alegrava-se com o paciente sempre que esse recebia alta e podia voltar feliz para sua casa, sua família, sua vida, enfim. Sofria quando os casos eram mais graves e lamentava quando a doença o vencia. Nessas ocasiões, pensava que poderia ter feito mais, mudado a medicação, buscado outra terapia e, quem sabe, poderia ter salvo aquela vida. O Dr. Cristiano sofria a perda, silenciosamente, ao lado dos parentes que choravam. Então dedicava-se mais, queria saber mais, estava sempre estudando em busca de novos conhecimentos, atento ao surgimento de novas drogas, visando fazer o melhor para seus pacientes. Ele sofria e havia em seu peito uma dor calada que pedia redenção.

Era um médico muito conceituado pelos colegas, todos o consideravam um excelente profissional e uma pessoa de muito bom coração. Ele não tinha vida pessoal e, apesar dos seus 38 anos, não havia casado nem tinha filhos, vivia só. Seus pais ainda moravam na pequena cidade onde nascera, e, com frequência, ia visitá-los.

Após aquela maratona de atendimentos, o Dr. Cristiano Fontes foi para casa descansar, antes de viajar para Cerro Missioneiro. Estava de férias e pretendia passar as festas natalinas e a entrada de um novo ano com seus pais, que, saudosos, pediam a presença do filho.

À tarde, Cristiano colocou algumas peças de roupa em uma pequena mala e não dispensou sua valise de médico. Pegou seu carro e dirigiu-se à estrada. Poder voltar para casa e rever seus pais lhe trazia um alento ao coração. Começou a relaxar, no entanto, havia se passado pouco tempo, alguns quilômetros rodados, quando ele começou a perceber seu cansaço e a chegada do sono. Precisava acordar, então dirigiu o carro até um posto de gasolina, queria tomar um café.

Lá fora, o céu escurecia, e a chuva, prevista pelo excesso de calor dos dias anteriores, fez-se presente, o que era mais um convite para uma parada. Enquanto saboreava seu pretinho, um homem aproximou-se dele. Tratava-se de uma pessoa simples, estatura mediana, tinha um boné na cabeça, trajava uma calça comum, já bastante desgastada, uma camiseta e uma jaqueta. Mantinha as mãos nos bolsos, como se segurasse algo. O olhar era frio e decidido. Aproximou-se devagar, com passos firmes.

– Licença, doutor.

Cristiano olhou-o, sem entender o que ele poderia querer.

– Sim. Posso ajudá-lo em alguma coisa? – O médico perguntou.

– O doutor está indo para Cerro Missioneiro?

– Sim, estou.

– O doutor pode me dar uma carona?

O médico estranhou o pedido, mas não questionou, pois pensou que talvez fosse bom ter alguém com quem conversar e afugentar o sono durante a viagem.

A chuva dera uma leve estiada, possibilitando aos dois passageiros seguirem viagem. A conversa, porém, não existiu, pois o companheiro de Cristiano era quieto, não falava, e o médico apenas ficou sabendo que ele se chamava Amadeo.

A chuva recrudesceu, acompanhada de muito vento, tornando-se difícil enxergar e dirigir, o que levou Cristiano a propor uma parada para um lanche num boteco de beira de estrada, enquanto aguardavam a melhora do tempo. Amadeo não queria descer, preferia permanecer no carro, mas Cristiano insistiu:

– Venha. Essa chuva não vai passar tão cedo.

– Não, doutor. Prefiro ficar.

– Venha! É meu convidado.

Então, um pouco a contragosto e de cabeça baixa, Amadeo acompanhou o médico.

Sentaram-se a uma mesa próxima à porta de entrada, e Cristiano pediu sanduíches e um bom café com leite para os dois.

Realmente, a chuva parecia não dar trégua.

A refeição fazia-se com ambos calados. Por fim, Cristiano falou:

– Parece que a chuva não vai passar tão cedo.

Quando não se tem do que falar, fala-se do tempo.

Amadeo não respondeu.

Repentinamente, apareceu um cão, do tipo vira-lata, todo molhado, que espiava pela porta. Imediatamente, o dono do estabelecimento dispunha-se a enxotá-lo, mas Cristiano não permitiu. Parecendo entender a proteção que recebia, o cachorro acercou-se da mesa dos dois e olhava para o médico com olhos súplices. Cristiano quis saber a quem pertencia o animal e ficou sabendo que se tratava de um cão vadio, de rua. Então pediu que lhe dessem algo para comer, pois o cachorro parecia faminto. Depois de alimentado, o cão deitou-se perto de seu protetor, tranquilamente, confiante. Amadeo acompanhou a cena sem nada dizer. Após algum tempo, em que ninguém falava, Cristiano olhou com ternura para o cão e, sem perceber, chamou:

– Cacique!

Imediatamente, o cão ergueu a cabeça, como se houvesse sido chamado e aguardasse alguma ordem. Algumas lágrimas surgiram e ficaram paradas nos olhos de Cristiano. Por alguns instantes, como se eles se reconhecessem, ambos se olharam com ternura. O bondoso médico, enternecido, e já que o cachorro não tinha dono, dispôs-se a ficar com o animal.

E a chuva não passava! Ainda não seria prudente reiniciarem a viagem. O Dr. Fontes pediu outro café, e Amadeo recusou. Cacique continuava adormecido, entregue a uma confiança serena.

Vamos fazer agora uma pausa nessa narrativa, necessária ao bom entendimento do que se seguirá. Precisaremos retroceder vários anos e buscar conhecer um fato importante da infância do Dr. Cristiano Fontes.

Ele nasceu na cidade de Cerro Missioneiro, filho de pessoas simples, honestas, trabalhadoras e tementes a Deus. Sua casa era afastada do centro da cidade, pois seus pais trabalhavam na lavoura. Ele se criou brincando na natureza, na terra, próximo a um regatinho e comendo bergamotas no pé. Cacique, um belo cão de pelo castanho, orelhas compridas e olhos leais, era seu companheiro de folguedos e travessuras. Estavam sempre juntos, eram inseparáveis, pois havia poucas crianças nas redondezas com as quais Cristiano pudesse brincar.

O menino estava com 8 anos, frequentava a escola e agora estava de férias. Um dia, Cacique amanheceu estranho, não quis brincar, só queria ficar deitado. Cristiano se aborreceu e, ignorando a gravidade da situação, deixou-o para se encontrar com seus primos, que, naquela manhã, haviam vindo visitá-lo. Eles muito brincaram e se divertiram.

Após o almoço, Cristiano foi em busca de Cacique e encontrou-o deitado, quieto, morto. Levou um susto! Como ele não percebeu que o cachorro estava tão mal? E se ele tivesse feito alguma coisa!? Pedido ajuda a seu pai para levar o cão a um veterinário? Talvez Cacique não tivesse morrido. E agora? Era tarde demais. O menino queria chorar, porém não conseguia. Como pudera ter sido tão cruel! Abandonara seu fiel amigo, sozinho, quando ele mais precisava. Uma dor muito grande instalou-se em seu peito, pois sabia que nada traria seu cãozinho de volta; a morte é um ponto final e triste para quem fica! Cristiano não compartilhou seu sentimento com ninguém, sentia que fora mau; a culpa se abrigou em seu peito, lá fixando moradia e pedindo redenção.

No entanto, o tempo passa, passa, e a vida continua.

Cristiano cresceu, estudou, tornou-se médico. Em seu coração guardava o propósito de minorar o sofrimento dos doentes e, se possível, salvar sua vida. Sem perceber, cada pessoa que tratava e curava parecia ser uma homenagem e um pedido de perdão ao seu querido amigo. A culpa tornara-se sua companheira inseparável, inconscientemente, e um peso que não aliviava nunca. Na sua carteira havia uma pequena foto, em preto e branco, dele quando criança abraçando seu cãozinho de estimação.

Então, voltemos ao momento atual.

Cristiano olhava aquele cão adormecido, a seu lado, lembrou-se de Cacique, e acabou confidenciando sua dor da infância com aquele desconhecido, sem omitir seu sentimento de culpa. São as confidências que se fazem a um estranho num momento passageiro da vida.

Amadeo apenas ouvia e nada falava. Fez-se silêncio novamente, um silêncio que incomodava o médico.

– E você, Amadeo? O que vai fazer em Cerro Missioneiro?

– Um serviço.

– Em que você trabalha? – O Dr. Fontes quis saber.

– Em tudo e em nada.

– Sei – o médico falou, sem entender bem.

Cristiano percebia que Amadeo era estranho, não queria muita conversa, por isso não insistiu, mas sua companhia estava se tornando inquietante. Afinal, quem era aquele homem?

– Você tem parentes em Cerro Missioneiro? – O médico resolveu indagar, com o intuito de conhecer melhor seu companheiro de viagem.

– Não, doutor – respondeu.

E a chuva não passava. Enquanto tomava seu café, Cristiano resolveu continuar contando sua vida, pois o silêncio tornava-se exasperante. Ele nada tinha a esconder e nada tinha a perder.

Histórias que as Flores me contaram

– Meus pais moram em Cerro Missioneiro, estou indo visitá-los. Eu sou médico e trabalho num pronto-socorro. É um trabalho difícil. As pessoas que lá atendemos, geralmente, chegam muito mal. Eu me empenho para salvar a vida delas, mas nem sempre consigo. Aí me sinto muito mal, me sinto culpado.

– Culpado?! – Espantou-se o interlocutor.

– Sim, eu devo salvar a vida daqueles que estão sofrendo, talvez até morrendo, que buscam um socorro. Mas nem sempre eu consigo, e aí a culpa me cobra. Eu sei que todos nós vamos morrer um dia, mas não quero que seja em minhas mãos.

Amadeo ouvia atentamente.

– Também sou cirurgião plástico, então preciso reparar os danos causados por queimaduras provocadas por incêndios, por exemplo, para que a pessoa volte a ter uma boa aparência e possa retomar sua vida. Faço o melhor que posso, mas se a finalização não é tão boa como eu esperava, sinto-me responsável e, confesso, sinto-me culpado, penso que deveria ter feito mais e melhor – o médico falava, dando ênfase a suas palavras.

Cristiano então percebeu a inquietação de Amadeo, que se remexia, nervoso. O médico parou de falar, sem entender o que estava se passando.

Lá fora, a chuva continuava.

De supetão, sem uma palavra, Amadeo colocou sobre a mesa um revólver.

Cristiano se assustou, inclinando-se para trás em sua cadeira.

– O que é isso?

– Desarme-o – Amadeo ordenou.

– Eu não sei fazer isso! Nunca tive uma arma na minha mão.

Amadeo então retirou todas as balas do revólver e deixou tudo sobre a mesa. Cristiano estava perplexo.

– O meu serviço era matar um homem. Seria bem pago.

Instantes de silêncio! Cristiano não sabia o que dizer. Amadeo prosseguiu falando rápido e quase sem respirar:

– Tenho mulher e um menino de 4 anos, que está doente, está morrendo. Foi atendido nas emergências públicas, deram um "remedinho" e o mandaram para casa. Mas ele não melhora, não quer comer, não quer brincar como antes fazia, só fica quieto na cama. Fico desesperado

177

vendo-o assim. O dinheiro que eu ganho não dá para pagar uma consulta particular, que é muito cara. O doutor não sabe o que é isso!

Amadeo parou um instante, necessitava respirar, e continuou:

– Preciso sustentar minha família, a única que tenho. Eu amo minha família, amo meu filho, amo minha mulher, sou fiel a ela e não posso perdê-los. Só tenho eles, o doutor entende? Eu sou um pobre diabo, que não pode sentir culpa. Sabe como foi minha infância? Eu nasci num cesto e fui depositado na porta de uma igreja, sem nenhuma identificação. Meu nome, Amadeo, foi o padre que colocou, pois disse que eu deveria amar a Deus. Meus pais sumiram no mundo sem deixar rastro, não sei quem são, nem nunca saberei. Eles sentiram culpa por me abandonar? Não, não sentiram, tenho certeza. Se tivessem sentido não teriam me deixado. Fui levado para um orfanato, onde fui criado como mais um.

Na voz de Amadeo havia dor, raiva, solidão.

– Nunca senti o carinho do abraço de uma mãe, nunca segurei uma mão forte de um pai. Senti as palmadas que recebia quando não fazia exatamente o que me mandavam. Acho que eu era rebelde, pois muito apanhei. Mas foi lá que aprendi a ler e a escrever, o que era certo e o que era errado, a me tornar uma pessoa honesta e digna. Aos 14 anos fugi e ninguém me procurou. Acho até que ficaram felizes por se livrarem de mim.

Cristiano podia sentir a dor daquele homem, até há pouco totalmente desconhecido. Amadeo continuava falando, sem parar:

– Hoje penso que me joguei no mundo, talvez na esperança de encontrar meus pais, que era o meu maior desejo. Sobrevivi de qualquer jeito, nunca roubei, nunca me envolvi com drogas. Fazia qualquer serviço por um prato de comida e lhe digo, doutor, passei muita fome e às vezes até sede. Fui aprendiz de pedreiro, encanador, hidráulico, eletricista. Sabia de tudo um pouco e de tudo quase nada. Fui me aperfeiçoando e hoje tenho alguns clientes que, quando precisam, me procuram. Não tenho profissão certa, mas tenho dignidade, faço o melhor que posso.

O Dr. Cristiano estava aturdido ouvindo essa narrativa, nada falava, compreendendo que lhe cabia apenas ouvir e ser testemunha de uma grande dor.

– Quando não se sabe de quem nasceu, é como se fôssemos filhos de uma bolha, ou alguma coisa assim. Não se tem passado, família, nenhum parente, nada. Só um vazio! Eu queria, nem que fosse só uma vez, olhar e dizer "esta é a minha mãe e este é o meu pai". Eu tinha muita raiva deles, e isso estava guardado comigo, acho que tinha desejos de vingança e, ao mesmo tempo, eu os queria. Nunca fui feliz, até que conheci Selma. Ela foi a minha salvação! É uma pessoa simples, como eu, não tem muito estudo, mas é muito boa, ela me ensinou que eu deveria perdoar meus pais se quisesse ser feliz.

Amadeo suspirou, sua voz agora estava mais calma e irradiava mansidão. Antes de continuar narrando sua história, tomou um pouco d'água.

– Ela me deu amor e me deu um filho, que é o maior tesouro que eu tenho. Não tive pai, mas hoje eu sou pai. A minha família é tudo que tenho, e eu não posso perdê-la, entende, doutor? Faço qualquer coisa por eles: até matar. Mas agora, ouvindo o doutor falar em salvar vidas...

Amadeo baixou a cabeça e, ao erguê-la, o rosto estava umedecido.

– Pronto, doutor. Se quiser me entregue à polícia.

Cristiano estava impactado! Jamais ouvira um relato de vida tão duro e sofrido, tão sincero e verdadeiro, não sabia o que pensar nem o que dizer. Por fim, por impulso, perguntou:

– Amadeo, você já matou alguém?

– Não, doutor! Eu ia matar, mas agora, ouvindo o doutor falar, me deu tristeza. Eu ia fazer por dinheiro, eu preciso desse dinheiro para poder tratar meu filho. Mas agora não consigo... Esse homem que eu deveria matar também deve ter família, talvez ele a ame, não sei. Talvez tenha filhos como eu...

O peito de Amadeo arfava, bebeu todo o copo d'água e se calou. O médico, já recuperado, conseguiu dizer:

– Ainda bem que não fez, pois o remorso iria consumi-lo pelo resto da vida.

– Não sei, não, doutor. E se o meu filho morrer porque eu não pude tratar dele? Aí, sim, que eu vou sentir culpa pelo resto da vida.

Essa fala calou fundo no coração de Cristiano. Ele sabia bem o que era esse sentimento. Silêncio. O tempo parecia haver parado. Cristiano olhou pela janela, a chuva havia cessado. O sol começava a aparecer.

– Amadeo, a chuva passou. Vamos voltar, mostre-me onde você mora. Quero ver o seu menino. Vou cuidar dele – e virando-se, chamou:

– Vamos, Cacique!

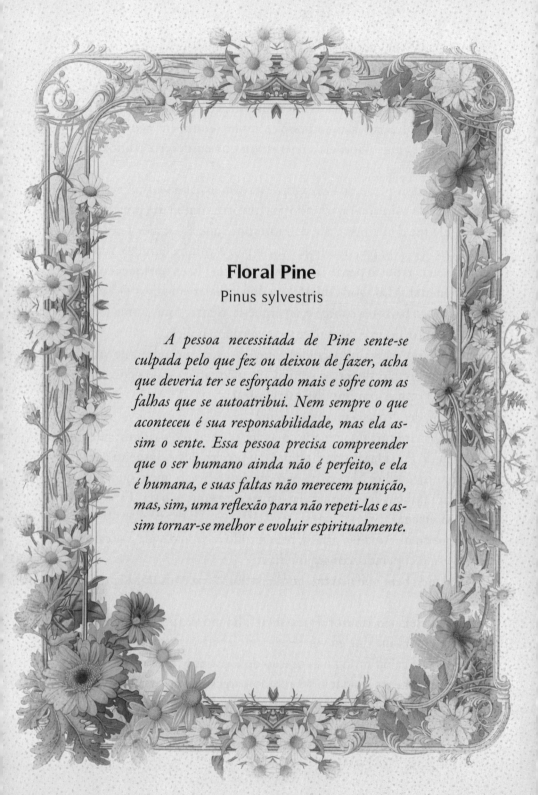

Floral Pine
Pinus sylvestris

A pessoa necessitada de Pine sente-se culpada pelo que fez ou deixou de fazer, acha que deveria ter se esforçado mais e sofre com as falhas que se autoatribui. Nem sempre o que aconteceu é sua responsabilidade, mas ela assim o sente. Essa pessoa precisa compreender que o ser humano ainda não é perfeito, e ela é humana, e suas faltas não merecem punição, mas, sim, uma reflexão para não repeti-las e assim tornar-se melhor e evoluir espiritualmente.

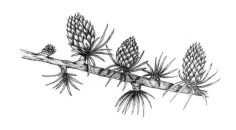

23
O pássaro azul
Larch

Eram quatro horas da tarde, e o resultado ainda não saíra.

Júlia havia feito vestibular para Medicina pela segunda vez e receava, novamente, não ter passado. Seus colegas, reunidos e ansiosos, conversavam e riam levados pelo nervosismo da expectativa. Júlia parecia indiferente, mas talvez ainda esperasse por um "milagre". Finalmente saiu o "listão", e o nome de Júlia não constava. Seus colegas haviam conseguido passar, menos ela. Eles ficaram muito alegres, pulavam, dançavam, se abraçavam festejando a conquista, e ninguém percebeu a tristeza de Júlia nem que ela se retirou, indo embora. Só se deram conta quando ela já não estava mais entre eles.

Júlia era uma jovem inteligente, dedicada aos estudos, atenta e tinha boa memória. Era filha de médicos, seus dois irmãos já estavam quase se formando, e seus pais esperavam o mesmo dela. A pressão era grande!

Para seu primeiro vestibular, ela estudara à exaustão, passara noites em claro, o esforço fora muito grande, mas, infelizmente, não obteve sucesso. Cometeu erros tolos, descuidos, não acertou questões que sabia. Ela ficou decepcionada, frustrou-se, considerou-se incapaz, então para o vestibular deste ano, não se empenhou tanto, pois com certeza não lograria passar. "Não adianta, nunca vou conseguir, não tenho a mesma capacidade que meus irmãos", ela pensava e, intimamente, já desistira.

Naquele dia, Júlia foi para casa, para chorar; e o que mais lhe restava fazer? Chorou tanto que, cansada e encolhida em sua cama, adormeceu. Dormiu até o dia seguinte e acordou mais desanimada do que quando adormecera. E agora? Teria que enfrentar seus pais. Ergueu-se lentamente, lavou seu rosto e desceu para o café da manhã. Só sua mãe estava acordada, era um sábado.

– Bom dia, mãe.

– Bom dia, filha.

E o diálogo parecia terminar aí. Então a mãe tomou a palavra:

– Como você está?

Júlia não respondeu. E a mãe continuou:

– Já sei do resultado do vestibular.

A jovem estava constrangida, não sabia o que dizer. Ela admirava seus pais, queria ser como eles e dar-lhes muito orgulho, como seus irmãos, mas, mais uma vez, não conseguira. Quando Júlia nasceu, o acontecimento foi muito festejado, ficaram todos muito felizes. Ela era uma criança saudável, alegre e a todos encantava. Teve uma infância tranquila, cercada de cuidados e atenção. Sua avó a mimava, como é o amor pelos netos.

O conhecimento intelectual era muito valorizado por seus pais, e em sua casa havia uma sala para estudos, com grandes prateleiras cheias de livros, duas mesas, uma à disposição das crianças e outra para os adultos, algumas poltronas e tapetes coloridos. Nas noites das sextas-feiras, o pai costumava reunir os filhos nesse espaço, ler alguma coisa para eles e a seguir podiam comentar o assunto. Também proporcionava a oportunidade para que os meninos lessem algo e tecessem comentários. Julia adorava esses encontros, desenhava o que chamava sua atenção, essa era sua forma de escrever e participar. Mostrava seus desenhos e queria explicar o que significavam, mas os irmãos riam e diziam:

– Você não sabe ler nem escrever.

Ela então se calava, se encolhia, e algumas lágrimas corriam de seus olhos, mas ninguém notava. Ela queria muito participar dessas reuniões, mas só tinha 4 anos e não sabia escrever. Quando completou 7 anos, ela foi colocada numa escola bilíngue, referência na cidade como a de melhor ensino, onde seus irmãos já estudavam. Júlia estranhou muito o ambiente. Os professores eram exigentes, havia sempre muitos deveres a serem cumpridos. Ela se saía bem nas atividades propostas, porém nos trabalhos em grupo tinha a impressão de ser menos capaz que os companheiros.

Concluiu o Ensino Médio no tempo previsto e, no ano seguinte, prestou vestibular para Medicina, mas não passou, como já sabemos. Seus pais então a matricularam num curso pré-vestibular, para reforçar seus conhecimentos. Intimamente, Júlia acreditava que seria inútil, o que se confirmou nessa segunda tentativa. Do fundo de sua alma emergiu uma grande dor, o sentimento de que era incapaz, era um fracasso. Ela agora sabia que seus pais não confiavam mais nela; eles não a repreenderam e nada falaram, mas o silêncio era eloquente e doía muito.

Por que ela não conseguia? O que havia de errado com Júlia? Ela não sabia responder. Desanimada e sentindo que nada do que fizesse lhe traria satisfação, concluiu sua refeição, saiu de casa e foi vagar sem rumo nem direção, como querendo fugir de sua vida. Andou muito, indiferente ao caminho e à paisagem; a mente estava ocupada com seus pensamentos derrotistas. Quanto caminhou? Ela não saberia dizer, mas o fez até cansar. Já estava bem longe de casa, onde nunca havia estado, quando se deu conta de que teria que voltar, fazer todo o caminho de retorno, então resolveu parar. Estava num lindo parque, tranquilo, onde alguns bancos de pedra convidavam ao descanso. Júlia sentou-se, sem pensar em mais nada. As árvores brindavam uma agradável sombra, um gramado verde proporcionava uma visão de beleza e encanto, havia muitos canteiros com flores coloridas, algumas eram simples, outras exóticas, com matizes de diferentes cores, e borboletas voejavam de um lado a outro. Ela sentia todo o ambiente como encantado, tudo tinha sua razão de ser, cada espécie cumpria sua missão. Lentamente, deixou-se envolver por essa atmosfera de quietude e paz, relaxava, sua alma aliviava, e ela se entregava, como se pudesse sentir a própria presença de Deus.

Em dado momento, um lindo pássaro azul pousou a seu lado no banco de pedra. A princípio ela se assustou, contudo não fez nenhum movimento para não espantar a bela ave. Para sua maior surpresa, ouviu uma voz, dirigindo-se a ela e chamando-a pelo nome.

– Júlia!

De quem era essa voz tão doce e suave? Seria possível?

Havia um encantamento no ar.

– Por que a menina está tão triste? – O pássaro queria saber.

A emoção tomou conta de Júlia, que novamente chorou, chorou muito, e o pássaro continuava ali, quietinho. Então a moça triste sentiu-se encorajada a contar sua história, como se desabafasse para si mesma e, principalmente, falou da percepção que tinha de ser incapaz, de que tudo que fizesse jamais seria bom, sempre redundaria em nada. O belo pássaro azul ouviu-a atento, e travaram o seguinte diálogo:

– Por que você não quer voar? – perguntou o pássaro.

– Como poderia voar? Não tenho asas.

– Mas tem imaginação, pode pensar, criar, inventar, sonhar...

– Meus sonhos são sonhos vãos. Nada realizarei, não tenho capacidade para nada. Tudo que eu fizer dará errado.

– E aí?

– Como, e aí? Não quero fracassar de novo – ela respondeu indignada.

– Então prefere nem tentar?

Ela já estava se incomodando com essa conversa.

– Júlia! Ei, Júlia! O que é isso agora? Deu para falar sozinha?

A jovem virou-se e viu sua amiga Janine a seu lado. Estava atônita! Não sabia onde estava nem o que deveria dizer.

– Ei, Júlia! Acorda! O que é que você tem?

Como se viesse de muito longe, ela realmente parecia estar voltando. Por fim, num murmúrio, conseguiu dizer:

– Oi, Janine!

– Até que enfim!

– Cadê o pássaro? – Júlia procurava a seu redor.

– Que pássaro? Tá louca?

– Não, o pássaro azul que estava falando comigo.

– Júlia, minha amiga, você bebeu, usou alguma droga?

– Não! Mas havia um pássaro falando comigo.

– Ah! Tá bom! Já soube que você não passou no vestibular.

Júlia emudeceu. Não queria falar no assunto. Janine continuou:

– Por que você quer ser médica? Por que toda sua família é? Você nem pode ver sangue e morre de medo de injeção!

Júlia não pôde deixar de sorrir ironicamente e concordou.

– Tem razão. Eu sou tão ruim, que nem sei escolher o que quero para a minha vida.

– Ah, não exagera. Você só não quer ser médica e é por isso que não passa.

Júlia se assustou.

– Será? Como você sabe isso?

– Estou no segundo ano de Psicologia, esqueceu? E já estou me exercitando.

– Então me diz, eu tenho talento para quê?

– Julinha querida, psicóloga não é cartomante, mas posso te ajudar.

– Estou precisando – ela disse, baixando a cabeça.

– Pense que você não é a Júlia, não tem os pais e irmãos que tem. Você é um espírito livre que pode pensar, criar, inventar, sonhar. Dê asas à sua imaginação! Qual é o seu sonho?

– Como o pássaro azul!

– O quê?!

– O pássaro azul que estava falando comigo quando você chegou! Ele disse a mesma coisa, mas ele sumiu, foi embora.

– Hum! Acho que o caso é mais grave! Vamos ter que marcar algumas consultas!

– Janine! Você está se "achando"! Mal começou a faculdade!

– Eu acredito em mim.

– E eu não acredito, eu não tenho capacidade, nunca vou ser ninguém.

– Pois é, se você acredita que não é capaz, sempre irá fazer coisas em que se sinta incapaz, para se sentir certa. É um paradoxo, eu sei.

Júlia baixou novamente a cabeça, desalentada. Então sua amiga a convidou:

– Está muito calor! Venha, vamos tomar um sorvete para refrescar as ideias.

Janine pegou sua amiga pelo braço e ambas saíram do parque.

Sentadas na Confeitaria Menta com Chocolate, saboreando a doçura de um sorvete e usufruindo do frescor da tarde, Júlia finalmente falou.

– Sabe, Janine, o que eu gostaria de ser era professora e alfabetizadora. Aí meus pais dizem que é uma profissão mal paga, não dá *status*, não salva vidas. Meus pais esperavam que eu também me tornasse médica. Os médicos salvam vidas!

– Mas, Júlia, quem salva vidas? Os médicos, os profissionais da saúde, os bombeiros, os engenheiros que constroem casas e pontes? No entanto estão esquecidos de que um dia tiveram uma simples "professorinha" que os ensinou a ler e a escrever, sem o que jamais teriam se tornado quem são. Quem é analfabeto não tem acesso à informação, ao conhecimento, à cultura, não participa da vida plenamente. Realmente as professoras são mal pagas, acredito que é por ser uma profissão exercida por mulheres e ainda há um preconceito. Alerta! É uma classe em extinção, professoras estão escasseando, porém chegará o dia em que serão valorizadas e pagas a peso de ouro.

Júlia a ouviu com atenção, mas nada falou.

Mais tarde, em seu quarto, ela ficou pensativa. Lembrava-se das palavras de Janine e do pássaro azul.

No dia seguinte, um domingo, durante o almoço em família, Júlia expôs sua decisão: pretendia cursar a Faculdade de Educação.

O pai interrompeu sua refeição e, perplexo, perguntou:

– Quer ser professora?

– Quero – Júlia confirmou timidamente.

– Não posso acreditar! – O pai estava enfurecido e continuou:

– Investi tanto em você, para quê? Para se tornar uma simples professora! Não passa nos vestibulares e agora vem com essa! Júlia, mais uma vez, você me decepciona.

Júlia sentiu uma agulhada no peito e estava prestes a chorar. Então sua avó interveio:

– Calma, Francisco. Deixa ela fazer o que está com vontade, a vida é dela.

– Mas ela vai ganhar pouco, ninguém dignifica essa profissão. Deveria insistir em ser médica, aí ela seria valorizada e poderá salvar vidas. É uma profissão nobre.

Todos estavam impactados com a novidade, e Júlia mantinha-se quieta, pois não sabia argumentar a seu favor, temia fraquejar. Ninguém falou mais nada.

E então quatro longos anos se passaram, de muito estudo, desafios e estágios, até a conclusão da Faculdade de Educação. Hoje é dia de festa! Dia da formatura das novas professoras! Todas estão contentes, e Julia está entre elas. Seus pais, irmãos, a avó e Janine estão presentes. A cerimônia tem início e segue o protocolo regulamentar. O paraninfo vai buscar as formandas para o ritual de passagem: as jovens sobem ao palco como estudantes e descerão como profissionais da Educação.

Em determinado momento, Júlia Lins da Silveira é chamada para proferir o discurso de oradora da turma. Naturalmente ela estava nervosa, mas dirigiu-se à tribuna e, após as saudações formais, falou:

– Hoje é um dia muito especial! Estou, junto com minhas colegas, me formando como professora para crianças. No entanto, houve um tempo em que eu queria ser médica, porque queria salvar vidas, e os médicos é que fazem isso. Confesso que fiz duas vezes o vestibular e duas vezes não consegui. Passei a me sentir incapaz e muito infeliz. Eu queria tanto salvar vidas! Mas uma amiga me disse que eu não podia ver sangue e tinha medo de tomar injeção. Então que médica eu seria? Foi quando eu compreendi que antes de tudo eu precisava salvar a minha vida. Desde criança eu admirava as letras, admirava a minha professora e tinha vontade de ser como ela. Então me decidi por essa profissão, recobrei o ânimo, comecei a me sentir segura, e a ideia de não ser capaz foi desaparecendo.

Júlia estava se sentindo bem, o nervosismo cedera lugar a uma confiança tranquila. Ela então continuou:

– Agora peço licença para lhes contar uma história, que vocês talvez até já conheçam. Aconteceu, não faz muito tempo, com uma pessoa que foi tomar banho em um rio. Ele era um homem simples, forte e sabia nadar muito bem, mas era analfabeto, nunca havia ido à escola. Ele conhecia bem aquela região, mas não aquele rio. Na areia, havia uma placa rústica, uma tábua tosca fincada no chão, com muitas letras, para as quais ele olhou, mas não deu importância. Fazia muito calor, e ele estava contente porque iria se refrescar. Correu, deu um pulo e mergulhou nas águas das quais nunca mais retornou. O que estava escrito na tabuleta? *Redemoinho.* Ele morreu porque não sabia ler. Muito obrigada!

Júlia foi muito aplaudida e cumprimentada. Seus pais estavam conformados e apreciaram a capacidade da filha. Ela estava de parabéns.

O sucesso surge quando o talento é desenterrado.

E lá no fundo do auditório, sem que ninguém percebesse, estava o pássaro azul, tranquilo e feliz.

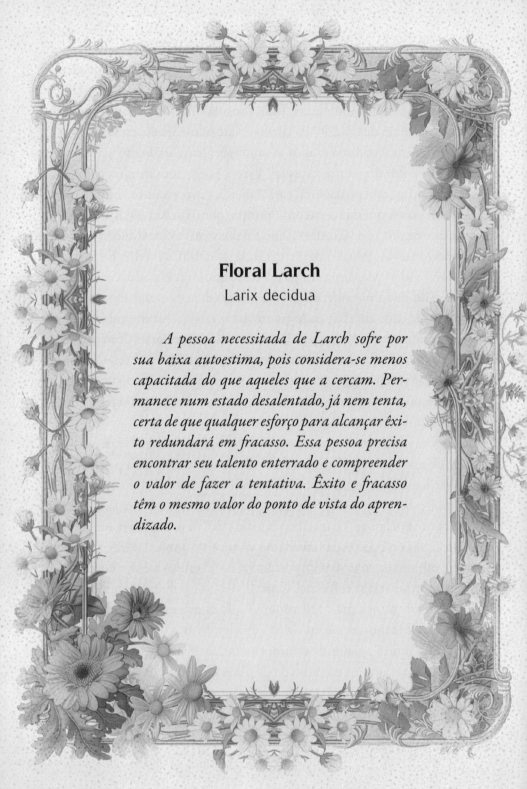

Floral Larch
Larix decidua

A pessoa necessitada de Larch sofre por sua baixa autoestima, pois considera-se menos capacitada do que aqueles que a cercam. Permanece num estado desalentado, já nem tenta, certa de que qualquer esforço para alcançar êxito redundará em fracasso. Essa pessoa precisa encontrar seu talento enterrado e compreender o valor de fazer a tentativa. Êxito e fracasso têm o mesmo valor do ponto de vista do aprendizado.

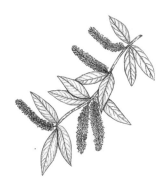

24
O tarô das flores
Willow

    Angelina chegou cedo ao local em que Madame Abdir atendia, uma taróloga muito conceituada e com a qual havia marcado uma consulta. Ela estava ansiosa por essa entrevista, mas era preciso aguardar um pouco, pois Madame estava ocupada atendendo. A jovem foi solicitada a fazer o pagamento antecipadamente, o que ela fez, porém pensava: "Tomara que valha a pena".

    A sala de espera era simples, uma escrivaninha e a cadeira para a secretária, duas poltronas pequenas para os clientes, um aparador com copos descartáveis, duas garrafas térmicas, uma com água e outra com chá.

    Angelina estava inquieta, queria falar logo com Madame Abdir. A demora a estava angustiando, e o tempo da espera adquiria a dimensão de sua ansiedade, mas ela precisava aguardar a sua vez. O que iria ouvir? Receberia as respostas que tanto buscava?

    Angelina vivia consumida por suas aflições e ressentida com todos que não a valorizavam, ao menos assim ela sentia. Atribuía aos outros a culpa de seus infortúnios, e ela era a pobre coitada sofredora. Em seu íntimo guardava um sentimento de haver sido injustiçada pelo destino e não se eximia de proclamar seu desgosto em lamentações queixosas, para despertar nos circundantes o sentimento de compaixão, o que nem sempre acontecia. Não podia mostrar-se contente, mesmo que tivesse bons motivos, para não abandonar suas lamúrias. Em outros momentos, comportava-se amigavelmente, mas um sentimento, muito bem guardado nos recônditos de seu coração, um fungo emocional de inveja, corroía a felicidade alheia e minava o ambiente. Incapaz de oferecer amor, carinho e cuidados a quem precisasse, refugiava-se em seu egoísmo, só queria receber, e as atenções que ganhasse passavam despercebidas por ela, ou as considerava de menor importância.

– Dona Angelina, pode passar.

Finalmente havia chegado sua vez de ser atendida. A consulente anterior saíra contente, o que Angelina observou, então achou que talvez pudesse confiar, porém continuava um tanto temerosa pelo que iria ouvir.

Entrou no consultório. Era um aposento pequeno, iluminado por um abajur, que possibilitava uma parca luminosidade; num canto havia uma pequena mesa com uma toalhinha branca de crochê sobre a qual havia velas, flores, imagens de santos, pedras coloridas e um incenso, que exalava uma pequena fumaça e um cheirinho agradável. Todo o ambiente recendia a ervas e mistério, que aos olhos de Angelina era estranho, havia um quê de fascínio e ao mesmo tempo amedrontador, como se dali a alguns momentos algo inusitado pudesse acontecer e toda sua vida fosse sofrer uma reviravolta. Poderia entregar-se ou deveria manter-se em guarda? Ela estava assustada!

Madame Abdir, sentada atrás de uma escrivaninha, onde também havia flores, algumas pedras, uma Bíblia, um rosário e outros objetos que a jovem não identificava, tinha as cartas em suas mãos. Era uma senhora de cabelos grisalhos, olhar profundo e penetrante. Cumprimentou a consulente e indicou-lhe a cadeira em frente. Angelina sentou-se e ficou aguardando, intimamente se perguntando se fizera bem em ir até ali. Pressentia algo que iria revelar seu destino, que atraía e ao mesmo tempo inspirava medo. O que iria acontecer? Seria bom? Angelina já não sabia o que sentia, tomada de temores e inquietudes.

Madame Abdir, com o Tarô das flores (*Tarot des fleurs*) nas mãos, embaralhava as cartas tranquilamente. Parou, olhou fixamente para Angelina e lhe perguntou seu nome. A seguir colocou o baralho sobre a mesa e pediu à jovem que o cortasse duas vezes. Reuniu novamente as cartas e as segurou entre as mãos por alguns momentos, de olhos fechados.

Angelina não aguentava mais!

Por fim, Madame Abdir virou a primeira carta (Absinthe – *Artemisia absinthium*) e começou a falar:

– Você teve uma decepção amorosa, está desgostosa e amargurada, sente-se injustiçada e incompreendida.

Angelina se surpreendeu. Sim, era verdade.

Quando ela conheceu Vicente, um jovem advogado, imediatamente por ele se apaixonou e tudo fez para conquistá-lo, mas suas tentativas foram vãs. No entanto, ao conhecer Mercedes, a irmã dela, essa despertou o interesse do rapaz e eles iniciaram um namoro, para mortificação de Angelina.

Madame virou outra carta (Aristoloche – *Aristolochia gigantea*):

– Você está prisioneira de uma paixão atraente, mas que só lhe traz má sorte.

Lamier blanc (*Lamirium álbum*):

– Você foi trocada por outra. Está com muitos ciúmes e tem inveja da felicidade dela.

– Ciúme admito, mas inveja não! – Ofendeu-se Angelina.

No entanto, ela invejava sua irmã, pois achava que essa tivera melhor sorte, tornou-se engenheira, ganhava muito bem e agora tinha Vicente, enquanto ela estava só e era uma simples secretária num escritório de advocacia.

Sem atentar para as palavras da jovem, Madame Abdir virou outra carta (Menthe – *Mentha arvensis*):

– Você se intrometia na relação do casal, de alguma forma minando o namoro, querendo destruir a felicidade deles.

Angelina, indignada, não estava aguentando, gostaria de sair dali imediatamente, mas ficou. Lembrou-se de que no período do namoro de sua irmã, sempre que podia, ela depreciava Vicente, desqualificando-o de alguma forma. Acontecia, então, que Mercedes se aborrecia com a irmã, embora, às vezes, se deixasse influenciar e acabasse brigando com o namorado. Porém eles se amavam e voltavam a fazer as pazes, então apesar desses desentendimentos, eles noivaram e se casaram, para grande frustração de Angelina

Madame Abdir, imperturbável, mostrou outra carta (Gratteron – *Galium aparine*):

– Você mostra uma aparência que não coincide com a verdade, finge sorrisos, mas sente raiva e nutre autopiedade.

Angelina agora estava ficando muito irritada, ia interpelar a taróloga, mas esta, sem se alterar continuou (Alkékenge – *Physalis alkekengi*):

– Você guarda sentimentos secretos, que não quer admitir, nem revelar, nem para você mesma. Você tem muita mágoa guardada, uma raiva passiva não declarada.

Angelina remexeu-se na cadeira, como ensaiando ir embora.

Madame Abdir apresentou outra carta e continuou (Grassette – *Pinguicula*):

– Esse sentimento tem relação com sua sombra, aquilo que permanece oculto em você e a prejudica.

Angelina, agastada, estava ali buscando uma solução para sua vida e não ouvir coisas desagradáveis a seu próprio respeito, então impaciente, interrompeu Madame Abdir:

– O que eu quero é saber o que devo fazer para que as coisas deem certo para mim.

Madame Abdir ergueu os olhos e encarou Angelina. Foi um olhar cortante, perscrutador. Continuou:

Lierre terrestre (*Glechoma hederaceae*):

– Você precisa encontrar a cura.

Calmamente, a taróloga virou mais duas cartas.

Aneth odorant (*Anethum graveoler*):

– Você terá que fazer uma pequena viagem.

Ményanthe (*Menyanthes trifoliata*):

– E fará uma mudança.

Agora Angelina se entusiasmou. "Então farei uma viagem e vou me mudar?", pensou. Sim, era isso, ela deveria mudar-se para outro lugar, conhecer outras pessoas, que a valorizassem e então acreditava encontraria a felicidade. Entusiasmada, perguntou:

– Pode me dizer para onde devo ir?

Madame Abdir virou outra carta (Oak – *Quercus robur*):

– Você terá que entender a lei.

– Lei? Que lei? – Angelina perguntou, surpreendida.

Olhando novamente para a jovem, como quem revela uma grande verdade, a taróloga esclareceu:

– A Lei da Correspondência – e continuou:

Nova carta (Chardon marie – *Silybum marianum*):

– O que fazemos ou pensamos sempre retorna para nós, pois é uma criação nossa e nos pertence. Somos responsáveis pelo nosso destino.

Grande era a inquietação de Angelina. No entanto, sem perceber ou talvez sem se preocupar com o fato, Madame Abdir, concentrada, continuava (Violette – *Saintpaulia ionantha*):

– Você terá que retornar, voltar para casa, para seu mundo interior, se quiser encontrar seu lugar e propósito nesta vida. Você só olha para fora.

Angelina não estava entendendo.

Hera-terrestre (*Glechoma hederaceae*):

– Mas para alcançar a cura você terá que subir, sozinha, a Grande Montanha.

"Que coisa mais estranha!", Angelina pensou.

Em seguida. Madame Abdir virou mais duas cartas, colocando-as lado a lado, e falou:

– Lá no topo da montanha...

Olivier (*Olea europaea*):

– Você encontrará a paz...

Muguet (*Convallaria majalis*):

– ...e a felicidade.

A seguir, a taróloga recolheu as cartas, o que dava a entender que a consulta havia terminado.

Angelina saiu de lá aborrecida, achando que fora uma tolice fazer essa consulta, gastara dinheiro à toa; a mulher era louca, uma charlatã, pois só dissera bobagens.

Afinal, o que Angelina buscava? Ela só queria ser amada, como todos nós queremos, e o que há de errado nisso? Nada. O erro estava na forma como ela fazia seu pedido.

Angelina estava inquieta, não sabia o que pensar nem o que fazer, algo convulsionava seu interior. Madame Abdir lhe dissera que encontraria a realização de sua vida se voltasse para casa e subisse a Grande Montanha, que ficava ao norte da cidade, em direção ao mar. Angelina não se agradou da ideia, que lhe pareceu absurda. No topo da montanha não há nada, o que ela poderia encontrar ali? E o que tinha a perder? Resolveu seguir a orientação.

No dia seguinte, pela manhã, Angelina iniciou sua caminhada. A escalada era íngreme, mas ela estava determinada. Era verão, o sol brilhava, fazia muito calor, o que tornava a subida mais cansativa. Após algum tempo, ela estava exausta e somente na metade do caminho. Pensou em desistir, mas se obrigou a continuar até, finalmente, chegar ao topo da montanha!

Do alto, via-se uma paisagem deslumbrante, de toda cidade e do horizonte, que parecia não ter fim. Havia bastante espaço, e ela podia locomover-se tranquilamente. Foi até uma beirada e viu um imenso despenhadeiro de pedras, que se jogava num mar revolto. Assustou-se! Do outro lado, só o caminho de volta. Frustrada, revoltou-se com a taróloga que a enganara, como todos que não a entendiam e nunca a ajudaram. Indignada, cansada e amedrontada, sentou-se no chão. O que fazer agora? Atirar-se no abismo para acabar de vez com seu sofrimento, ou retornar sem ter alcançado nada?

Era meio-dia, ela estava com sede, fome, mas não trouxera água nem algo para comer; sentia-se exaurida, então deitou-se sobre as pedras quentes e fechou os olhos. A subida fora fatigante, precisava descansar, no entanto não conseguiu. As pedras eram duras, e o sol ardente queimava sua pele. Ergueu-se. Gostaria de ter a sombra de uma árvore, para aliviar seu padecimento, mas não havia nenhuma. Tinha sede e não havia qualquer fonte com água fresquinha. Seu rosto ardia, calcinado pelo sol, e ela estava ali, sozinha, diante do nada, como sempre. Talvez houvesse chegado seu fim. A morte talvez a levasse para uma vida melhor. Bastaria atirar-se no despenhadeiro! Quem sabe então todos perceberiam o que haviam feito com ela! Mas a ideia da morte não a atraiu. Ela queria viver! Estava cansada, dolorida, sedenta, amargurada e querendo entender a razão de toda sua infelicidade.

E como ela chegara até ali? Foram seus passos que a levaram até o alto dessa montanha, ninguém a obrigou. Sentou-se na pedra quente e ficou estática, sem se mover, com os pensamentos rodopiando em sua cabeça. Aos poucos, foi se dando conta de suas atitudes, de suas constantes queixas, lamúrias, negatividades, percebeu que tinha muita pena de si mesma e buscava consolo nos outros. Em tudo que lhe acontecia, culpava o destino, a má sorte, e agora percebia que somente ela era a responsável pela situação em que se encontrava. Sua vida era um reflexo de si mesma, do que sentia, do que pensava. Estava sempre em busca de alguém que lhe desse aquilo que ela não dava a si mesma, nem a ninguém. Ela se acreditava vítima e infeliz, então tudo fazia para atrair situações que reforçassem essa ideia. Sempre que expressava seu mau humor, sua insatisfação e desagrado, em verdade, dava munições à Fortuna para validar sua crença vitimosa. Ela cultivava uma raiva fria que nunca se expressava claramente, mas corroía sutilmente os outros e o meio ambiente. Essas constatações eram muito dolorosas, mas era preciso olhar para elas.

Angelina suspirou e, buscando o ar da compreensão, respirou profundamente.

Lembrou-se então das máximas de Hermes Trismegisto, inscritas na Tábua de Esmeralda: "Assim como é em cima, é embaixo, assim como é dentro, é fora". Essa era a Lei da Correspondência! Uma coisa é reflexo da outra. A vida é um espelho, que reflete a nossa imagem interior: o que pensamos e expressamos torna-se a nossa sina.

Ela precisava mudar e só dependia dela. A mudança seria lenta e árdua, muitas vezes escorregaria nos mesmos erros, mas com persistência haveria de conseguir. Lembrou-se também da oração do Pai-Nosso: "Assim na Terra como no céu". Sua vida na Terra poderia ser como no céu. Essa era a lei.

Angelina chorou, e suas lágrimas molharam-na, refrescaram seu rosto e aliviaram seu coração. Pensou em sua mãe, seu pai, sua irmã, que estava grávida! Ela tinha uma família a quem poderia amar e que, com certeza, a amava. Ela tinha um emprego, colegas! Tinha saúde, era jovem ainda. Uma vida pela frente! Ela então compreendeu que precisava amar as pessoas, tratá-las com gentileza, sem nada exigir. Para receber ela precisava dar: "Pois é dando, que se recebe", como diz a Oração de São Francisco.

Nesse momento, sentiu seu coração preencher-se por uma imensa gratidão. Não havia mais despenhadeiro e solidão, apenas o caminho de volta para casa e uma nova vida, com paz e felicidade.

Obs.: O *Tarot des fleurs* foi criado por Valeriane de Surrel e produzido, pela primeira vez em 1989, na França, por France Cartes/Baptiste-Paul Grimaud, uma antiga fábrica de cartas.

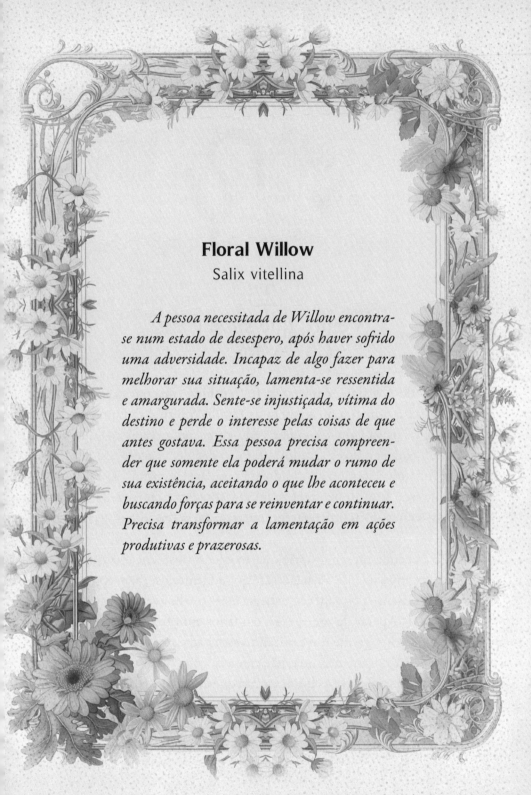

Floral Willow
Salix vitellina

A pessoa necessitada de Willow encontra-se num estado de desespero, após haver sofrido uma adversidade. Incapaz de algo fazer para melhorar sua situação, lamenta-se ressentida e amargurada. Sente-se injustiçada, vítima do destino e perde o interesse pelas coisas de que antes gostava. Essa pessoa precisa compreender que somente ela poderá mudar o rumo de sua existência, aceitando o que lhe aconteceu e buscando forças para se reinventar e continuar. Precisa transformar a lamentação em ações produtivas e prazerosas.

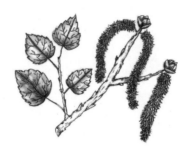

25
Ventos que sussurram
Aspen

Quando Cristiane nasceu, ela foi recebida com muita festa e alegria, por ser a primeira filha e neta da família Silveira. Era uma criança saudável, mamava com vontade e cedo começou a reagir aos que dela cuidavam com sorrisos e agrados. O único problema acontecia durante a noite, quando acordava chorando, inconsolável, e custava a se acalmar, apesar de estar bem alimentada, sequinha, convenientemente agasalhada e de boa saúde, portanto, aparentemente estaria tudo bem. Pesadelos? Talvez.

Para dormir em seu próprio quarto, recusava-se a ficar sozinha, exigindo a presença da mãe a seu lado até que adormecesse, bem como que a porta do aposento permanecesse aberta e sempre houvesse uma luz acesa no corredor. Apesar de todos esses cuidados com frequência acordava, no meio da noite, tremendo e gritando assustada. Era muito difícil para ela adormecer novamente. Sua mãe cantava, com voz suave, cantigas de ninar, mas ela começava a chorar e dizia que eram tristes. Outro recurso era contar histórias, menos contos de fada, por causa das bruxas e dos demônios, que a assustavam. Algumas vezes, a menina pedia que a mãe rezasse o Pai-Nosso e a Ave-Maria, o que deveria ser repetido muitas vezes, como um mantra, até que, por fim, o sono a vencia e ela adormecia. E a mãe estava exausta.

Durante o dia, Cristiane ficava bem, era tranquila, brincava sozinha, distraía-se com suas bonecas, panelinhas e conversava com amiguinhas imaginárias. Era saudável, como se espera que seja uma criança. No entanto, participando de festas infantis ou se divertindo em um parque, de repente, a menina paralisava tremendo de medo. Esses ataques de pânico eram inesperados e aconteciam nas mais diversas situações. Qual seria a causa? Aparentemente, nenhuma. Seus pais e avós eram atenciosos e afetivos, e nenhum acontecimento traumático havia ocorrido durante sua gestação e sua infância, portanto nada parecia justificar tais crises. Ninguém sabia a razão, nem o pediatra que foi consultado.

O tempo foi passando, e Cristiane, agora com 7 anos, foi para a escola, o que se transformou em outro problema. No início, ela ficava bem, porém, inexplicavelmente, sentia-se mal, chorava e pedia a presença da mãe. Aos prantos e tremendo, dizia que se a mãe não viesse viria um monstro e iria devorá-la. As professoras tentavam acalmá-la, mas sem sucesso, pois somente a presença da mãe resolvia o problema. Em outras ocasiões, durante o recreio, a menina conversava com suas amiguinhas, que só ela enxergava, o que provocava risadas nas outras crianças, que diziam ser ela louca, pois falava sozinha. Cristiane não entendia e perguntava:

– Mas vocês não estão vendo?

As colegas, então, debochavam mais ainda. Cristiane sofria, sentia-se confusa, humilhada e não queria mais ir à escola.

Um domingo de manhã, dona Clélia, mãe de Cristiane, católica praticante, foi à missa levando a filha, que estava contente e tranquila. A cerimônia começou, havia um clima de paz e recolhimento que parecia emanar dos vitrais coloridos da igreja por onde a luz penetrava. Cristiane estava quieta, de olhos fechados, parecia absorta, em beatitude, porém, de repente, enquanto o padre realizava a cerimônia religiosa, a menina se levantou e gritou:

– Papai!

Saiu de junto da mãe e correu pelo corredor da igreja, de braços abertos e erguidos, em direção ao altar. Porém, repentinamente, parou, virou-se e olhando para a mãe, disse:

– Papai foi embora.

Chorando e muito aflita, voltou para junto da mãe.

– Estou com medo. Papai foi embora!

A mãe, baixinho, a repreendeu.

– Cristiane, pare de chorar e de dizer bobagens. Papai está bem, está em casa.

– Mamãe, eu vi! Papai foi embora.

– Pare, Cristiane! – a mãe a repreendeu, já zangada – Chega!

A menina se encolheu chorosa e agarrando a mãe, pediu:

– Vamos pra casa, mamãe.

As pessoas que presenciaram a cena nada entenderam.

Terminada a cerimônia, mãe e filha voltaram para casa. Lá chegando, encontraram o pai caído no chão do pátio. Assustada, dona Clélia correu ao seu encontro, apenas para constatar sua morte. Ele subira numa escada para consertar o telhado, se desequilibrara e ao cair bateu a cabeça no piso, que era de pedra, e o impacto foi tão violento que ele não resistiu. Dona Clélia, desorientada, buscou ajuda com os vizinhos, que a orientaram a entrar em contato com o Instituto Médico-Legal (IML) para a necessária Certidão de Óbito. Cristiane tudo acompanhava, sempre chorosa e agarrada à mãe. Depois aconteceu o velório, muito triste, que foi noite adentro. No dia seguinte, segunda-feira, numa tarde chorosa, aconteceu o enterro. Assim, Cristiane viu o corpo de seu pai sendo levado embora e desaparecer para sempre.

Esse fato aconteceu aos 8 anos de Cristiane e, em seu íntimo, a menina entendeu que fora a responsável pelo acontecido. As visões e os pressentimentos continuaram atormentando Cristiane, mas ela parou de falar neles, como se desse modo pudesse impedir sua concretização. Desenvolveu um pensamento mágico de controle e poder. Cristiane calou-se.

A menina cresceu, tornou-se uma jovem quieta e retraída. Muitas vezes, trancava-se em seu quarto e era possível ouvi-la falar, sabe Deus com quem, sem que fosse possível identificar o que ela dizia. Não tinha amigas, não sorria e se descuidava de seus deveres escolares. Estava com uma aparência deplorável, emagrecida, pois recusava-se a comer, pouco dormia e se escondia em roupas escuras, um casaco grande com capuz, que encobria parcialmente seu rosto. Ela cada vez mais se isolava, não queria falar com ninguém e permanecia imersa em seus pressentimentos e temores.

Sua mãe, muito preocupada, não sabia mais o que fazer. Foi aconselhada a buscar ajuda médica. Marcou uma consulta, e Cristiane, embora relutante, compareceu. Após ter os resultados dos exames solicitados, o clínico apenas constatou uma leve anemia, facilmente tratável. Receitou um complemento vitamínico, recomendou uma atividade física, sair mais de casa, apanhar sol e ter uma boa alimentação. Aconselhou, também, uma terapia com um psicólogo ou psiquiatra, para tratar o que julgou ser uma depressão. Cristiane, porém, se recusou a fazer o tratamento indicado.

Sua mãe, então, foi se aconselhar com seu padre confessor e pediu ao religioso um tratamento espiritual, conversando com a menina e rezando missas. O religioso concordou.

No primeiro encontro do clérigo com Cristiane, esta, inicialmente, mostrou-se arredia e depois começou a debochar do sacerdote, da igreja e de qualquer religião. O sacerdote se assustou. Comunicou à mãe que levaria o caso ao bispo para esclarecimento. Tal foi feito, e aquele sentenciou que a menina estava possuída pelo Maligno, sendo necessária uma exorcização. Esse procedimento, porém, foi um fracasso. O padre exorcista nada conseguiu e não houve qualquer melhora no ânimo da jovem.

Sem mais saber como ajudar sua filha, dona Clélia levou-a a um médico psiquiatra. Esse solicitou alguns exames, e não constatando nenhum problema neurológico propôs:

– Você pode tomar medicamentos e fazer uma terapia psicológica, simplesmente tomar medicamentos ou apenas fazer a terapia. O que você prefere?

Cristiane sofria muito, não suportava mais, estava chegando ao seu limite, e a ideia de falar com alguém, que talvez a entendesse, deu-lhe alguma esperança. Após alguns instantes, de cabeça baixa, ela decidiu:

– Terapia.

Foi encaminhada a uma psicóloga, e começaram as sessões.

A jovem tinha muita dificuldade para falar a respeito do que a incomodava, apenas respondia às perguntas da terapeuta com monossílabos, e havia muitos momentos de total silêncio, mas ela não faltava às consultas. Vera Lúcia tinha paciência e, inicialmente, estava empenhada em conquistar a confiança da moça e estabelecer um vínculo com ela, indispensável para que o trabalho terapêutico acontecesse. Após algumas sessões, Cristiane, sentindo-se mais segura, conseguiu relatar o episódio da infância ocorrido na igreja, o medo que sentiu e a decisão que havia tomado.

A psicóloga, percebendo que era o momento adequado, incentivou-a a prosseguir falando, mostrando-se interessada e demonstrando que acreditava no que a jovem dizia. Cristiane prosseguiu:

– Eu vejo pessoas, que os outros dizem não ver. Não os conheço, mas eles se aproximam de mim, aí eu sinto o que eles sentem e sempre estão sofrendo, mas o que eu posso fazer? E o pior são os pressentimentos. São sempre coisas ruins, só acidentes, catástrofes, mortes. É horrível! Às vezes acontecem, às vezes não. Fico confusa. Devo falar, posso prevenir alguma coisa, ou é loucura minha? Estou delirando ou sou louca mesmo? Por favor, me diz!

Depois desse desabafo, Cristiane, em total desespero, se encolheu na poltrona e puxou o capuz sobre seu rosto, tapando-o completamente.

– Calma, Cristiane, eu estou aqui. Está tudo bem. Você está segura.

Vera Lúcia ofereceu à jovem um copo d'água, e ela mesma também tomou. Esperou que Cristiane se acalmasse, então perguntou:

– Diga-me, como você vê essas pessoas?

– Normal.

– Como, normal?

– Como qualquer pessoa normal, de roupa, sapatos, caminhando, se movimentando. Mas eles estão mortos, só que se confundem com os vivos. Aparecem e desaparecem. Não sei quem é quem. Eu não queria enxergar, mas não depende de mim. Acontece independente da minha vontade. Às vezes, acordo de manhã e não vejo nada de anormal, fico contente. É um alívio. Mas de repente tudo recomeça. Já pensei em me matar para parar com esse sofrimento. Mas aí eu serei como eles.

Por alguns momentos ninguém mais falou. Um silêncio estranho pairava no ar, parecia que algo estava para acontecer. Vera Lúcia, ela própria sentindo-se insegura, respirou profundamente, reuniu suas forças e continuou.

– Agora, você está vendo alguém, além de mim?

– Sim, vejo um homem atrás de você.

A psicóloga se inquietou, porém decidiu incentivá-la a continuar, acreditava que chegariam a algum lugar.

– Você vê um homem atrás de mim. E como é esse homem?

– É um senhor de meia-idade, grisalho, nem alto nem baixo, olhos escuros e tristes.

– Sim.

– Ele tem uma cicatriz no rosto, debaixo do olho esquerdo.

– Meu pai!

Sem querer, a psicóloga falou. Estava atônita, pois a descrição era correta. Cristiane começou a se inquietar e parecia muito aflita.

– Preciso de papel e lápis.

Vera Lúcia, imediatamente, providenciou o que a moça havia pedido. Ela começou a rabiscar, rápida e nervosamente. A seguir, estendeu o papel para a terapeuta, que leu a mensagem:

Perdão, minha filha,
seja feliz com Estêvão.
Seu pai que lhe ama.
Gonçalves.

A psicóloga estava em choque. Cristiane parecia aliviada, sentou-se melhor na poltrona e afastou o capuz de sua cabeça.

Prolongados instantes de silêncio.

Por fim, Vera Lúcia, emocionada, falou:

– Meu pai foi contra meu casamento com Estêvão. Nunca aceitou, nem quando seu neto nasceu. Sofri muito. Ele morreu sem fazer as pazes comigo. Ele sempre assinava *Gonçalves*, pois detestava seu nome, *Porfírio*.

Agora, era a psicóloga que, emocionada, deixava lágrimas descerem por seu rosto. Cristiane se compadeceu dela e teve vontade de abraçá-la, mas se conteve. Nesse momento, quem era a terapeuta, quem era a paciente? Assim terminou essa sessão, com Cristiane sentindo-se bem melhor.

Vera Lúcia agora não sabia o que pensar nem como lidar com a situação. Ela precisava de ajuda. Pressentia que não era a ciência que iria resolver o caso. A questão era muito mais complexa e profunda, era espiritual. Lembrou-se, então, de um colega de profissão que se dizia espiritualista. Ligou para ele e marcou um encontro.

Mário a recebeu com satisfação, ouviu atentamente o relato do sofrimento de Cristiane e, sem se perturbar, começou a explicar:

– Aqui, temos um caso de mediunidade não atendida. Essa jovem é médium.

– E o que isso quer dizer?

– A mediunidade é uma faculdade que todas as pessoas possuem, em menor ou maior grau. Médium é aquele que consegue perceber ambos os planos, o daqui e o do além, servindo de intermediário entre eles. Porém costuma-se usar essa denominação somente para aqueles que a apresentam num grau bem característico e observável.

– Todos têm mediunidade!? – Vera Lúcia quis confirmar

– Sim, mas nem todos enxergam os seres que habitam o plano astral, porém podem perceber seu sofrimento e necessidade de ajuda, alguns têm premonições quando adentram o futuro e veem o que poderá acontecer, outros captam ideias do inconsciente coletivo, podem sentir perfumes suaves, ventos em locais totalmente fechados ou, simplesmente, ter intuições. Tudo isso é possível graças à mediunidade. Porém, dependendo do que acontece, a pessoa pode ter muito medo, sentir tremores, arrepios inexplicáveis e até taquicardias.

Vera Lúcia ouvia, mas não sabia o que fazer, então perguntou:

– E qual é o tratamento para a Cristiane?

– No caso dessa jovem, ela é uma médium sensitiva e vidente, pois sente e enxerga os espíritos que perambulam aqui pela Terra e ainda não conseguiram seguir para o outro lado, então esses espíritos precisam de atendimento e tratamento e...

Vera Lúcia o interrompeu:

– Mas a Cristiane sofre, ela também precisa de atendimento.

– Correto. Ela precisa aprender a lidar com a sua mediunidade. Sugiro que a Cristiane frequente uma casa de orientação espiritual para receber atendimentos e esclarecimentos por meio do estudo, exercício e trabalho mediúnico, o que lhe trará a conscientização de sua especial faculdade e como lidar com ela.

— Ela deixará de ter visões dos espíritos? — Vera Lúcia quis saber.

— Talvez não, porém perderá o medo, estará mais consciente do que acontece e deixará de sofrer a influência deles. Ao sentir a aproximação de um sofredor desencarnado, Cristiane aprenderá a encaminhá-lo, em oração, a um local adequado para atendimento, e ela ficará bem.

— Ela terá que frequentar essa casa para sempre? — A psicóloga quis saber.

— Em absoluto. Ela só continuará frequentando se for de seu agrado.

Vera Lúcia estava ávida por saber mais.

— Isso tudo é novo para mim e tenho dúvidas. Por exemplo, mesmo que uma pessoa não seja médium, ela poderá sentir a influência de algum espírito sofredor?

— Sim, muitas vezes mudamos de humor sem saber por que, e se a causa não for outra, poderá ser uma influência espiritual.

— E o que a pessoa pode fazer?

— Orar, pedir ajuda a Deus. A prece sempre é benéfica. Devemos conduzir nossa vida em oração. Nosso cotidiano deveria ser um ritual de reverência e amor. Você não precisa ir a uma igreja ou a um centro espírita para orar, pode fazê-lo em sua própria casa, enquanto cozinha o feijão e o arroz ou está se encaminhando para o seu trabalho. A oração pode ser apenas um agradecimento e um pedido de ajuda. É simples. Qualquer pessoa pode fazer.

Vera Lúcia pensava em tudo que Mário lhe dissera, em sua própria vida, no quanto estava se sentindo bem e em paz. Ela então, em pensamento, agradeceu a Deus e a Cristiane, que fora o instrumento para o reencontro com seu pai. Apesar disso, Vera Lúcia ainda tinha dúvidas:

— Mais uma coisa, Mário, por que ela teve que sofrer tanto tempo até chegar aqui?

— Tudo tem o momento certo, e só quando estamos prontos o auxílio chega.

Sentindo-se mais segura, Vera Lúcia solicitou que Mário atendesse a jovem no centro espírita que ele dirigia.

Na próxima consulta, a psicóloga contou a Cristiane a conversa que tivera com Mário e a possibilidade de atendimentos. A jovem ouviu com atenção e vislumbrou, finalmente, uma possibilidade real de ajuda. No entanto, temerosa, solicitou que a psicóloga a acompanhasse.

Na semana seguinte, elas compareceram à casa espírita para os atendimentos, que ocorreram durante alguns meses. À medida que Cristiane ficava mais confiante, as melhoras em sua vida pessoal e social já se faziam notar, andava mais alegre, largou as roupas escuras, alimentava-se melhor, fez um bonito corte de cabelo e atendia a seus deveres escolares. Tornou-se uma pessoa tranquila e exercia sua mediunidade somente no centro espírita. Aprendeu a lidar com sua vidência sem medo e, ao sentir a aproximação de um espírito sofredor, mentalmente, em prece, ela o encaminhava para a casa espírita. Ela ajudou muita gente, colocando-se a serviço da espiritualidade, com o dom que recebera.

Assim, Cristiane realizou sua vida, sem nenhum problema, como qualquer pessoa comum. Um dia se casou, teve filhos, trabalhou, foi feliz, chorou algumas vezes, adoeceu, se curou e, já bem velhinha, deixou seu corpo físico e retornou para a pátria espiritual.

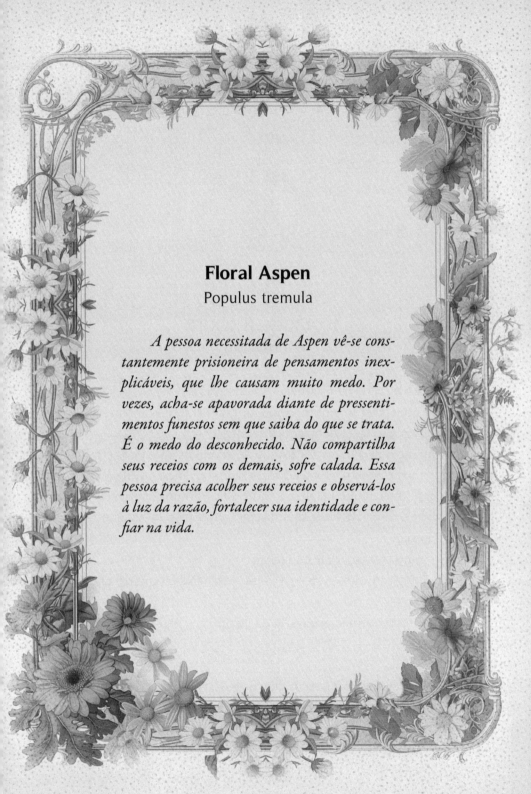

Floral Aspen
Populus tremula

A pessoa necessitada de Aspen vê-se constantemente prisioneira de pensamentos inexplicáveis, que lhe causam muito medo. Por vezes, acha-se apavorada diante de pressentimentos funestos sem que saiba do que se trata. É o medo do desconhecido. Não compartilha seus receios com os demais, sofre calada. Essa pessoa precisa acolher seus receios e observá-los à luz da razão, fortalecer sua identidade e confiar na vida.

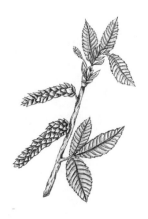

26
Rolando a pedra
Hornbeam

Esta é a história de Heitor!

Ele é uma pessoa comum, como tantas outras que andam pelo mundo e parecem não fazer nenhuma diferença.

A infância de Heitor foi tranquila, teve pais amorosos e presentes que tudo lhe proveram, cresceu forte e saudável, apesar de haver saído da fábrica com uma pequena falha: o motor de arranque era fraco. Quando sua mãe lhe pedia para fazer alguma coisa, ele costumava dizer:

– Já vai.

O tempo passava, e ele não fazia.

Era desorganizado com suas coisas pessoais, seu quarto era sempre uma bagunça.

– Heitor! – a mãe gritava lá da cozinha. – Vai tomar seu banho, menino.

– Já vou.

Ele ia, mas demorava até ir, depois gostava e ficava debaixo do chuveiro durante horas. Custava a sair. Fazê-lo levantar de manhã para ir à escola era um sacrifício. Quando ele finalmente saía de casa, sua mãe suspirava aliviada.

Heitor era um menino inteligente e sempre acabava dando conta de suas atividades escolares. Após o término das aulas, estava mentalmente exausto, afinal estudara toda a manhã, precisava almoçar e dormir algumas horas para se recompor.

Nos fins de semana, ficava feliz quando a família ia viajar ou visitar algum parente onde houvesse primos de sua idade e pudesse se divertir, quando parecia incansável. No entanto, os finais de semana terminavam, e tudo recomeçava.

Agora, adulto, Heitor continua com preguiça para se levantar de manhã, seja qual dia da semana fosse, em especial às segundas-feiras. Ele trabalha num cartório, serviço burocrático, começa às nove horas, vai almoçar ao meio-dia, retorna a uma e encerra o expediente às dezoito, de segunda a sexta-feira; folga sábados, domingos, feriados e, a cada ano trabalhado, tem um mês de férias.

Diariamente, ele precisa acordar às sete da manhã e, antes de sair, tomar banho, vestir-se, alimentar-se, depois caminhar até a parada de ônibus, embarcar e viajar até chegar ao local do trabalho. Todos os dias é a mesma coisa, nada de novo, nem a paisagem muda. O problema maior de Heitor acontece às segundas-feiras, quando a preguiça para se levantar é muito grande. Ele bem que gostaria que as manhãs começassem mais tarde. Quando se estabelece o Horário de Verão, fica pior ainda, pois o dia começa uma hora mais cedo. Ele imagina como seria bom se houvesse o horário de inverno, para acordar uma hora mais tarde, em especial nas manhãs geladas e chuvosas.

Encerrado o expediente, ele vai para casa; mora sozinho. À noite, come qualquer coisa que encontre na geladeira e senta-se no sofá para ver TV. Olha o que aparece, notícias, reportagens, não tem um programa preferido. Muitas vezes, busca um filme, mas adormece no meio da sessão, pois está muito cansado. Então, sonolento, vai dormir.

Nos fins de semana reanima-se, assiste a uma partida de futebol, às vezes vai ao cinema e à noite encontra-se com os amigos para uma cervejinha.

O trabalho de Heitor nesse cartório foi seu primeiro emprego, há dezenove anos, e ele lá permanece acomodado até hoje. Já pensou em fazer outro concurso, onde fosse mais bem remunerado, porém tal façanha exigiria que ele estudasse muito, e disposição para tanto ele não tinha. Portanto o melhor era ficar onde estava, pois não ganhava tão mal assim e sobrevivia bem, não se queixava. Não faltava ao serviço, cumpria o horário, embora às vezes se atrasasse na entrada, mas trabalhava corretamente, ninguém reclamava.

Ele chega devagar, tira o casaco e o coloca no encosto da cadeira, senta-se, olha a pilha de documentos e suspira: "Ah! Meu Deus! Tudo isso para eu fazer! Parece que todos os dias há mais coisas".

Antes de iniciar, vai buscar um cafezinho e conversar com algum colega. O mais difícil para Heitor é começar, depois tem energia para realizar tudo o que for necessário.

Seu serviço é rotineiro, sempre fazendo a mesma coisa: olhar documentos, comparar assinaturas com o cartão de identificação, carimbar, assinar. Pronto, mais uma assinatura autenticada. Daqui a pouco, já há outras, e tudo recomeça. Também precisa registrar nascimentos, casamentos, óbitos, compra e venda de imóveis, e por aí vai. Não há nada de criativo ou estimulante em seu trabalho.

Heitor guarda um sentimento como o de Sísifo, da mitologia grega, que foi condenado a colocar uma enorme pedra em cima de um monte. Quando, após muito esforço, ele alcança o topo, a pedra rola morro abaixo. Então ele precisará retomar a tarefa, posicionar novamente a pedra lá em cima, que volta a rolar até o chão, eternamente. É a rotina que nunca tem fim!

Hoje, para Heitor parece ser um dia como todos os outros, mas não é. Ele está sorumbático, um tanto introspectivo. Está com 39 anos, no próximo mês fará 40... Não se casou, não tem filhos, nunca teve irmãos, e seus pais são falecidos. Ele se pergunta qual é o sentido de sua vida? Todos os dias faz a mesma coisa, trabalha, come, dorme; nos fins de semana se diverte, mas vendo a mesma partida de futebol, indo ao mesmo cinema, ao mesmo bar para se encontrar com os amigos e tomar uma cervejinha. Depois volta para casa, e tudo recomeça na segunda-feira. Nada de novo.

A vida parece ser uma repetição de si mesma. Quantos trabalhos rotineiros, em que as pessoas fazem eternamente as mesmas coisas, sem nunca haver um término, pois tão logo pareçam haver chegado ao final, tudo recomeça. Todos os dias o motorista de um coletivo dirige o veículo, o caixa de um supermercado finaliza as compras dos clientes, o gari varre as ruas, que voltam a se sujar em seguida, o professor ensina a mesma lição, durante 30 anos, enfim... Parece um eterno iniciar novamente, sem uma conclusão. No entanto são os trabalhos rotineiros, infindáveis, de milhares de anônimos que formam a base da vida e sustentam o mundo. São importantes e indispensáveis, porém pouco valorizados.

Num domingo à tarde, vamos encontrar Heitor preguiçosamente deitado no sofá de sua sala, assistindo à TV e, como nenhum programa o agradava naquele momento, resolveu buscar um filme. Interessou-se por uma série que ensinava a arrumar os ambientes internos de uma casa, quartos, banheiros, cozinha, bem como o interior de armários, roupeiros, cômodas etc. Escolheu o episódio que ensinava a organizar um guarda-roupa. Pensou que talvez fosse interessante, pois o dele estava precisando.

A apresentadora era muito bonita, simpática e irradiava muita alegria enquanto demonstrava o que deveria ser feito. Dobrava lençóis, toalhas, organizava saias, blusas, camisas e calças, dispondo-as por cor, assim como pela qualidade e textura. Calças e vestidos deveriam ser pendurados no compartimento para tal fim destinado. Nas gavetas deveriam ser acomodadas as roupas íntimas, meias e outros acessórios. As gravatas, penduradas e organizadas por cores. Enquanto ocupada em sua tarefa, ela, sempre sorridente, conversava, explicava, dava dicas e orientava como fazer da melhor forma. E tudo acontecia rapidamente, todo o programa durou meia hora. Heitor se entusiasmou, despertando uma disposição para arrumar seu roupeiro, tarefa que parecia ser tão agradável de fazer.

Abriu as portas de seu guarda-roupa e se assustou, pois realmente estava uma bagunça. Que vergonha! Percebeu que ultimamente acabava usando sempre as mesmas peças, embora soubesse que possuía outras, mas não as encontrava em meio a toalhas, fronhas e lençóis.

Conforme as instruções da série, o primeiro passo seria esvaziar o móvel; então retirou e colocou tudo em cima da cama – o que já deu uma trabalheira enorme. Depois, deveria limpar o roupeiro por dentro, já que estava vazio. A seguir, separar as peças, observando o que contempla cada estação. Ele mora no Sul do país, com verão e inverno, então há roupas leves e outras pesadas. Deparou-se com algumas vestes que estavam guardadas há muito tempo e lá iam ficando, ano após ano. Experimentou calças e camisas, algumas ficaram apertadas. "Acho que andei engordando um pouquinho", pensou.

Encontrou muitas gravatas e meias. E ele estava sempre comprando novas, porque achava que não tinha. "Ah! Meu Deus! A blusa azul da Susi! Bem que ela reclamou quando nos separamos, dizendo que havia ficado comigo. E agora? O que faço? Acho que é importante devolver. Vou ligar para ela. Não, agora não. Na semana que vem faço isso".

Então Heitor olha o relógio e se assusta, pois já está nessa lida há duas horas e tudo está pior do que antes. "Oh! Senhor! Estou exausto! Por que fui inventar de arrumar esse roupeiro! Já não chega meu serviço chato toda a semana? Tenho vontade de jogar tudo de volta no armário, de qualquer jeito, Chega! Preciso descansar um pouco! Não tenho forças para mais nada. Outro dia, eu termino".

Então ele volta para o sofá da sala, fecha os olhos, quer relaxar e talvez cochilar um pouco. Nesse momento, o telefone toca. Ele não quer falar com ninguém, mas a pessoa insiste. Por fim, se arrastando, resolve atender.

– Alô!

– Oi, Heitor! Tudo bem?

– Oi, Lucas! – ele responde, sem entusiasmo.

– "Tá" a fim de dar uma saidinha hoje à noite? Já falei com o Alex, ele vai.

– Claro. "Tô" nessa! É só o tempo de tomar um banho e passo aí.

– OK! Combinado, então.

Heitor desliga o telefone e, animado, começa a cantarolar:

– La la ri la la...

E aquela bagunça, Heitor? Como fica?

– Sabe de uma coisa? Dane-se o roupeiro. Outra hora eu arrumo. A vida não é só trabalho. Agora eu vou me divertir. Mas onde está a camisa e o moletom? Ah! Achei! E a blusa da Susi? Hum... Depois eu vejo o que vou fazer.

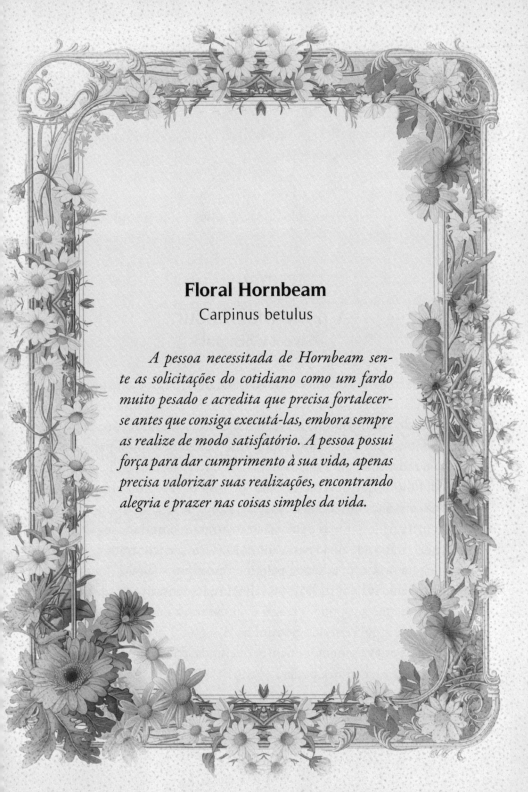

Floral Hornbeam
Carpinus betulus

A pessoa necessitada de Hornbeam sente as solicitações do cotidiano como um fardo muito pesado e acredita que precisa fortalecer-se antes que consiga executá-las, embora sempre as realize de modo satisfatório. A pessoa possui força para dar cumprimento à sua vida, apenas precisa valorizar suas realizações, encontrando alegria e prazer nas coisas simples da vida.

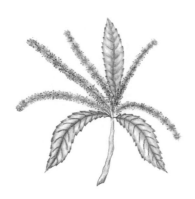

27
A noite mais escura
Sweet Chestnut

Naquela manhã de um sábado ensolarado, Jonas se surpreendeu ao ver, caído no chão do quintal, um minúsculo passarinho. Agachou-se com cuidado, verificou que a ave ainda estava viva, mas parecia muito mal. Tomou-a entre as mãos, com muito cuidado, levou-a para dentro de casa e mostrou-a para sua mãe. Esta se enterneceu e acolheu a avezinha, um filhote, que deveria ter caído do ninho. A senhora Iracema forrou uma caixinha com folhas de jornal e panos de lã, colocando-o dentro com muito carinho. Jonas e sua mãe procuraram o ninho e se perguntavam onde estaria a mamãe passarinha? Mas não a encontraram. Então a avezinha era órfã e foi adotada pelo menino e por sua mãe. Jonas, muito solícito, ajudava em tudo, especialmente na tentativa de alimentar a pequena ave, que aos poucos reagia e apresentava melhoras, porém não piava e mal se erguia em suas perninhas. A seguir, Iracema percebeu que uma das asas estava sem movimento, quebrada, então falou:

– Pobrezinha, nunca poderá voar.

O menino, sentindo que não podia fazer nada para remediar essa situação, resolveu dar-lhe um nome, para dessa forma personalizá-la. Chamou-a de Belinha.

Jonas tem 7 anos e mora com seus pais em uma casa de dois pisos, num bairro de classe média. Piloto é seu cachorro de estimação, pretinho e de pelo lustroso, que está sempre disposto a correr e a brincar. Agora, Jonas também tinha Belinha, que se fortaleceu e caminhava por toda casa, o que era uma alegria para o menino, mas em nada agradava à senhora Iracema, que temia machucá-la, pisando-a, e a sujeira que a ave fazia era outro problema. Foi assim que um dia, ao chegar da escola, Jonas encontrou a ave dentro de uma pequena gaiola pendurada na área de serviço. O menino teve um choque! Queria Belinha livre, mas não pode ir contra os argumentos de sua mãe, além disso, se a ave fosse devolvida à natureza, morreria em pouco tempo, pois não podia voar. O menino olhava para o passarinho enjaulado e, compadecido, pensava: "Pobrezinho! Nenhum crime cometeu, mas está preso".

Jonas cuidava da ração de Belinha, que tinha que ser da melhor qualidade, trocava sua água regularmente, conversava com ela e, à noite, providenciava para que não passasse frio, recolhendo, muitas vezes, a gaiola ao seu quarto. O passarinho estava vivo, mas nunca voou, nem cantou e pouco tempo viveu. Numa manhã de outono, Belinha estava deitada, quietinha e não mais acordou. O menino chorou muito, foi consolado por Piloto, que o acompanhou no funeral. A ave, órfã e solitária, foi enterrada no fundo do quintal e recebeu flores sobre seu túmulo. Jonas refletia e se perguntava se não teria sido melhor deixá-la viver livre, mesmo que tivesse pouco tempo de vida? E mais ainda: de que nos vale a vida sem liberdade? O menino também questionou Deus, que permitiu que uma pobre avezinha caísse do ninho, ficasse órfã, aleijada e prisioneira até a morte sem haver cometido falta alguma. Sem encontrar respostas, virou as costas para o Divino e, sem saber, o fez para o mais sagrado de si mesmo.

Alguns anos se seguiram, ele cresceu, e a lembrança de Belinha foi diminuindo, porém ficou, para sempre, guardada em seu coração. Após a morte súbita de seu pai, a vida de Jonas e de sua mãe mudou muito. Iracema somente se dedicara ao trabalho no lar, pelo qual nunca tivera nenhuma remuneração, e a pensão deixada pelo marido era pequena. Foi necessário vender a casa e irem morar num subúrbio, em um pequeno apartamento de dois quartos. Seu nível de vida baixou muito, e o jovem precisou ir trabalhar para ajudar nas despesas domésticas.

Muitas vezes, sozinho em seu quarto, Jonas sentia saudades de sua vida despreocupada da infância e da adolescência, lembrava-se do pai, de Belinha e de Piloto, seus entes queridos que já haviam partido. Sentia-se injustiçado e queria saber por que seu pai teve que morrer, repentinamente, num ataque de coração, ele que era um homem bom, amigo da família e nunca estivera doente? Por quê? Novamente, o jovem inquiria Deus. E não obtinha resposta.

O jovem agora estava com 18 anos e, apesar de trabalhar durante o dia, continuou seus estudos à noite. Não abria mão de seu sonho de fazer a Faculdade de Direito, pois as questões de justiça o atraíam; queria tornar-se advogado e chegar a ser promotor ou juiz. Estava no terceiro ano do Ensino Médio, faltava ainda uma semana para o término do curso, por causa dos alunos em recuperação, que não era o seu caso, e lhe bastava comparecer às aulas. Ao sair da escola, naquela segunda-feira à noite, Jonas estava com seus pensamentos ocupados lembrando-se de Lucineide, a jovem que conhecera no fim de semana passado na casa de seu amigo José, irmão da moça. Ela era linda, meiga, e seu olhar para ele haviam-no enfeitiçado. Estava apaixonado e pensava nela como seu grande amor, com quem ficaria para sempre. Sentia perfumes no ar, a vida voltara a sorrir-lhe, caminhava entre nuvens de paixão, todo seu ser transbordava de alegria e arrebatamento.

Ao chegar a seu ponto de ônibus, se deparou com um homem caído de bruços no chão, o corpo na calçada e a cabeça pendida sobre o meio-fio. Provavelmente se trataria de um bêbado, que também esperava o ônibus, mas não aguentou e caiu. Jonas aproximou-se, abaixou-se e tentou erguê-lo, inicialmente virando-o. Foi quando percebeu que o indivíduo estava morto! Havia marcas em seu pescoço, causadas pelo estrangulamento. Uma imagem terrível! Um homicídio! Assustado, Jonas não sabia o que fazer, quando ouviu um carro da polícia que passava fazendo a ronda. Dois policiais saltaram do veículo e aproximaram-se do infeliz assassinado sabe Deus por quem e por qual motivo. A seguir mandaram que Jonas erguesse os braços, começaram a revistar seus bolsos e esvaziaram sua mochila. Ele estava atordoado. Os policiais suspeitaram que ele fosse o assassino, já que o haviam encontrado debruçado sobre a vítima. Parecia um flagrante.

– Eu não fiz nada! Já o encontrei assim!

O jovem se justificava, mas eles diziam que ele falaria na delegacia. A seguir algemaram-no e o empurraram para dentro do camburão, sem nenhuma consideração.

Jonas estava perplexo! O que estava acontecendo não podia ser verdade! Chegando à delegacia, ele relatou o fato tal qual acontecera, enfatizou que não matara ninguém, somente que havia encontrado o corpo naquele momento. Porém de nada adiantou, passaria a noite na delegacia, preso. Ele então pediu para falar com sua mãe e tranquilizá-la, o que lhe foi permitido.

– Mãe, é o Jonas. Vou dormir na casa de um colega para terminarmos um trabalho. Não te preocupa.

– Você sabe mentir bem, hein! – Um policial debochou.

Já em sua cela, o desespero tomou conta do rapaz. O que ele poderia fazer? O destino havia pregado uma peça. Por que acontecera isso? Por quê? Por quê? O que fizera de errado? Debatia-se numa angústia desesperada. E se fosse condenado, embora inocente? O que faria de sua vida? Perderia seus sonhos, seus projetos, tudo! Seria uma mancha em sua carreira. E sua mãe, como ficaria? Dentro de sua mente, os pensamentos chocavam-se num caos mental. Estava em uma cela escura, três paredes nuas e as grades; não podia sair. E era inocente! Voltaria novamente a andar livre pelas ruas?! O terror da prisão e a perda da liberdade o enlouqueciam. Ele sentia-se no fim. Apesar disso, não podia desistir, precisava se defender. Mas como? Teria que contratar um advogado, para o que não tinha dinheiro.

Desespero! Um absurdo havia acontecido, era ilógico, sem sentido! Jonas sentia sua cabeça prestes a explodir, e no seu coração havia raiva, frustração, indignação, sentimentos tão desconhecidos que não os saberia nomear. Contudo precisava reagir, precisava lutar, para não desvairar, não sucumbir; só que estava ficando difícil. Ele pensava em sua vida e parecia que nada mais tinha significado; só havia dor, medo, desespero, silêncio e escuridão. Ele tinha a impressão de que não iria suportar, era demais. Queria agarrar aquelas grades com força sobre-humana e abri-las. Precisava lutar, reunir todas as forças que lhe restavam, para se defender e continuar. Sabia que muitas vezes inocentes são condenados e perdem a liberdade pela injusta sentença.

Lembrou-se de Belinha! Lágrimas queriam irromper, mas não vinham. A angústia chegara ao extremo. E a noite escura não tinha fim! Com certeza não iria dormir, no entanto o cansaço o vencia, e ele tinha cochilos de alguns minutos, recheados de pesadelos, debatendo-se em aflita agonia. Como continuar? Precisava de uma luz, de uma solução. Lembrou-se então de sua mãe – nas maiores aflições, é sempre dela que a gente se lembra. O que ela lhe diria?

– Reza, meu filho.

– Rezar? Como se reza?

Ele não sabia!

Jonas sentia-se só, numa profunda solidão, entregue a si mesmo e não sabia rezar. Assim, em total desespero, compreendeu que só lhe restava Deus, então apenas emitiu, vindo das profundezas de sua alma, um pedido de socorro. Sentiu-se um pouco melhor.

No dia seguinte, após a autópsia, ficou constatado que não havia digitais de Jonas na garganta da vítima, apenas na roupa, quando ele tentou virá-lo. Então o rapaz foi liberado e podia voltar para casa, mas ninguém pediu desculpas.

Naquele dia, ele não foi trabalhar. Ficou em seu quarto e chorou, chorou muito, por Belinha, por Piloto, por seu pai, por ele mesmo. Depois dormiu, um sono longo, profundo e sem sonhos. Ao acordar, agradeceu a Deus pelo bem maior: a vida e a liberdade.

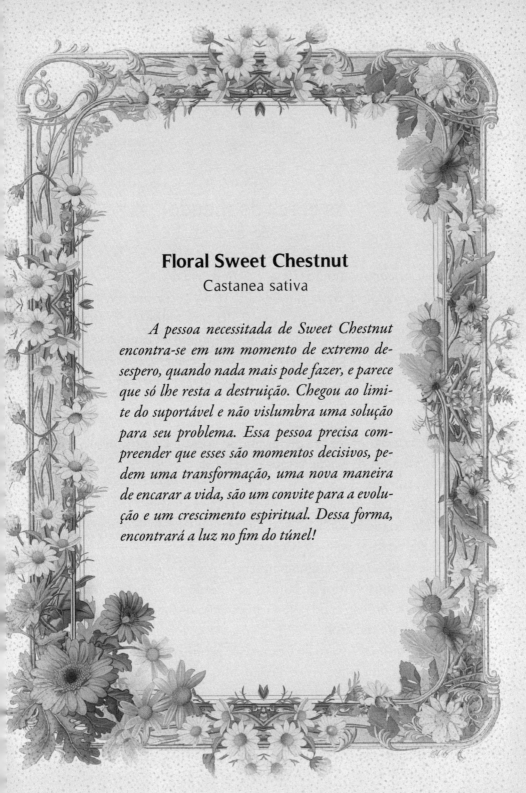

Floral Sweet Chestnut
Castanea sativa

A pessoa necessitada de Sweet Chestnut encontra-se em um momento de extremo desespero, quando nada mais pode fazer, e parece que só lhe resta a destruição. Chegou ao limite do suportável e não vislumbra uma solução para seu problema. Essa pessoa precisa compreender que esses são momentos decisivos, pedem uma transformação, uma nova maneira de encarar a vida, são um convite para a evolução e um crescimento espiritual. Dessa forma, encontrará a luz no fim do túnel!

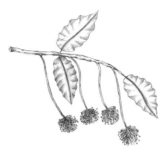

28
As cores do mundo
Beech

Qual é a cor do mundo? Qual é a cor da vida?

O dia amanhece claro, o sol desponta no horizonte tingindo o infinito de cores alaranjadas, quentes, o dia será radioso e brilhante. O dia amanhece nublado, cinzento, sem cor definida, talvez chova, talvez chore, indeciso. O dia amanhece escuro, quase negro, o dia será difícil, demorado, sombrio. O que acontecerá? O mar é azul, o céu é azul. Os astronautas disseram que a Terra é azul.

...

Helena estava assustada, chegara da consulta muito preocupada. Até seus 58 anos de idade, sempre gozara de boa saúde, nunca tivera qualquer problema sério, e agora? Precisava descansar, foi para seu quarto e deitou-se em sua cama. Queria se esquecer de tudo o que o médico dissera. Deveria estar sonhando ou tendo um pesadelo, pois nada daquilo podia ser verdade. Mas era. O que fazer agora?

Helena provinha de uma família de origem humilde, seu pai fora contador em uma fábrica de lanifícios, cujo dono gozava do bom e do melhor que o dinheiro pode oferecer, embora os funcionários vivessem de seus modestos salários.

O senhor João Álvaro da Gama, rico proprietário dessa fábrica, era casado e tinha uma filha, Sofia. Viviam numa bela mansão, cuidada por duas empregadas, uma cozinheira, um jardineiro e um motorista. Pode-se imaginar como era a vida dessa família: muito boa, com certeza, porém... parece que sempre há um porém. Sofia, agora com 7 anos, portanto em idade escolar, era muito retraída e não conseguia socializar. Seus pais então acharam importante que ela tivesse uma amiga da idade dela, razão pela qual convidaram Helena para morar com eles e lhe fazer companhia. As duas se deram muito bem e foram estudar na mesma escola, um colégio particular cuidado por Irmãs Católicas. Passados poucos meses, Sofia não conseguia acompanhar o estudo, então foi percebido que ela tinha uma leve deficiência intelectual. Helena a ajudava nas lições e tarefas escolares e, com muita paciência, conseguia fazer com que a menina aprendesse e vencesse os desafios para passar de ano.

A família, agradecida, dava a Helena tudo que a própria filha recebia, vestidos, calçados, material escolar e outros presentes. Nas férias, eles gostavam de viajar, e Helena sempre os acompanhava. Ela sentia-se como uma irmã de Sofia, estava muito satisfeita com a vida que levava e começou a se sentir importante.

Nos fins de semana em que podia visitar seus pais e sua irmã, Helena estranhava muito, pois percebia o contraste entre a riqueza e a pobreza. Sentia-se depreciada por pertencer a uma família tão simples. Muitas vezes, criticou sua mãe, que vestia sempre as mesmas roupas, já gastas pelo uso. Condenava seu pai, conformado com a vida que levava, sem fazer nada para melhorar seus rendimentos. Detestava a casa, tão modesta, tão sem conforto. Não gostava do que via, tudo criticava e não se escusava de emitir seus julgamentos, o que tornava sua visita desagradável. Ela sentia-se humilhada por sua condição de pobreza, jogava a culpa nos pais. Incapaz de aceitar sua vida, desenvolveu um sentimento de superioridade. Helena sofria e ansiava pela tarde de domingo em que voltaria para junto de Sofia.

Assim se passaram cinco anos, quando Sofia adoeceu gravemente, foram algumas semanas de tratamentos, cuidados, mas a menina não se recuperou, vindo a falecer, e Helena foi dispensada, não era mais necessária. Ela teve de voltar para sua casa, levando consigo sua arrogância, sua altivez e também sua dor; sentira o que era usufruir da riqueza, mas que não lhe pertencia, por isso foi tirada. Muitos conflitos se estabeleceram, o relacionamento familiar tornou-se difícil, visto que nada ela aceitava e tudo criticava. O pai a repreendia, e ela mais se rebelava. Sua mãe já não sabia como lidar com a filha e se refugiava com Heloisa, a irmã mais nova, mais tranquila.

Helena casou-se aos 18 anos com Marcelo da Rosa. Apaixonada? Talvez. Queria sair de casa, ter sua própria vida, melhorar suas condições financeiras e imaginava que o casamento lhe proporcionaria tudo isso. Casou-se por interesse? Talvez. Esperava que a vida continuasse lhe dando tudo, porém estava iludida. Marcelo era um homem bom, todavia sem ambições, satisfeito em viver tranquilamente, assim como o pai de Helena. Sua nova residência, em outra cidade, era uma pequena casa assobradada, onde a parte superior era constituída pelos aposentos para a família e na parte inferior funcionava a Casa dos Jornais, uma tabacaria e revistaria de propriedade de Marcelo. Ele tinha na loja sua fonte de renda, que não era muita, mas cobria as despesas, estava satisfeito. O maior sonho dele era ter um filho, que Helena, infelizmente, não conseguiu realizar. Esse fato foi muito frustrante para ela.

Heloisa, sua irmã mais nova, também se casou e foi morar em outra cidade. Essa teve um casal de filhos, Laerte, hoje com 25 anos, e Amanda, três anos mais jovem, estudante de Enfermagem. Helena apreciava a sobrinha, menina estudiosa e desejosa de progredir na vida, já o sobrinho era mais desligado, estudou o mínimo para concluir o Segundo Grau, não queria fazer nenhuma faculdade, tinha jeito para cozinhar, mas não queria ser *chef*, só gostava de ajudar a mãe nas tarefas da casa, ou passava a maior parte do tempo em seu quarto, dormindo. Helena desaprovava o comportamento do rapaz e não se eximia de alertar sua irmã, exortando-a que fizesse alguma coisa.

E assim a vida se desenrolava.

Marcelo da Rosa sofreu de uma dolorosa doença que o consumiu lentamente antes de falecer. Helena, agora viúva, foi obrigada a assumir a loja. Seu mundo desmoronou, estava só e precisava sobreviver. Determinada a aumentar sua renda, lançou-se ao trabalho, ampliou seu pequeno estabelecimento, e agora a Casa dos Jornais, além dos periódicos, também oferecia material escolar, alguns livros, refrigerantes, balas, bombons, biscoitos e guloseimas diversas, bem como uma cafeteira elétrica para um café quentinho. À entrada da loja, ela colocou duas pequenas mesas redondas com cadeiras para quem quisesse fazer um lanche. Ela abria seu estabelecimento às sete horas da manhã, para que os assíduos frequentadores pudessem ler os jornais matinais e fazer seu desjejum.

Helena caprichava no seu visual, estava sempre bem-vestida, os cabelos castanhos impecavelmente penteados e as unhas, bem cuidadas, eram pintadas com cores discretas. Ela era simpática com os clientes, afinal dependia deles para sobreviver. Tudo parecia bem, porém ela continuava com aquele hábito, que agora ninguém notava, pois acontecia só dentro dela: no seu pensamento julgava e criticava todos! Defeito esse do qual ela não se dava conta, pois suas intenções eram as melhores possíveis, e as observações visavam à melhoria de todos.

Helena pensava:

"Por que o senhor Jeremias não faz uma dieta? Está obeso, isso prejudica sua saúde".

"O Gaston é um sem-vergonha, tem uma esposa linda, mas vive dando em cima de qualquer uma".

"A Ester, com o marido bem de vida como ela tem, bem que poderia se vestir melhor. Tem um mau gosto!"

"A Elisa tem tudo, mas vive se queixando. Ela devia agradecer a Deus, tem um bom marido e dois filhos saudáveis. O que mais ela quer?"

E por aí seguiam os pensamentos de Helena, dia após dia. Ela estava imbuída de um sincero desejo de melhorar a vida de todos, de acordo com seus próprios preceitos, é claro, mas tornava-se intolerante com o jeito das outras pessoas serem e procederem. Ela era incapaz de olhar para suas próprias feridas, dolorosas demais para serem suportadas, então criou um processo interno de compensação projetando suas frustrações no externo, encontrando defeitos em todos. Uma pena que ela não conseguisse olhar as qualidades dos outros, o que lhe possibilitaria enxergar as suas.

Assim, o tempo passava, sempre igual.

Numa manhã, Helena observou que estava sendo difícil ler as pequenas letras que indicavam a validade de seus produtos, ou até mesmo alguns artigos de revistas ou dos jornais, percebendo que sua vista estava ficando enfraquecida. Ela já não enxergava tão bem quanto antes! Concluiu que, provavelmente, estaria precisando de óculos, o que a levou a consultar um oftalmologista, consulta essa que aconteceu no dia em que se iniciou nossa história e que a deixou tão preocupada.

Foi assim que se passou: à tarde, na sala de espera do médico, impaciente e ansiosa, teve que aguardar durante algum tempo até chegar sua vez de ser atendida. O médico a recebeu atenciosamente e iniciou um cuidadoso exame, findo o qual falou:

– A senhora está enxergando mal...

"Isso eu sei, senão não estaria aqui", ela pensou indignada. "Será que esse médico não tem nada mais inteligente para dizer?"

Sim, ela enxergava mal! Mas o que Helena realmente não estava vendo?

O oftalmologista continuou:

"A senhora está com catarata e...

Helena se surpreendeu e interrompeu o médico, já irritada com a fala dele.

– Bem, então terei que me submeter a uma cirurgia. Sei que é simples. Podemos marcar.

– Mas há uma agravante – o médico continuava explicando.

– Como assim? – Ela, surpresa, quis saber.

– A senhora também está com córnea guttata.

Helena se assustou, o que isso significava? Pediu uma explicação.

– A córnea guttata é o adoecimento e disfunção da camada mais interna da córnea, que é a responsável por mantê-la transparente, sem inchaços, e assim permitir uma boa visão.

Helena ficou em choque!

O médico continuou explicando, e suas palavras eram escutadas, porém seu cérebro não as decodificava, pois por momentos ela se ausentou. Por fim, ouviu:

– E os trinta primeiros dias exigirão muitos cuidados.

Helena se recuperou e se deu conta de sua momentânea ausência.

– Desculpe, doutor! Não entendi. Qual é mesmo o tratamento?

– A senhora terá que se submeter a um transplante de córnea, concomitantemente com a cirurgia de catarata.

– Transplante?! – Ela se assustou. – Por favor, pode me explicar melhor?

O médico, pacientemente repetiu, pois percebeu que sua paciente estava angustiada e não havia entendido.

– O transplante é um procedimento feito num hospital, primeiramente em um olho e depois no outro. É conveniente aguardar o tempo necessário para que o olho submetido à cirurgia se recupere perfeitamente.

Helena estava aflita. Ela nunca adoecera. E agora? Será que corria o risco de ficar cega? Tinha receio de fazer essa pergunta.

O médico continuou falando:

– Quando a senhora decidir, será necessário colocar o pedido numa lista de espera para conseguir uma córnea de boa qualidade. O atendimento acontece por ordem cronológica. Atualmente não está demorando muito, talvez de quinze a vinte dias, pois as pessoas estão mais conscientes e há um maior número de doadores. Após a cirurgia, haverá a necessidade do uso de colírios, repouso, não deverá fazer nenhum esforço físico, carregar peso, cuidar para não sofrer nenhuma queda, não poderá dirigir e, até mesmo, andar de carro, pelo risco de haver um acidente ou uma freada brusca. Poderá ler, escrever, ver TV e, aos poucos, irá retornar as suas atividades normais. As consultas, inicialmente, serão diárias, após semanais e irão se espaçando, porém sempre haverá necessidade de um acompanhamento, até a completa recuperação.

Helena estava em choque. Tudo parecia tão absurdo! Até ontem estava tudo bem!

Enquanto o médico fazia algumas anotações, ela se recuperou e, finalmente, conseguiu perguntar:

– E quanto tempo isso leva?

– Varia de pessoa para pessoa, mas para o total restabelecimento podemos pensar em um ano.

Helena estava atordoada, o impacto dessa notícia fora muito forte. Só conseguiu ainda perguntar:

– Mais alguma coisa?

– Sim. No dia da cirurgia será necessário ir acompanhada de um familiar ou um amigo.

Helena então se deu conta de que não tinha amigas próximas, sua irmã morava longe, ela própria não tivera filhos, não tinha ninguém. Quem iria acompanhá-la?

O médico ainda lhe informou:

– Não é possível precisar a data da cirurgia, apenas que ao receber a córnea, o transplante deve ser realizado o mais rápido possível. Então é preciso estar preparada. A senhora será avisada.

Helena saiu da consulta desnorteada e com muito medo do que a aguardava. E se o transplante não desse bom resultado? E se ela ficasse cega? O que fazer agora? Quem iria acompanhá-la? E a loja, como iria ficar? Ela sentia um turbilhão de perguntas rodando em sua cabeça, sem encontrar respostas.

À noite, resolveu telefonar para sua irmã, contar-lhe o que estava acontecendo e pedir ajuda. Heloisa a ouviu com carinho e, compadecida, disse que falaria com os filhos, pois com certeza um deles a acompanharia. Helena agradeceu, mas pensava: prefiro que seja a Amanda, eu gosto muito dela, mas e se for o Laerte? Ele é todo esquisito, veste-se de um jeito estranho, usa os cabelos compridos, presos num *rabo de cavalo*, brincos. Tomara que seja a minha sobrinha. No entanto, quis o destino que só o rapaz estivesse disponível, o qual aceitou a incumbência com muito boa vontade, e a ela não restou outra escolha.

Imediatamente, Laerte mudou-se para a casa da tia e se inteirou de tudo que lhe caberia fazer: providenciar as compras, as refeições, a lavagem das roupas etc. Ele já estava acostumado com essas tarefas, pois as fazia em sua casa, portanto, apenas mudou de domicílio. O sobrinho, rapidamente, aprendeu a rotina doméstica e tomou conta de tudo, bem como se dispôs a auxiliar na loja, procurando saber do funcionamento da revistaria. Ele era incansável. Helena sentia-se estranha, tendo que abdicar de seu poder na própria casa.

Com frequência, Helena criticava e corrigia o modo como seu sobrinho fazia as coisas, nunca estava como ela queria. O rapaz nada falava, até que um dia disse:

– Tia, eu sei que a senhora sabe como é melhor, mas quando a senhora fala assim comigo eu fico muito nervoso.

Na fala de Laerte não havia julgamento nem crítica, apenas a constatação do que acontecia. Helena se surpreendeu e então pensou: "Quando vejo algo errado, acho que preciso ser mais cuidadosa em minha maneira de falar, para não magoar o Laerte".

Helena começava a acessar seus próprios sentimentos e a perceber os sentimentos dos outros. Porém, a inquietação dela continuava: "Essa situação não é definitiva e, depois que eu estiver restabelecida, tudo voltará a ser como era antes".

No dia da cirurgia, muito solícito, Laerte acompanhou a tia, como se levasse a própria mãe.

O procedimento cirúrgico transcorreu bem, Helena teve o olho direito tapado e foi liberada, mas sentia-se fragilizada, insegura e apoiou-se no sobrinho, que a acolheu com muito carinho.

Já em casa, Laerte se esmerava nos cuidados com a tia, não a deixava fazer nada, até mesmo colocava os colírios indicados e a acompanhava nas consultas. No turno da tarde, com satisfação, abria a loja para que não ficasse totalmente fechada, e os clientes gostaram dele, pois era alegre, simpático, estava sempre rindo e de bom humor. Da cirurgia, Helena se recuperava muito bem e percebia que enxergava um pouco melhor, mas sabia que a recuperação total só viria com o tempo. Era preciso ter paciência.

Um dia teve uma surpresa! Sozinha, em seu quarto, resolveu tapar, ora um olho, ora o outro, para observar sua visão. Percebeu que estava enxergando o mundo em dois tons. É isso mesmo! Se olhasse somente com o olho esquerdo, via tudo em tons de bege, amarelado; se olhasse com o olho direito, o transplantado, via tudo muito branco, brilhante. Então ficou pensando: "como é possível que eu, que sou uma pessoa só, enxergo o mundo de duas cores? Será que as cores e tonalidades que eu enxergo são as mesmas que os outros enxergam? E qual é a cor certa? E será que tem cor certa? Amarelada ou branca? Então, o mundo não era só de uma cor, havia muitos tons, de acordo com o olhar de cada pessoa!"

Os trinta dias combinados estavam se escoando, tudo correra bem, em breve Laerte voltaria para sua casa, e Helena para sua solidão. Agora, essa era uma dor em seu peito. Ela já gostava da companhia do rapaz, não se importando mais de seu jeito diferente. Sabia que Laerte nunca fora ligado nos estudos, não tinha qualquer formação profissional, nem um emprego, mas ele tinha bondade em seu coração. "Como foi bom ter sua companhia! Como seria bom se ele fosse meu filho!", ela pensava.

Às vésperas da despedida, esses eram os sentimentos de Helena, tristes e já saudosos. Como seria sua vida depois de haver conhecido o bem-estar que o sobrinho lhe proporcionara? Ele a conquistara e lhe ensinara o bom relacionamento, sem críticas ou julgamentos.

Domingo, após o café da manhã, Helena, sensibilizada, falou:

– Laerte, eu quero lhe agradecer por tudo que você fez por mim.

O sobrinho tomou entre as suas as mãos da tia e, olhando em seus olhos, com muito carinho falou:

– Ora, tia. Não precisa agradecer. Foi muito bom estar aqui. A senhora é uma pessoa muito querida e generosa.

Ela nunca ouvira tais palavras a seu respeito, emocionou-se, custou a segurar as lágrimas, e um sentimento novo nascia em seu coração. Laerte conseguia ver o melhor de Helena. Todo seu passado, com suas queixas, críticas, desejos e ambições perdiam valor, como se ela renascesse de uma outra forma. Sentia-se amada, e ela mesma podia amar. Uma alegria genuína invadiu seu coração, como uma luz brilhante, tinha vontade de rir, até gargalhar, coisa que nunca fizera, e compreendeu que isso dinheiro algum pode comprar. Ela, agora, não queria perder a companhia do sobrinho, então propôs:

– Laerte, o que você acha de me ajudar na loja, como funcionário, com salário e todos os direitos? É claro que poderá continuar morando aqui em casa. Eu já estou bem recuperada, mas envelhecendo, e será bom ter você para me ajudar. Se você quiser, é claro.

– Está falando sério, tia? Eu adorei trabalhar na banca de revistas, atender os clientes, conversar com as pessoas, providenciar as compras e também gostei muito de estar aqui na sua casa, tia.

– Que bom, Laerte. Acho que sua mãe não irá se opor.

– Claro que não. Ela quer que eu trabalhe e confia na senhora.

– Então, aceita?

Laerte hesitava em responder, por fim, baixando o olhar, ele disse:

– Tia, eu adoraria, mas talvez eu não possa aceitar.

– Não pode? Por quê?

Laerte enrubesceu, tinha dificuldade para falar. Helena percebeu e então insistiu:

– Por favor, o que há? – perguntava, entre aflita e ansiosa.

– É que tem o Josué.

– Não entendi. Quem é Josué?

– Tia, é o meu namorado, e eu não quero me separar dele.

Helena levou um choque, mas bem que desconfiava.

Então Laerte ergueu-se da cadeira em que estivera sentado e ia sair, quando ela o reteve.

– Laerte, sua mãe sabe?

– Sim, mas meus pais não aceitam. Eu sofro muito por causa disso. Eles acham que é rebeldia de minha parte e que só quero incomodá-los, mas não é isso!

Laerte sentiu-se acolhido, voltou a se sentar e continuou desabafando:

– Tia, a senhora não sabe o que sofri na escola, os colegas debochavam e riam de mim. Durante algum tempo, até acreditei que eu não prestava para nada, pois não gostava de estudar, não sabia que profissão seguir, não tinha os mesmos interesses e impulsos que meus colegas, não sabia nada de mim. Uma vez achei que deveria acabar com minha vida e assim acabaria com meu sofrimento, mas acreditei também que então causaria dor a meus pais, pois eu acho que eles me amam, só gostariam que eu fosse como os outros rapazes. Fiz tratamentos com psiquiatras e aprendi que eu sou assim e posso ser como sou. Mas é difícil lidar com as críticas alheias, elas doem. Por que as pessoas julgam umas às outras? Por que as diferenças incomodam tanto? Por que não podemos ser aceitos do jeito que somos? Somos gente como todo o mundo, temos sentimentos, sofremos, amamos, queremos ser felizes.

Helena sentia-se atônita, as palavras do sobrinho calaram fundo em seu coração. Não havia sido ela sempre crítica para com todos, só enxergando o negativo? Agora, ela olhava para Laerte e percebia toda a bondade e gentileza do rapaz, via o melhor dele, e assim também acessava ao melhor de si mesma.

Finalmente conseguiu dizer:

– Se esse é o problema, não há mais problema. Nada tenho a repreender em você. Recebo os dois em minha casa.

Afinal, há muitas cores no mundo.

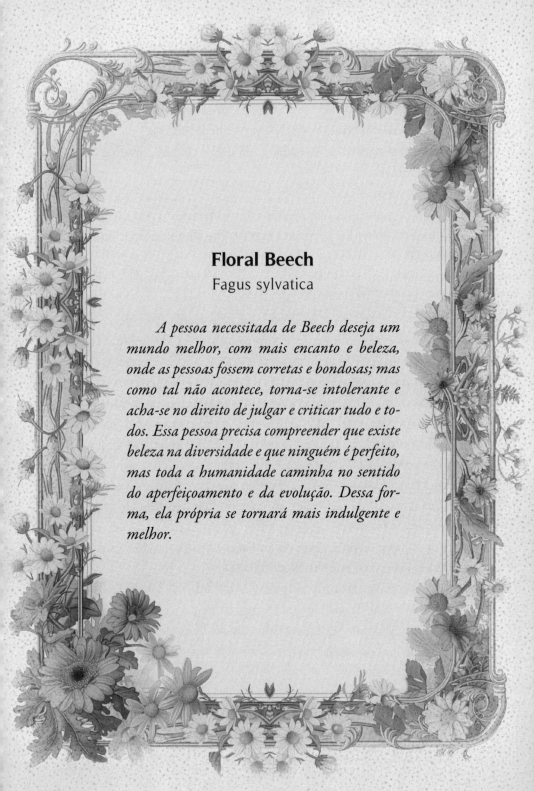

Floral Beech
Fagus sylvatica

A pessoa necessitada de Beech deseja um mundo melhor, com mais encanto e beleza, onde as pessoas fossem corretas e bondosas; mas como tal não acontece, torna-se intolerante e acha-se no direito de julgar e criticar tudo e todos. Essa pessoa precisa compreender que existe beleza na diversidade e que ninguém é perfeito, mas toda a humanidade caminha no sentido do aperfeiçoamento e da evolução. Dessa forma, ela própria se tornará mais indulgente e melhor.

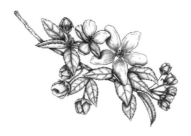

29
Flor de maçã
Crab Apple

Na Rua Simões Prata, num bairro nobre da cidade, número 905, localiza-se a Farmácia Flor de Maçã, dedicada à manipulação de produtos homeopáticos, florais e aromas. Maria Clara, a dona do estabelecimento, é uma farmacêutica muito cuidadosa, prima sempre por ter as melhores matérias-primas para os remédios e não deixa faltar nada. A higiene do laboratório, a parte interna, onde são feitas as manipulações das fórmulas e cápsulas, é impecável. A senhora Maria Clara é obcecada por limpeza e tudo fiscaliza pessoalmente. A farmácia, certamente, passaria por qualquer inspeção da Vigilância Sanitária.

A sala de recepção é muito aconchegante, há cadeiras para os clientes se sentarem enquanto aguardam por seus pedidos, água e chazinhos podem ser saboreados e, numa estante próxima, livros e revistas sobre assuntos relacionados à saúde estão à disposição.

Todas as manhãs, ela abre o estabelecimento, porém antes já verificou se tudo está limpo, em ordem e gosta de borrifar o ambiente com algum aromatizador de cheirinho agradável, que proporcione bem-estar a todos.

Os funcionários eram treinados pela própria Maria Clara para bem atender ao público, com simpatia e conhecimento dos produtos oferecidos. Eles eram bem pagos, tinham respeitados todos os direitos trabalhistas, recebiam presentes ao final do ano e, se algum deles adoecesse, mesmo que fosse por um simples resfriado, ela o dispensava por dois ou três dias, sem desconto em seu salário.

A Farmácia Flor de Maçã, com toda razão, era considerada de toda confiança e muito conceituada na cidade. O mesmo cuidado com o asseio estendia-se a sua casa, e jamais ela ou qualquer outra pessoa poderia entrar sem tirar os sapatos, dessa forma impedindo que a sujeira da rua entrasse na residência. No início, o marido muito reclamou, mas por fim desistiu e seguiu sua vontade. Tapetes não havia, pois poderiam reter poeira e ácaros. Durante a semana, uma empregada realizava a limpeza, e a alimentação era feita pela própria Maria Clara, sempre preocupada com alimentos que poderiam estar estragados ou com a data de validade vencida. E tudo ia logo para a geladeira.

Maria Clara também tinha especial atenção com a higiene pessoal, um banho ao levantar pela manhã e, com certeza, outro à tardinha, assim que chegasse da rua. Lavar as mãos então, impossível contar quantas vezes, como se estivesse vivendo numa pandemia.

Certa ocasião, ela teve uma forte gripe, que durou vários dias, com febre alta, muita tosse e dor de garganta, mas isso não a incomodou tanto, nem lhe causou tanto estresse quanto as secreções no nariz, que lhe davam a sensação de sujidade. Os cuidados com sua saúde eram muitos, mas importância maior era dada a pequenos detalhes, uma pequena espinha a fazia recorrer imediatamente a um dermatologista, embora algo mais grave, tal como uma forte dor de cabeça, que teimava em persistir durante vários dias, não recebesse a mesma atenção.

Curiosamente, se ela fosse a algum lugar onde houvesse um único mosquito, ela seria o alvo e, por ser alérgica, logo inflamava, coçava muito, ficava um vermelhão e custava a passar. Se houvesse uma virose no ar, em seguida estaria infectada, apesar das vacinas e de todos os cuidados, como se ela fosse uma absorvedora de miasmas do ambiente e do coletivo.

Acrescente-se a tudo isso um ideal de pureza que se estendia aos outros, pois Maria Clara gostaria que todos fossem saudáveis. Desagradava-lhe, em especial, ver pequenos defeitos, como verrugas, erupções, pele manchada e alergias. Nessas ocasiões, ela tinha a sensação de, igualmente, estar suja e contaminada. Sua vida resumia-se numa busca incessante por salubridade, tentando se limpar e se purificar. O asseio é muito bom e importante, porém como qualquer outra coisa, é um problema quando se torna obsessivo. No caso de Maria Clara, havia ultrapassado o limite.

Contudo, a vida seguia seu curso normal, e um dia Maria Clara engravidou e teve um filho. Podemos imaginar os cuidados que tinha com o bebê, que vivia esterilizado numa redoma de cristal. Qualquer pessoa que quisesse pegá-lo, mesmo que fosse o pai ou a avó, tinha que passar por um ritual de higienização. Ela tomava conta do Andrezinho noite e dia, em tempo integral, porém a Farmácia também exigia sua presença, então uma babá tornou-se necessária. Não era fácil conseguir alguém à altura das suas inúmeras exigências, e as trocas eram frequentes.

O menino, já com 2 anos, era franzino, não crescia nem engordava o esperado, comia pouco e não se desenvolvia satisfatoriamente. Levado a mais de um pediatra, nada de anormal foi constatado. Preocupada, Maria Clara se desdobrava entre os cuidados com a criança, as babás e a Farmácia, mas não conseguia dar conta de tudo. A jovem senhora estava exausta, sem saber como continuar, quando a Beti lhe foi recomendada. Essa era uma mulher simpática, tranquila, calejada pela vida, ela mesma mãe de três filhos adolescentes, portanto tinha experiência e gostava muito de crianças. As recomendações, como sempre, foram inúmeras: cuidar do menino, de sua alimentação, higiene e roupas. Beti tudo aceitou e ainda se dispôs a deixar pronta a janta da família. Tudo certo, então.

Andrezinho ainda não frequentava a escola infantil, pois Maria Clara queria que ele crescesse mais e tivesse melhor imunidade, temerosa de que o menino poderia pegar resfriados, gripes, sarna humana, piolhos, enfim... Então ele ficava só em casa, e como não havia outras crianças com as quais pudesse brincar, Beti achou que ele deveria ter um cachorro para ser seu companheiro e a quem pudesse dedicar seu afeto. Maria Clara não gostou da ideia, mas o menino pediu muito, muito, tanto até que ela cedeu e, por fim, Tigrão, um cão da raça Labrador de pelo da cor de caramelo foi para a casa deles. Podemos imaginar a alegria da criança e as recomendações da mãe com relação aos cuidados e à higiene do animal.

O menino adorava brincar com Tigrão, seu amiguinho inseparável, atirava bolas para o cão pegar, e ele também corria atrás das bolinhas, para ver quem chegaria primeiro. Tigrão sempre conseguia vencer, pegava a bolinha com a boca e a devolvia para André, que voltava a atirá-la, e toda brincadeira recomeçava. Beti gostava de plantar, então a criança a ajudava, remexia a terra, colocava as sementes, adubava, regava, colhia os tomates, as cenouras, sujava suas mãos, seu rosto, sua roupa e muito se divertia. A criança, agora, alimentava-se bem e desenvolvia-se satisfatoriamente.

Antes de Maria Clara retornar do trabalho, Beti dava banho em Andrezinho e vestia-o com roupas limpas. Tudo certo para quando sua mãe chegasse, que ficava tranquila, pois realmente o menino estava se desenvolvendo muito bem, crescia forte e saudável. Assim, dois anos se passaram, e André, agora, estava com 4 anos.

Um dia, sempre há um dia, em que havia movimentos políticos nas ruas, ameaças de greve, passeatas, badernas, polícia, Maria Clara fechou a Farmácia ao final da manhã e deu folga aos funcionários, aconselhando-os a irem para suas casas, o que ela também fez. Ao chegar, encontrou Andrezinho sentado no chão da cozinha, ao lado de Tigrão, com seu pratinho de comida. A mãe olhou-o com ternura, só não gostou de vê-lo ali. De repente, ela realmente se assustou com a cena que viu: Andrezinho comia uma colherada e dava outra ao cachorro, que se lambia de satisfação, e depois o menino voltava a comer.

"Então é assim aqui em casa quando eu não estou?", ela pensou. "E onde estava a Beti que não via um absurdo desses?" Ainda em choque, pensou em demitir a babá imediatamente, quando o menino a viu e correu ao seu encontro, abraçando-a alegremente. Maria Clara continuava paralisada!

Loucura!

Seu filho estava feliz! Tigrão também veio, abanando o rabinho. Beti chegou, tinha ido atender ao telefone, que não parava de tocar.

– Vem, mãe.

André pegou a mão de Maria Clara e a chamava.

Ao toque amoroso daquela mãozinha infantil, ela se enterneceu. De repente, se viu com 5 anos, numa bonita festa, com decoração especial, balões coloridos, bolo de aniversário, doces e sucos de frutas, além de seu belo vestido de organza, branquinho. Havia muitas crianças com as quais ela brincava. Estava feliz, porém, descuidando-se, derramou seu copo de suco de uva sobre seu vestido, manchando-o. Sua mãe ficou furiosa, chamou-a de desastrada, sem modos e suja, além de aplicar algumas palmadas em suas mãozinhas. Envergonhada, a menina sentiu dor em suas mãos e em seu peito, sua alegria desapareceu, para ela a festa acabara. Mais que tudo, ela sentiu culpa por haver causado um sofrimento tão grande a sua mãe e registrou a certeza de que ela era má e suja.

– Vem, mãe – o menino insistia e a puxava pela mão – vem *vê* os tomatinhos. Fui eu que plantei.

Maria Clara retornou de suas lembranças e, como anestesiada, deixou-se levar.

Andrezinho conduziu sua mãe até a horta e mostrou os tomates que ainda estavam tão pequenos que mais pareciam cerejas.

– Os *tomatis* ainda estão pequenos, mas quando ficarem *grandis* eu vou *comê* os *tomatis* – o menino anunciava alegremente.

Abraçando as pernas da mãe, ele perguntou:

– Tu também *qué plantá tomatis*? Eu te mostro como é.

André pegou uma pazinha e começou a revolver a terra, depois deu -a à mãe e a convidou:

– Faz uns buraquinhos pra *botá* as *sementis*. Vai, faz! É tão bom!

Nisso, Tigrão chegou e começou a se enroscar nas pernas de Maria Clara. André se abraçava à mãe e a beijava com a boquinha suja de terra, e ela sentiu a felicidade que o menino lhe passava. A seguir, ele pegou um punhado de terra e atirou em sua mãe e, dando gargalhadas, saiu correndo como quem sabe que fez arte. Ela, ainda atônita, correu atrás dele e começou a se sentir livre. Ao alcançá-lo, desequilibrou-se e ambos caíram no chão. Imediatamente Tigrão se atirou sobre eles, querendo participar da brincadeira. Nesse momento, Maria Clara percebeu que sujara seu vestido, mas isso agora não tinha importância, estava tudo bem, suas lágrimas misturaram-se às risadas, e ela continuou brincando, aproveitando a festa!

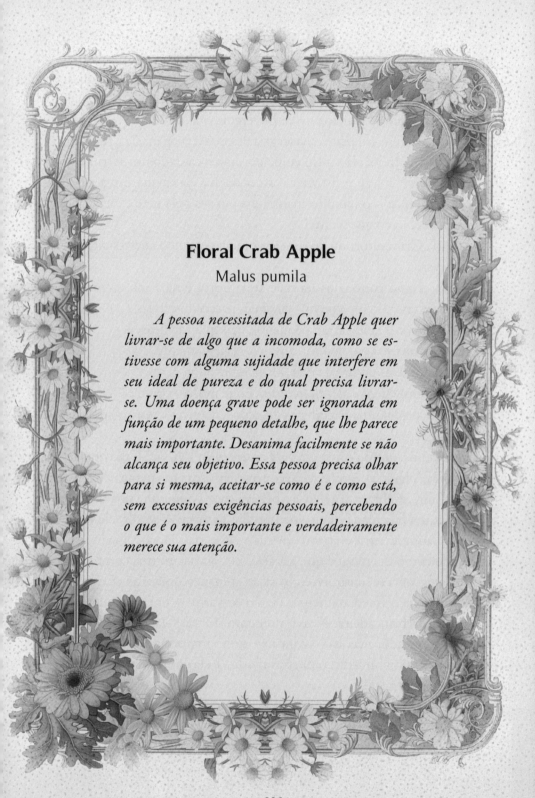

Floral Crab Apple
Malus pumila

A pessoa necessitada de Crab Apple quer livrar-se de algo que a incomoda, como se estivesse com alguma sujidade que interfere em seu ideal de pureza e do qual precisa livrar-se. Uma doença grave pode ser ignorada em função de um pequeno detalhe, que lhe parece mais importante. Desanima facilmente se não alcança seu objetivo. Essa pessoa precisa olhar para si mesma, aceitar-se como é e como está, sem excessivas exigências pessoais, percebendo o que é o mais importante e verdadeiramente merece sua atenção.

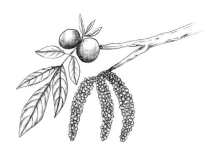

30
O desvio no caminho
Walnut

Era uma tarde de sábado, chuvosa, de inverno.

Dagmar foi até o banheiro, olhou-se no espelho, estava envelhecida, seus cabelos haviam se tornado grisalhos, algumas rugas já se faziam notar em seu rosto, e seus olhos já não tinham mais o brilho de antigamente. Felizmente ainda tinha saúde, cuidava de si mesma e era independente. Estava com 60 anos, quantos ainda teria? Ela era viúva, morava sozinha, tinha um filho e um neto, que vinham vê-la de vez em quando, pois ela se constrangia em ir visitá-los, para não incomodar a nora, que não gostava da sogra. Mas a avó sentia saudades do netinho. Hoje prometeram vir, mas estava chovendo tanto que talvez eles não viessem. Deveria fazer aquele bolo de que o menino tanto gostava? E se eles não viessem? Ela não tinha vontade de fazer nada, ultimamente andava desanimada.

Toca o telefone, e o coração de Dagmar se agita. Atende, ouve a voz do filho informando que não poderão ir. Qual a razão? Dagmar já não escuta, sua alma se afasta, para não sofrer. Despede-se, desliga o aparelho e fica parada sem saber o que fazer. Faria o mesmo de sempre, nada importante. Nenhuma novidade. Caminhou lentamente até a sala, sentou-se em sua cadeira de balanço, embalou-se um pouco, fechou os olhos e lembranças vieram à sua mente, a única coisa que agora tinha, e assim deixou-se ficar.

Foi uma menina inteligente, destacava-se nos estudos, tinha muita facilidade para aprender línguas estrangeiras, e no idioma materno, o português, escrevia ótimas redações com excelente domínio da gramática. Também gostava muito de História e Geografia. Só tinha dificuldade em Matemática, mas ela não se importava com isso. Queria conhecer a Alemanha, a França, a Inglaterra, ir a teatros, visitar museus e exposições. Sentia-se atraída pela Europa, por sua cultura, mas também pela Índia e seu misticismo, pela África, berço da humanidade e seus desertos, pelas Américas, por águas, rios, montanhas e vales. Tudo lhe parecia tão bonito! Queria conhecer outras formas de viver, outras sociedades e saberes, apreender o mundo e sonhava com o dia em que isso se tornasse realidade.

Seu maior prazer era ler, fosse o que fosse, até bula de remédios. Sempre que podia comprava livros, biografias despertavam seu interesse, bem como exemplares que tivessem ilustrações e a história de outros países. Adorava ir à Biblioteca Nacional, pesquisar em obras antigas, e quando havia alguma exposição, lá estava ela no Museu de Arte. Todo esse mundo a fascinava e encantava.

Dagmar provinha de uma família conservadora, o pai era comerciante, tinha posses, nada lhes faltava. A mãe não trabalhava fora, só se dedicava ao lar. A menina não tinha muitas habilidades domésticas, o que era motivo de queixa de sua mãe, pois com frequência esquivava-se de auxiliar no cuidado com os irmãos menores ou no preparo de alimentos. Seu mundo era a busca do conhecimento. Seu pai, homem simples, sacudia a cabeça, pois achava um exagero tanto estudo.

Ao concluir o Ensino Médio ela decidiu que queria seguir a Carreira Diplomática, representar seu país no exterior e, dessa forma, também conhecer muitos lugares diferentes. Estava entusiasmada. Primeiro iria fazer um curso superior, talvez de História ou de Letras, aperfeiçoar-se em francês e inglês, para depois prestar o exame de Admissão ao Instituto Rio Branco. Só de pensar nessa possibilidade vibrava de alegria. Sabia que precisaria estudar muito, sair de sua cidade natal e ir morar na capital federal, mas estava disposta. Dagmar acreditava que tinha condições intelectuais para realizar seu desejo, só estava esquecida de que, também, era muito sensível.

Alguns anos se passaram, Dagmar continuava estudando e se aperfeiçoando em tudo que podia, línguas, leis, Filosofia. Ao concluir o bacharelado em História, ela foi em busca de apoio do pai, sem o qual seria muito difícil realizar seu desejo. Estava confiante. No entanto, o senhor Moraes não concordou, pois não considerava essa uma profissão adequada para uma mulher. Qual seria o homem que se casaria com uma diplomata, para andar de terra em terra, atrás da mulher? E com voz alterada, falou:

– Filha minha casa, tem marido e filhos. Não te quero andando pelo mundo, longe de tua família. Teu lugar é aqui.

Dagmar, embora assustada, tentou justificar:

– Mas, pai, eu gosto de estudar e quero poder representar meu país no exterior. Não me importo se eu não casar.

– Não e não! Não conta comigo para uma sandice dessas! Vais ficar velha e sozinha. É isso que queres? Deves te casar, ter um homem que cuide ti, ter filhos, ser esposa e mãe. É isso!

Dagmar ficou arrasada, muito chorou e, numa última tentativa, buscou o apoio da mãe, mas essa lhe disse:

– Seu pai tem razão. Deves ficar junto de tua família.

Depois desse episódio, Dagmar sentiu que sua alma se encolheu, o ânimo desfaleceu, e nada mais lhe importava. Teria que fazer sua vida conforme fosse possível. Guardou seu sonho para talvez um dia, ou nunca.

Fez um curso de complementação pedagógica e foi lecionar História em escolas de sua cidade. Gostava do que fazia? Talvez, mas algo lhe faltava, havia um buraco por onde sua energia drenava. As palavras paternas ainda soavam em seus ouvidos, e a elas ela obedecia. Casou-se com o primeiro pretendente que se apaixonou por ela e teve somente um filho, a quem muito amou. E assim a vida seguiu.

Passou-se algum tempo, e seu menino já estava com 6 anos quando seu marido adoeceu gravemente vindo a falecer. Agora Dagmar estava só e precisava tratar de sua vida. Ela então desdobrava-se nos cuidados com o filho, com a mãe adoentada, já viúva também, trabalhava muito, descansava pouco e não mais sonhava. Esquecera-se de si mesma.

Seu menino cresceu, tornou-se homem, casou-se e tem um filho. Dagmar envelheceu e está só. Vagarosamente, como quem desperta de um mundo longínquo, Dagmar retorna ao momento presente. Já eram cinco horas da tarde, seu filho e neto não viriam nesse sábado. Só teria a companhia da solidão.

Foi até a cozinha e fez um café. Voltou à sala e olhou a enorme estante, cheia de livros, todos tão queridos ao seu coração. Pegou um ao acaso, mas ele estava carregado de lembranças, de frustrações e de tristezas. Recolocou-o no lugar. De que ele lhe adiantava agora? Então voltou a sua cadeira de balanço e ficou filosofando:

– Estamos presos a modelos de velhas tradições de nossa cultura, sociedade e família. Temos ligações emocionais com o passado e não vivemos o presente para realizar um futuro auspicioso com a grandeza que nosso ser nos possibilitaria. Não deveríamos permitir ser influenciados por padrões instalados na mente dos que nos antecederam, precisamos questionar esses valores inquestionáveis, acreditar em nós mesmos e empreender a grande jornada de nossa existência para dar cumprimento ao nosso destino. Em verdade ninguém nos prende, nada nos segura, tão somente nossas crenças feiticeiras que nos algemam nos registros do passado. Apenas aquele que é capaz de romper esse estado de coisas poderá promover mudanças e o progresso da humanidade. Mas corre riscos quem se atreve a tal façanha. A vida nos exorta a darmos um passo adiante, darmos voz a nossos sonhos, realizar nossos projetos e só assim seremos leais a nós mesmos, felizes e teremos cumprido o que viemos fazer.

Dagmar ergueu-se e foi até a janela; ainda chovia, ela nem sequer poderia ir ao jardim. Retornou a sua cadeira de balanço, e os pensamentos, novamente, a procuraram: "Qual foi o meu desejo? Por que eu não lutei pelo meu ideal? Por que não fui trabalhar, ganhar meu próprio sustento e financiar o curso? Ou não tentei uma bolsa de estudos? Por que me submeti? Por que acreditei que meu pai tinha razão? Por que aceitei as convicções dele e as tornei minhas? Por que me deixei influenciar tão facilmente? Por quê? Por quê? Como me arrependo! E como isso dói! Hoje estou velha, sozinha e não realizei meu sonho de alma".

Dagmar pensava em seu pai, e culpá-lo não cabia, ele fez o que acreditava ser o melhor. "Mas por que eu me deixei sugestionar? A escolha foi minha. Será que queria casar e ter a própria família? Mas será que não poderia me casar com um diplomata e ambos trabalharmos juntos? Casar-me com alguém que tivesse os mesmos sonhos que os meus? Teria sido possível? Talvez".

Dagmar penetrava cada vez mais em si mesma, procurando entender suas decisões, e assim, com muita dor, pensou: "Será que eu estaria com medo de enfrentar um curso, que exigia muito e, para o qual, intimamente, temesse não estar preparada? Será que a recusa do pai não me isentara de enfrentar a mim mesma? Fora mais fácil aceitar a sugestão dele do que enfrentá-lo. Lutar por meus desejos envolvia riscos, poderia ter sucesso ou não. Como saber?"

Dagmar não chorava, estava triste e apenas rememorava sua vida comum, como já fizera tantas vezes.

Hoje o filho e o neto não virão, e a chuva continuará.

Anoitecia. Ela está cansada e com frio. "Já é tarde, Dagmar, vai dormir".

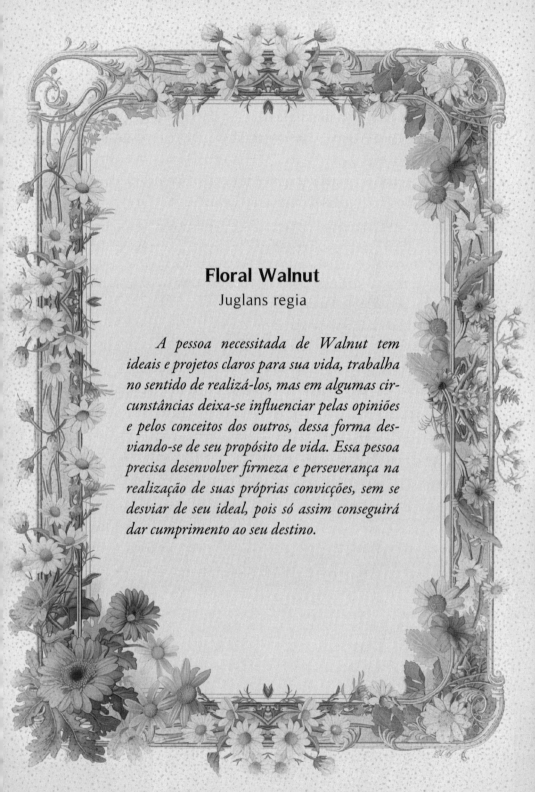

Floral Walnut
Juglans regia

A pessoa necessitada de Walnut tem ideais e projetos claros para sua vida, trabalha no sentido de realizá-los, mas em algumas circunstâncias deixa-se influenciar pelas opiniões e pelos conceitos dos outros, dessa forma desviando-se de seu propósito de vida. Essa pessoa precisa desenvolver firmeza e perseverança na realização de suas próprias convicções, sem se desviar de seu ideal, pois só assim conseguirá dar cumprimento ao seu destino.

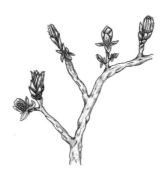

31
O velho tio
Chestnut Bud

Atenção!

Bernardo era um filho temporão e, ao nascer, já tinha duas irmãs adolescentes. Felizes, seus pais lhe dispensaram muita atenção e carinho. O parto foi natural, mamou até os nove meses, depois aceitou, sem problema, a alimentação sólida, dormia bem e não teve nenhum trauma ou doença grave durante seu desenvolvimento, tudo transcorreu bem. Era uma criança tranquila, não incomodava ninguém, brincava sozinho, permanecia horas diante da TV assistindo qualquer coisa, estava sempre de bom humor, às vezes mais quieto, outras mais alegre.

À medida que crescia, porém, seus pais perceberam que ele era distraído, e sua memória com frequência falhava, pois se esquecia do que lhe havia sido pedido há cinco minutos. Quando alguém lhe dirigia a palavra, ele escutava, não tinha nenhuma deficiência auditiva, mas parecia não entender, visto que pedia que repetisse. Ao cometer algum erro e ser corrigido, não assimilava a retificação, e o engano voltava a acontecer. Bernardo recebia muitas advertências de seus pais, que o exortavam a prestar mais atenção, e nessas ocasiões, ele sofria, ficava emburrado, se recolhia, no entanto logo esquecia o assunto, voltando a ficar bem disposto.

Este ano Bernardo completou 7 anos e começou a frequentar a escola, então como seria? O menino ficava quieto, não conversava com ninguém, tentava prestar atenção, mas tinha dificuldade em aprender. Todas aquelas letras, da escrita cursiva, tão redondinhas e parecidas umas com as outras se confundiam em sua cabeça. Que coisa complicada! Para copiar o que a professora escrevia no quadro, ele demorava muito e era sempre o último a terminar. Bernardo se esforçava, percebia sua dificuldade, mas não conseguia mudar. Ao meio-dia, após a aula, ele estava cansado e só queria ir para casa e almoçar. À tarde, sua mãe se dispunha a estudar com ele, dessa forma ajudando-o a dar conta das tarefas escolares.

Preocupados com a situação, levaram-no a consultar com uma psicopedagoga, que, após conhecer a dificuldade de aprendizagem do menino, sugeriu que ele frequentasse oficinas de artes, pois desenhar, criar objetos com argila e montar quebra-cabeças demandariam dele atenção. Também poderia plantar, observar o germinar e crescer de uma flor ou um legume e dar-lhe o necessário cuidado. Essas atividades propiciariam a integração da mente racional com o mundo concreto, bem como a atenção dirigida e atenta ao momento presente. Então, além do colégio, ele passou a frequentar essas oficinas, esforçava-se e participava de todas as atividades, mas sem muito entusiasmo.

Um dia, levou para a terapeuta um botão de rosa e falou:

– Eu acho que a minha cabeça é como esse botão.

– Por que você diz isso, Bernardo?

– Às vezes, eu penso que a minha cabeça está assim, fechada, não sei se tem alguma coisa dentro. Às vezes, acho que está vazia.

– E o que você gostaria de fazer?

– Eu gostaria de poder abrir a minha cabeça e ver o que tem dentro dela. Gostaria que fossem coisas boas, como esse botão, porque dentro dele tem uma rosa linda.

As sessões com a terapeuta continuaram, e à medida que o tempo passava, Bernardo melhorava. Ele era esforçado. Apesar das dificuldades, conseguiu aprimorar seu desempenho escolar, o que lhe permitiu concluir o Ensino Fundamental no tempo previsto. Agora, só queria trabalhar, mas seu pai insistiu para que ele tivesse uma profissão, o que o levou a fazer um curso técnico de Serviço de Restaurante e Bar, afinal ele gostava de comer bem. As aulas não foram fáceis para ele, pois com facilidade esquecia as lições, principalmente as teóricas, porém terminou seu aprendizado e foi trabalhar como garçom num restaurante da cidade. Anotava os pedidos com muito cuidado, era atencioso e gentil com os clientes, que gostavam dele e lhe davam boas gorjetas. Bernardo estava satisfeito com seu emprego, seu salário, com sua vida, enfim.

Quando Bernardo conheceu Gabriela, eles se apaixonaram e iniciaram um romance, mas suas distrações começaram a incomodar a moça. Combinavam um encontro, e ele não comparecia, se esquecia do compromisso ou chegava uma hora depois. Ela, naturalmente, cansada de esperar já havia ido embora. Passado algum tempo, Gabriela terminou o namoro, para desespero do rapaz. A mesma situação se repetiu meses mais tarde, com Susana: paixão, descuidos, rompimento. Novamente, Bernardo estava sozinho.

Passaram-se muitos meses até ele conhecer Flávia. Ficou feliz, e tudo parecia correr bem. O comportamento do jovem, porém, era o mesmo, então o final previsível também. Bernardo não conseguia relacionar sua conduta com o término dos namoros, por isso se lamentava e dizia que não tinha sorte no amor. Certo dia, inadvertidamente, ele ouviu uma conversa de seus pais, que falavam a respeito de um senhor, tio avô do pai de Bernardo.

– Pois é, eu ouvia isso contado pelo meu pai. Ele dizia que o tio Albertino era muito distraído, muito esquecido, parecia que não tinha nada na cabeça e havia histórias muito engraçadas a seu respeito. Ele nunca quis estudar, era semianalfabeto, só trabalhava na lavoura, não se casou e morreu jovem. O nome dele era Alberto, não sei por que o chamavam de tio Albertino.

– Você tem razão, parece o mesmo comportamento que o Bernardo tem – a mãe concordava.

– Se fosse filho dele não seria mais parecido. Isso que nem se conheceram – o pai ponderava.

– Deve ser genético, afinal o Bernardo é tataraneto dele, é da família, tem o seu sangue.

– Sim, provavelmente.

Bernardo não quis ouvir mais nada, estava perplexo.

Quem era esse tio Albertino? Ele nunca tinha ouvido falar a seu respeito. E seus pais diziam que ele era parecido com esse senhor! Estava pasmo. Ficara inquieto. Precisava saber mais sobre esse parente distante! Pensou em questionar seu pai, porém sentiu-se constrangido. Só que não queria ser como o velho tio Albertino, que parece que nem velho ficou.

Já tinha ouvido falar em terapia de vidas passadas, então quem sabe, se pudesse fazer um contato com esse tio Albertino... Decidiu, em razão disso, consultar um terapeuta que trabalhasse com Terapia de Vidas Passadas (TVP). Precisava resolver esse assunto. Marcou um encontro, estava ansioso, queria logo fazer contato com esse ancestral. No entanto, o terapeuta lhe informou que nunca se sabe o que pode aparecer, então não havia como garantir o que o jovem lhe pedia. Bernardo ficou um pouco desapontado, porém decidiu tentar.

As regressões se iniciavam com um relaxamento, para o qual Bernardo era um pouco resistente, mas aos poucos foi cedendo. Conforme as sessões prosseguiam, ele conseguia se entregar mais profundamente. Ele vivenciou tempos muito antigos, em terras distantes, vidas comuns, com inúmeras dificuldades, escravidão, guerras, privações, doenças, muito sofrimento. Ele se reconhecia nessas vidas e, algumas vezes, as relacionava com sua existência atual, mas nada do tio Albertino aparecer.

À medida que a terapia continuava, aos poucos, Bernardo se tornava mais consciente de si mesmo e mais atento à sua vida. Passado algum tempo, ele se sentia bem, estava satisfeito, nem mais pensava no tio Albertino. Lembram-se de que ele era esquecido? Bernardo, então, decidiu encerrar a terapia, e o terapeuta concordou, porém sugeriu finalizar com um último encontro. Assim foi feito.

Deitado na maca, Bernardo respirava tranquilamente, relaxava e acessou outra encarnação. Essa passava-se num tempo não tão remoto, e ele viu uma família muito simples, constituída pelo pai, pela mãe e por vários filhos. Eles viviam da lavoura, plantavam, colhiam e vendiam seus produtos. As filhas ajudavam na lida da casa, mas queriam se casar e ter sua própria família. Os filhos se ocupavam da faina na lavoura até que também se casaram e saíram da casa paterna. Somente o filho caçula continuou acompanhando o pai na plantação e dirigindo a carroça, quando levavam as mercadorias para vender numa feira. No entanto, seguidamente o jovem, distraído, errava o caminho de volta para casa, e o pai tinha que chamar sua atenção. Esse não se casou, não teve filhos e ficou sempre com os pais, até sua morte prematura num acidente. A regressão terminou e, lentamente, Bernardo retornou do transe.

– Acho que esse era o tio Albertino! Finalmente ele apareceu! – Bernardo falou contente.

– Por que você acha que era ele? – o terapeuta perguntou.

– Foi essa a descrição que meu pai fez dele: disse que era distraído, só aprendeu a lida da lavoura, ficou sempre morando com os pais, não se casou e morreu moço. Realmente se parece comigo, eu também sou distraído, estudei pressionado, aprendi a ser garçom, em que faço sempre a mesma coisa, continuo morando com meus pais e até agora não consegui casar. De fato, eu sou muito parecido com ele. Será que também vou morrer cedo?

– O que você acha?

– Não quero morrer moço e quero me casar.

– Há semelhanças com essa história, mas o final pode ser diferente – o terapeuta alvitrou.

– Como? – Bernardo estava confuso.

– Quando algo se repete, há uma lição a ser aprendida para que possa ocorrer a mudança.

– E o que eu preciso aprender para mudar esse final?

– O que você acha?

– Acho que preciso prestar mais atenção, observar o que me acontece e aprender com as experiências.

– Concordo. E o que mais? – O terapeuta o instigava.

Bernardo ficou pensativo.

– Fazer a minha própria vida, não ficar dependendo de meus pais, como uma criança.

– Você quer dizer que está na hora de crescer?

Bernardo achou graça e completou a frase do terapeuta:

– E só quem cresce e fica adulto pode casar-se, né?

Ambos riram ante as conclusões de Bernardo.

– Muito bem. Então, temos muitas coisas para refletir e assimilar. Não é tão fácil assim, mas é possível.

– Vou me empenhar.

– Ótimo.

Antes de se despedir, Bernardo manifestou uma dúvida.

– Fiquei intrigado com uma coisa. Nessa regressão, eu não apareço.

– Tem certeza?

Bernardo refletiu um pouco, confuso e, de repente, exclamou:

– Ah! Não! O tio Albertino era eu?!

– Bernardo, nossos ancestrais somos nós mesmos, vida após vida, repetindo as experiências em que falhamos, até que o aprendizado seja concluído. Somos herdeiros de nós mesmos.

– Ah! Meu Deus! Eu não quero ser lembrado como o "tio Bernardino"!

Ambos riram. E a terapia estava concluída.

Floral Chestnut Bud
Aesculus hippocastanum

A pessoa necessitada de Chestnut Bud permanece num estado de desatenção, que a leva a cometer os mesmos erros várias vezes, sem que ocorra um aprendizado. Sua memória falha no registro dos acontecimentos. Essa pessoa precisa tornar-se capaz de relacionar um pensamento ao outro, para que se manifeste um novo conhecimento, e este seja armazenado em sua memória, o que acontece pela atenção, observação, reflexão e pelo registro do que se passa com ela.

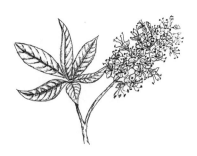

32
Penso, logo penso
White Chestnut

Na hora mais sagrada, quando nos aconchegamos entre os lençóis, dispostos a um bom sono, um pensamento inoportuno invade nossa mente e fica rodando sem encontrar saída. Queremos nos esquecer, mas não conseguimos; precisamos dormir, mas o sono está a léguas de distância. Por favor! Pare! Preciso de paz.

...

Cleber é uma pessoa de humor estável, não tem grandes ambições, só quer viver tranquilamente. Nada mais. Assim está tudo bem.

Após a conclusão dos ensinos Fundamental e Médio, ele cursou a Faculdade de Administração, formou-se ainda jovem, prestou um concurso público e foi nomeado para outro município. Ficar longe de casa o desagradava, então, graças à influência política paterna, conseguiu ser cedido para exercer outra função, na sua cidade, onde permanece até hoje. Tudo resolvido.

Ele se casou? Sim! Esther, sua esposa, é carinhosa, compreensiva, mas também espontânea e, por ter um temperamento impulsivo, nem sempre pensa antes de falar. Ela reconhece as boas qualidades do marido, porém, muitas vezes, se ressente da falta de assertividade dele e manifesta seu desagrado. Cleber admira Esther e gostaria de ser como ela, que quando está braba mostra sua irritação, na tristeza sabe chorar e na alegria dá boas risadas. Tudo nela é transparente. Com certeza, sempre é possível saber em que terreno se está pisando.

Eles têm uma filha, Nina, agora na idade de 10 anos, que é muito querida ao seu coração. Ele se enternece ao ouvir sua voz infantil dizer:

– Bom dia, papai.

Cleber é bom marido e bom pai, busca estar sempre presente e não deixa faltar nada à esposa e à filha. Tudo faz para agradá-las, incapaz de qualquer atitude menos gentil. Ama sua família, que para ele representa seu porto seguro. Então está tudo bem, como dissemos no início de nossa história.

Agora um fato muito importante está acontecendo na vida do nosso personagem. Quando alguma coisa o incomoda, ele pensa muito no assunto, muito! O problema fica ruminando em sua mente, dá voltas e voltas, e volta sempre para o mesmo ponto, pois não sai do lugar. É um tormento!

Após as últimas eleições, houve várias mudanças políticas, e o atual chefe do Poder Executivo Municipal recebeu do governador do estado a determinação de que todos os funcionários deveriam exercer suas funções no cargo para o qual haviam sido nomeados. O que aconteceria ao Cleber? Teria que ir, finalmente, para Ribeirinho do Sul. "Eu serei transferido, terei que ficar longe da família. Não, isso eu não quero. Mas eu serei transferido e não há nada que eu possa fazer, preciso do emprego", ele pensava.

Assim, seu tormento teve início!

Cleber não comentou nada com Esther, mas essa ideia começou a torturá-lo, e ele não conseguia pensar em outra coisa. Se por alguns momentos ele se esquecia do assunto, em seguida o pensamento inquietante, como um torturador, retornava. "Quando chegará o dia em que serei transferido? Como vai ser então? Terei que ficar longe da família. Como eles ficarão sem mim? Não poderei voltar nos fins de semana, pois Ribeirinho do Sul fica longe daqui".

Cleber, cada vez mais retraído, suportava sozinho suas preocupações, incapaz de compartilhá-las com Esther. No trabalho andava distraído, às vezes errava atividades simples, estava com dificuldade de se concentrar. Os pensamentos aflitivos ocupavam sua mente e ficavam rodando em sua cabeça, até mesmo interferindo em seu sono, pois custava a adormecer, ou acordava, no meio da noite, sem conseguir dormir novamente.

Em algumas ocasiões, poderia estar cansado, sonolento e acreditava, então, que dormiria bem. Deitava-se e, em vez de adormecer, ele despertava; os pensamentos preocupantes retornavam cobrando sua atenção. "Será que é amanhã que serei transferido? Preciso estar preparado. Mas eu não quero! Quero ficar aqui!"

Esther percebia o desassossego de Cleber, embora desconhecesse a causa. Interpelado, ele dizia que não era nada, que andava cansado, que ela não precisava se preocupar, o que, na verdade, produzia o efeito contrário. Ela bem o conhecia e sabia que algo não estava bem. Então, para acalmá-lo, ela oferecia-lhe um chá, uma homeopatia, um floral, chegando a sugerir uma consulta médica. Ele se emburrava e não queria nada. Esther então se irritava com a teimosia do marido e brigava com ele. Cleber não revidava, mas ficava contrariado e, mais calado ainda, afastava-se, a ponto de seu comportamento interferir na convivência familiar.

Aos poucos, eles iam se distanciando, e ele, cada vez mais atormentado, mergulhava em sua mente perturbada pelos pensamentos angustiosos. "Será que é hoje que serei transferido? E aí terei que falar com a Esther. Como será que ela vai reagir? E a Nina? Ficará sem a minha presença, sem a presença do pai! Ninguém pode me ajudar. Eu serei transferido. Mas quando será? E a Esther e a Nina? Não quero ficar longe delas. Mas eu serei transferido!"

O tempo ia passando, dois colegas, que estavam na mesma situação que a dele, já haviam sido transferidos, portanto só faltava ele. O cerco estava se fechando. "Como vou dizer para a Esther e a Nina que terei que me afastar de casa? Como elas irão reagir? Isso não podia estar acontecendo. Por que não continua como antes?"

Quando findava o dia e não recebia nenhuma notificação, ele descansava um pouco, porém, em seguida, vinham-lhe os mesmos pensamentos. Ele bem que queria dominá-los, mas eles o dominavam. Cleber não tinha paz.

Um dia qualquer da semana, ele acordou de madrugada e sabia que não iria mais adormecer. Resolveu ir até seu escritório, onde gostava de descansar, ler ou escrever alguma coisa. Sentou-se numa poltrona e olhou a estante cheia de livros. Que tal ler alguma coisa interessante? Observou os títulos e se deparou com um livro de histórias infantis de Nina. Sorriu, pegou o livro e pensou com ternura em sua filha, mas em seguida voltou sua preocupação de que em breve iria para longe de casa. Largou o livro e novamente ficou prisioneiro de seus pensamentos: "Com certeza serei transferido, afinal, todos são. Como será minha vida depois que eu tiver ido trabalhar longe de casa? Terei que alugar um apartamento e morar sozinho. Sentirei falta da Esther e da Nina, sentirei muitas saudades..."

Resolveu ligar a TV, procurando algum programa interessante. Gostou de uma matéria sobre a vida de animais selvagens na África, porém passados alguns minutos em que se deixou envolver, o pensamento voltou a torturá-lo: "Quando será que serei transferido? Quando? Será hoje? Será hoje?"

Felizmente, estava amanhecendo. Ele sentia-se completamente desperto, embora pouco houvesse dormido. Precisava estar preparado, talvez hoje recebesse a notificação de sua transferência.

No café da manhã, Esther percebeu o ar abatido do marido e lhe perguntou:

– Cleber, o que é que você tem?

– Nada.

– Como nada? Você está com uma cara! Fala, homem!

– Ando cansado. Só isso.

– Olha Cleber, eu é que já cansei! Pra mim chega!

Ele se assustou! O que ela queria dizer com isso?

Esther, entre preocupada e irritada, continuou:

– Há dias vejo que você não está se alimentando nem dormindo direito, acorda no meio da noite, anda mais quieto do que nunca. O que é? Alguma coisa você tem! O que está acontecendo? Você está doente?

– Não, eu não estou doente.

Com a voz alterada, ela então exigiu:

– Então, o que é? Não saber o que é está me fazendo muito mal. Sou sua mulher, tenho o direito de saber.

Cleber nunca pensara que não contar o que se passava era uma forma de incomodar, e não era isso o que ele queria. Embora temeroso a respeito da reação dela, resolveu revelar seu tormento. Assim, com a cabeça baixa, como envergonhado, começou a falar. Em certo momento, sentiu sua voz embargar, principalmente quando contou do receio de ter que ir para Ribeirinho do Sul e ficar longe dela e de Nina. Esther ouviu-o atentamente, sem interferir, e por fim disse:

– Que bom que você me contou. Eu precisava saber, e é bom desabafar.

– Sim. Acho que me fez bem – ele assentiu.

– E se você for transferido, nós iremos junto. Você acha que eu ia querer ficar longe de você?

Então, era assim?! Ele não ficaria sozinho?!

Esther continuou:

– Só teremos que esperar o ano letivo da Nina terminar, mas só faltam dois meses.

– Vocês irão comigo?! – ele pensou em voz alta.

Cleber custava a acreditar, e Esther, pessoa decidida e que bem conhecia o marido, sugeriu:

– Por que você não vai falar com seu chefe? Pergunte a ele quando será sua transferência.

– Será? Falar com meu chefe? E será que ele sabe?

– Se ele sabe ou não, eu não sei, mas tenta!

– E se for hoje o dia em que serei remanejado?

– Ó homem! Aí já fica sabendo e acaba essa angústia.

– Tem razão. Preciso fazer isso, pois não aguento mais.

Depois dessa conversa, em que dividiu seu pesadelo com Esther, Cleber sentiu-se bem melhor. Decidiu falar com sua chefia e, é claro, preparou mentalmente seu discurso: "Vou contar como eu me sinto, meu receio de ter que ir para outra cidade, o desejo de não me afastar da família, que precisa de mim. Ribeirinho do Sul é longe daqui, e se a minha família for junto, poderá não gostar... Também tenho receio de não me adaptar em outra cidade, já estou acostumado aqui. Sei que serei transferido, mas o fato de não saber quando está me causando pensamentos obsessivos e tormentosos. Não, não! Oh, Deus! Não pode ser assim. É ridículo!"

Cleber não sabia como abordar o assunto, sentia-se inseguro e com raiva de si mesmo. Pensou em Esther e como ela falaria. Ela, simplesmente, perguntaria se já havia uma previsão de quando ele seria transferido. "Bem melhor", ele pensou. Por fim, com o coração no contratempo, foi ter com o chefe e perguntou o que mais queria saber: a data! A transferência era inevitável. Não falou de toda sua ansiedade e ficou estático, esperando a resposta. Seu chefe ouviu-o, consultou uma planilha e lhe informou:

– Ainda não há uma data, mas para o cargo que você foi nomeado existe uma vaga nesta cidade mesmo. Se quiser pode pedir sua transferência e garantir o lugar.

Cleber tonteou, teria escutado bem? O chefe lia pensamentos? Ele não precisaria sair da cidade? Era isso? Agradeceu e, rapidamente, procedeu aos trâmites legais para conseguir a suposta vaga. A resposta viria em dez dias.

Foi para casa muito feliz e contou para a esposa a boa nova. Ela alegrou-se, porém, de repente, ele pensou: "E se outro já tiver pedido antes de mim. Aí a vaga não será minha! Será que conseguirei essa vaga? Tomara que eu consiga. E se outro tiver chegado antes de mim. Aí a vaga não será minha! Aí serei transferido".

E um novo tormento começou. Mudou o teor do pensamento, mas a repetição era a mesma. Passaram-se quatro dias, sem qualquer novidade. Podemos imaginar a angústia do pobre Cleber. E novamente ele nada falava, apenas guardava seu sofrimento só para si. Outra noite insone. Ele pensava, pensava e daria tudo para jogar esses pensamentos na lixeira, mas parecia impossível.

Café da manhã.

– E aí, Cleber? Qual é o problema agora? – Esther o interpelou.

Tomado de surpresa, ele se descontrolou, falando agressivamente:

– E se outro já tiver chegado antes de mim?

Irritada, Esther largou sua xícara de café na mesa e falou com energia:

– Ah! Eu não acredito! E daí? Se a resposta for negativa, tudo volta a ser como antes. Você é um pessimista de plantão. Se continuar pensando dessa forma, é provável que não consiga mesmo e acabará adoecendo.

Cleber se exasperou.

– Eu não queria pensar assim, mas parece que os pensamentos me tomam de assalto. São como torturadores, eles invadem minha cabeça, dão voltas e voltas, sempre martelando no mesmo lugar, e eu não consigo me livrar deles. Eles não vão embora.

– Acho até que você os alimenta! Aí eles crescem e ficam bem gordinhos – ela ironizou.

Cleber não suportou, estava além de suas forças e, como um vulcão expelindo lavas, gases e cinzas de seu interior, ele desabafou verdadeiramente, sem pensar nas consequências. Falou de uma forma atropelada, mas falou. Conseguiu, até mesmo, dizer da raiva que sentia dela sempre que ela o acusava e brigava com ele. Esther se espantou, pois não avaliava o que suas interpelações e brabezas causavam nele.

– Desculpe, Cleber. Eu nunca quis magoá-lo, mas o fato de você não falar e não revidar me incomoda muito. Sinceramente, eu preferia que você brigasse comigo, pois aí eu saberia o que está acontecendo.

– Eu não gosto de incomodar, preciso resolver sozinho – ele se justifica.

Esther, impaciente, retruca:

– Ah! E você acha que ficar calado não incomoda? E o pior: eu me sinto uma idiota, não sirvo para você me falar de seus problemas. É um inferno!

Em seguida, de um ímpeto, ela levantou-se, recolheu a louça do café da manhã e foi para a cozinha. Cleber estava atônito! Não sabia o que fazer. Por fim, ergueu-se, saiu para ir à repartição.

Caminhou devagar, resolveu ir a pé, afinal não era tão longe assim, e precisava pensar. Pensar, pensar! Era o que ele mais fazia. Ele se perguntava: "Por que pensamos tanto? E que poder o pensamento tem? Meus pensamentos parecem que me pensam. Isso precisa acabar! Não aguento mais!"

Cleber continuava caminhando e pensando: "E se outro houver chegado antes de mim? Então serei transferido. Por que não falei antes com meu chefe? Talvez agora já seja tarde. Eu não gostaria de sair daqui, mas... Senhor! Por Deus! Isso precisa ter fim! Eu não aguento mais!"

Ele estava cansado de andar e até errara o caminho, então resolveu tomar um táxi. Sentou-se, informou para onde queria ir e relaxou. Pensou: "Assim como esse homem me levará para onde preciso ir, Deus também há de me conduzir ao meu destino, vou confiar".

Cleber agora olhava as casas, as ruas, as pessoas, a vida se movimentando. O dia estava claro, o sol brilhava, a temperatura era amena. Como era bom viver!

E o que ele estava pensando mesmo?

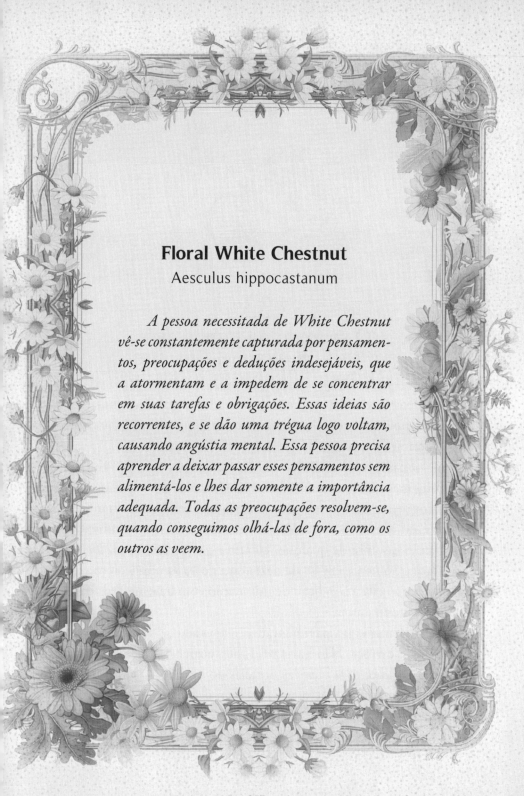

Floral White Chestnut
Aesculus hippocastanum

A pessoa necessitada de White Chestnut vê-se constantemente capturada por pensamentos, preocupações e deduções indesejáveis, que a atormentam e a impedem de se concentrar em suas tarefas e obrigações. Essas ideias são recorrentes, e se dão uma trégua logo voltam, causando angústia mental. Essa pessoa precisa aprender a deixar passar esses pensamentos sem alimentá-los e lhes dar somente a importância adequada. Todas as preocupações resolvem-se, quando conseguimos olhá-las de fora, como os outros as veem.

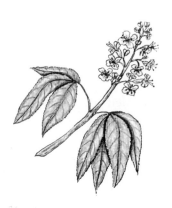

33
O segredo da minha avó
Red Chestnut

O que vou relatar aconteceu de fato e foi na minha família. Eu não participei, pois ainda não havia nascido, então minha avó me contou, e eu vou contar para você.

Na ocasião, minha família era constituída por meu pai, comerciante, minha mãe, professora, minha avó, parteira, e meu irmão, um bebê de poucos meses. Eles viviam em uma pequena localidade do interior do Rio Grande do Sul, chamada Vila Horizontina, pois nem município era, um vilarejo distante de qualquer cidade e que pertencia ao Distrito de Santa Rosa. Somente em 18 de dezembro de 1954 um decreto estadual elevou a então vila à condição de município com o nome de Horizontina. Foi lá que eu nasci.

As ruas não eram pavimentadas, as pessoas se deslocavam a pé, a cavalo ou de carroça. Não havia telefones, e apenas alguns privilegiados tinham um rádio, para ouvir as notícias do mundo. O clima, típico do Sul do país, tinha as quatro estações bem definidas. Nas manhãs geladas do inverno, a vegetação aparecia salpicada com pingos de orvalho endurecido e havia lâminas congeladas sobre as poças d'água. A terra, vermelha por causa da presença de ferro, resultante de milhões de anos de decomposição de rochas basálticas, até hoje é muito fértil.

Minha mãe chamava-se Dora, era muito amorosa, mas também frágil, tinha saúde delicada, pois desde jovem sofria de asma, o que a debilitava, e após o casamento ficou alguns anos sem conseguir engravidar. Acredito que o ar puro e o contato com a natureza a fortaleceram, possibilitando-lhe dar vida ao meu irmão e a mim, embora houvesse perdido seu primeiro bebê, que faleceu após quinze dias de nascido, o que foi muito traumático e sofrido para ela. Após esse acontecimento, ela se tornou muito preocupada, temia pela segurança de todos e, de alguma forma, dependia do bem-estar de seus entes queridos para que pudesse se sentir bem.

Meu pai, Alberto, era um homem determinado, empreendedor e, pela necessidade de seu trabalho, com frequência viajava para outras localidades. Minha mãe, então, só ficava bem quando ele regressava.

Minha avó, Emília, era uma mulher forte, tinha ideias avançadas para a época e parecia nada temer. Inteligente, observadora e com experiência da vida, muitas coisas me ensinou, inclusive seu idioma natal, o alemão. Possuía um modo de pensar vanguardista, o que lhe garantia a capacidade para resolver situações muito difíceis e continuar sempre equilibrada. Realmente, minha avó era uma pessoa muito especial e tinha um segredo, que revelarei no decurso desta história.

Então, vamos aos fatos e ver o que aconteceu.

Corria o ano de 1932.

Era verão, fazia muito calor, e meu pai havia ido, a cavalo, até um município próximo para tratar de alguns assuntos do interesse dos seus negócios, como fazia com regularidade. Nessas ocasiões, ele saía de manhã bem cedinho e voltava ao entardecer. Era bom cavaleiro e tinha um ótimo relacionamento com Hanna, a égua que o servia. Eram amigos a tal ponto que ela não admitia que nenhuma outra pessoa a montasse.

Nesse dia, seus afazeres o retiveram até mais tarde, então, na hora de retornar, meu pai resolveu atalhar pela mata, para diminuir o tempo de viagem e chegar mais cedo em casa, até escapando da chuva que se anunciava. Ele conhecia bem o caminho e levaria no máximo uns quarenta minutos, porém foi surpreendido por um forte temporal, com muita chuva, raios e trovões. Rapidamente a escuridão tudo cobriu, e ele só conseguia enxergar quando os relâmpagos, por alguns segundos, jogavam sua luz sobre as trevas. As trovoadas eram cada vez mais fortes e ribombavam quase ao mesmo tempo em que se via o clarão dos raios, que ameaçavam atingir as árvores, as quais, como para-raios da nature-za, atraem as descargas elétricas. Parar seria uma temeridade, era preciso continuar, e não deveria faltar muito para chegar.

A cada raio e trovão, Hanna, assustada, empinava, rodava sobre si mesma, e era preciso segurar bem as rédeas para não cair. Cavaleiro e cavalo já estavam molhados, a chuva escorria por seus corpos, mas pre-cisavam continuar. O perigo ameaçava a cada momento e por todos os lados. Não havia um instante de paz, e a chegada parecia estar cada vez mais distante. Meu pai começava a se angustiar, temeroso de haver se perdido em meio ao matagal. Já não reconhecia o caminho. Estava sozi-nho, não passava ninguém que pudesse ajudá-lo. Ele precisava conduzir sua montaria, mas já não sabia para onde.

Novos trovões, raios, mas nenhuma consciência do lugar, a mata era-lhe um monstro desconhecido. As árvores balançavam, numa dança louca, e pareciam rir dele. Por que não chegavam? Sua casa parecia haver desaparecido do mapa. A tempestade não passava, e o caminho era in-terminável. Meu pai lutava contra o desespero, precisava continuar, não podia parar. O coração batia acelerado, a cabeça latejava, pensamentos conflituosos atormentavam-no, e as mãos molhadas já quase não tinham forças para segurar as rédeas. Ele e Hanna estavam encharcados e exaus-tos. E se um raio os atingisse? Morreriam fulminados. Seria o fim. Por que não fora pela estrada?

Em casa, minha mãe aguardava o retorno de meu pai, aflita e muito preocupada com a demora; o tempo passava, e ele não chegava. Ela temia que uma desgraça houvesse acontecido. A tempestade e os ventos eram fortes, tudo sacudiam, a escuridão parecia mais escura do que nunca. Em desespero, ela pegou seu bebê no colo e, com um lampião de querosene, pois não havia luz elétrica, foi ao encontro de minha avó, que morava numa extensão de nossa casa.

– Mãe, algo deve ter acontecido... O Alberto já deveria estar aqui. Estou muito preocupada, com muito medo – ela falava ofegante –, o que vamos fazer?

Minha avó colocou seu neto, que estava adormecido, em sua cama e procurou tranquilizá-la.

– Te acalma, filha, essa aflição só te prejudica. Senta aqui, procura respirar melhor.

– Estou muito aflita. Por que ele ainda não chegou? Alguma coisa deve ter acontecido.

Minha mãe estava arfante, o desespero tomando conta.

– Não aguento mais essa espera! Quero que ele volte logo. Só penso no pior. Nem sabemos onde ele está!

Dora estava atormentada, e sua falta de ar, tosse e chiado aumentavam. A vó Emília então preparou um chá e ofereceu-o à filha.

– Toma, vai te fazer bem. Não sabemos o que está acontecendo, mas não devemos nos desesperar.

– Não consigo, mãe. Ele precisa voltar logo.

– Te acalma, filha!

– Não consigo, não consigo! Quero que ele volte logo!

Minha mãe estava com muito medo, em sua mente ela imaginava a Hanna com uma perna quebrada, após haver escorregado no chão molhado, sem poder cavalgar ou que o Alberto houvesse caído do cavalo e estivesse machucado. E não haveria ninguém para ajudar, ninguém iria para a estrada com esse tempo! Ou será que ele teria ido pela mata? Não, isso seria ainda pior!

– Mãe, estou muito aflita. Ele nunca demorou tanto! Aconteceu alguma coisa! O que vamos fazer?

A seguir, Dora foi acometida por uma forte crise de asma.

Minha avó então cuidou de sua filha, e assim que ela se restabeleceu um pouco, aconselhou:

– Vamos pedir ajuda a Deus e enviar um pensamento positivo para que o Alberto o receba e a situação se resolva da melhor forma possível.

– Eu só quero que ele chegue logo!

– Minha filha, sem saber como isso acontece, ao pensar coisas negativas, estamos projetando esses pensamentos para a pessoa com quem nos preocupamos, e isso prejudica todos os envolvidos. Vamos enviar pensamentos bons, de que seja o que for que estiver acontecendo, o Alberto consiga resolver o problema e chegue bem em casa.

Mas a aflição de minha mãe não passava.

– Não consigo! Ele precisa chegar logo! Não aguento mais essa espera.

– Então ora, minha filha, pede ajuda a Deus para resolver a situação e confia.

Minha avó permaneceu em silêncio, com os olhos fechados, acredito que orando. A ansiedade de minha mãe foi se aquietando, e aos poucos ela ficou mais serena, e a crise de asma diminuiu.

– Sinto que a situação vai se resolver bem e, em breve, o Alberto estará aqui – a vó Emília falou.

– Como?

– É uma certeza que veio dentro de mim, chamam de intuição. Confia.

Enquanto isso na mata, a tempestade cedera um pouco, mas agora a chuva era torrencial. Galhos e folhas balançavam ao vento, com uma coreografia estranha. O destino parecia escrever linhas enigmáticas entre as árvores.

Meu pai, em total exaustão, sentindo-se perdido, incapaz de atinar com o caminho e já sem forças para fazer qualquer coisa, entregou-se; soltou as rédeas. Por alguns instantes, cavalo e cavaleiro ficaram parados, imóveis. Repentinamente, Hanna deu uma volta de cento e oitenta graus e galopou na direção certa, para casa. Meu pai precisou segurar-se com força para não cair. Quanto tempo durou essa cavalgada? Não se sabe, mas em dado momento ouviram-se os cascos de Hanna no pátio da casa, ambos haviam chegado sãos e salvos.

Quando minha avó me contou essa história, não pude deixar de lhe perguntar qual era seu segredo para se manter sempre calma quando alguém custava a retornar ou adoecia, coisa que eu já havia observado várias vezes.

– Minha neta, queremos sempre o melhor para nossos entes queridos, mas não temos controle sobre o destino de cada um, que somente a eles pertence. Em todas as situações, há sempre duas possibilidades: uma boa e outra ruim. Por que escolher a pior? Nosso pensamento tem um poder que ainda desconhecemos, então eu pergunto: assim como uma oração pode chegar até Deus, por que um pensamento não poderia ser projetado, mesmo a distância, e chegar até a pessoa para a qual o dirigimos? Então, se for negativo, poderá prejudicar, mas se for positivo, poderá ajudar.

Uma ideia interessante, mas eu ainda não entendia a atitude dela, por isso a questionei:

– Mas a senhora não gosta de minha mãe e de meu pai? Não se preocupa com eles?

– Presta atenção, minha neta: preocupação não é amor. E se eu me preocupar sempre que alguém se atrasa e não aconteceu nada, só me desgastei à toa, e se realmente aconteceu, preciso estar forte para poder ajudar.

Esse era o segredo de minha avó!

Sua bênção, vovó!

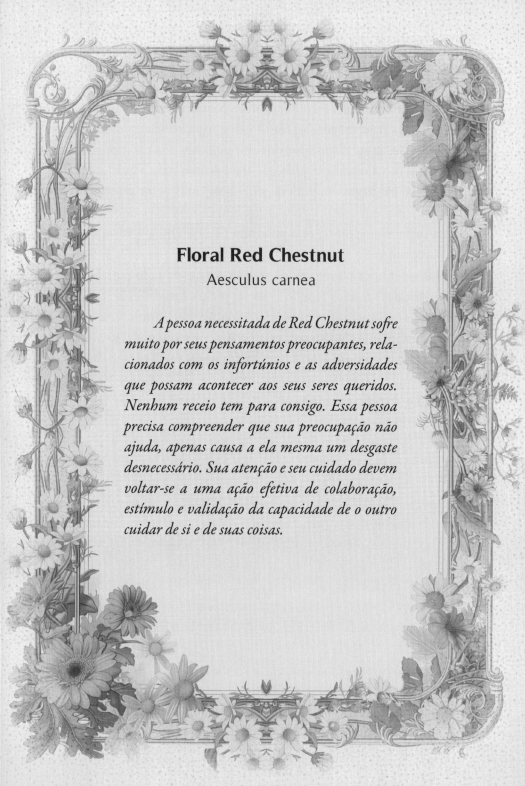

Floral Red Chestnut
Aesculus carnea

A pessoa necessitada de Red Chestnut sofre muito por seus pensamentos preocupantes, relacionados com os infortúnios e as adversidades que possam acontecer aos seus seres queridos. Nenhum receio tem para consigo. Essa pessoa precisa compreender que sua preocupação não ajuda, apenas causa a ela mesma um desgaste desnecessário. Sua atenção e seu cuidado devem voltar-se a uma ação efetiva de colaboração, estímulo e validação da capacidade de o outro cuidar de si e de suas coisas.

34
Por amor
Holly

Há dias em nossa vida que parecem dádivas divinas, em que tudo nos sorri e nós sorrimos para tudo e para todos. São aqueles momentos em que o nosso coração está pleno de amor, um amor imenso, que embora dirigido a uma pessoa, parece abranger a humanidade. Pena que não durem.

...

Era assim que o doutor Augusto Ramos de Oliveira se sentia naquela manhã de segunda-feira, aguardando o retorno de sua filha Fátima, que voltava da Europa.

Ele era médico especialista na área de doenças infectocontagiosas, um pesquisador incansável na busca de novas vacinas e outros medicamentos, realizava palestras para estudantes universitários e escrevia artigos em conceituadas revistas científicas. Além disso, exercia a função de diretor de um renomado hospital da cidade. Era casado com Maria Eduarda, esposa carinhosa, dedicada ao lar e ao cuidado dos filhos, Fernando e Fátima.

Fernando, o mais velho, tinha cabelos escuros e um olhar brincalhão, era alegre e inquieto, não ligava para os estudos, só queria jogar *peladas* com os amigos no fundo do quintal. Tinha o sonho de tornar-se jogador de futebol e integrar a equipe do seu clube do coração. Ele não realizou seu desejo, no entanto fez a Faculdade de Educação Física e foi ser professor em escolas públicas e academias. Casou-se e morava próximo à casa dos pais. Davam-se todos bem, embora o dr. Augusto não aprovasse as escolhas pessoais e profissionais do filho.

Fátima era linda, tinha cabelos claros, olhos castanhos brilhantes, pele muito branca, dedicava-se aos estudos com gosto, o que dava muita satisfação ao pai. Ele esperava ter uma filha médica e tão importante quanto ele, ao que ela parecia corresponder. Após a conclusão da Faculdade de Medicina e do mestrado, o dr. Augusto propiciou à jovem fazer o doutorado no exterior. Foram três anos de estudo e especialização em infectologia.

Hoje era o feliz dia de seu regresso.

A dra. Fátima foi trabalhar no mesmo hospital em que seu pai exercia suas funções, e é possível imaginar o orgulho do dr. Augusto, que exultava de felicidade e amor pela filha. No entanto, a vida continua, o tempo passa e as coisas mudam.

A jovem médica não estava satisfeita com sua vida, então interessou-se em ir trabalhar no Amazonas, num posto de saúde que atendia aldeias indígenas. Queria estudar e pesquisar doenças tropicais e ter outra experiência de vida. Essa ideia não agradou a seu pai, porém, não querendo contrariá-la, permitiu-lhe ir, afinal o contrato seria só por seis meses e depois ela retornaria. Foi assim que ela foi para Manaus.

Após algumas horas viajando de avião até a capital do estado, Fátima precisou seguir por via fluvial para chegar ao vilarejo onde se localizava o posto de saúde. O barco navegava tranquilamente pelo Rio Negro, e ela ia apreciando a paisagem, sentindo a tranquilidade das águas, do céu, da floresta. Encontraria ali as respostas para o que buscava? Ela não gostava das grandes cidades, seu coração se inquietava com aglomerações, barulhos, buzinas, carros, correrias. Mesmo o ambiente de um hospital a incomodava. Os doentes só chegavam quando algum sintoma os estivesse incomodando e aí clamavam por ajuda, como quem pede para ser consertado. Os médicos então faziam o que era possível, receitavam medicamentos, às vezes abriam a máquina, retiravam algo que estivesse impedindo o bom funcionamento, trocavam alguma peça, limpavam, lubrificavam, fechavam, e o paciente estava de alta, ou seja, pronto para rodar novamente e enfrentar os desafios do trânsito de sua vida.

Ela refletia sobre a quantidade de pessoas doentes, as enfermidades, que são muitas e variadas. Os médicos estão empenhados, atendem, pesquisam, fazem especializações, tudo para poder ajudar quem os procura. As cirurgias, os transplantes e as medicações já salvaram muitas vidas! Inúmeras doenças foram diagnosticadas, nomeadas e erradicadas graças às vacinas, mas os vírus são mutantes, e outros surgem.

Quando uma enfermidade tem as condições de ser tratada, curada e exterminada surge outra, desafiando a medicina e os médicos! Por quê? O que faz uma pessoa adoecer? Por que ela adoece? O que a doença está querendo dizer? Qual o seu recado? E por que algumas adoecem e outras não? Os sintomas são muitos e variados, mas o que está causando esse sofrimento? Seria o meio ambiente, a alimentação, o estresse da vida moderna, a ansiedade, a angústia? Seriam os vírus? Haveria uma causa além, algo inexplicável, ainda indecifrado? Qual seria a real causa do adoecer e onde estaria a verdadeira cura?

Eram muitas as indagações, para as quais Fátima não tinha respostas. Alguém teria? A jovem doutora sonhava com o dia em que ninguém mais adoecesse. Uma medicina preventiva seria possível? Sua alma ansiava por algo mais, porém ela não conhecia outra forma de aliviar as dores de quem sofria. Seus pensamentos voavam como o vento, em busca de um norte, da direção certa. Onde encontraria? Suas reflexões eram infinitas, como aquele imenso rio que parecia não ter fim.

Chegando a seu destino, Fátima instalou-se num pequeno hotel e foi até o posto de saúde apresentar-se. Ficou sabendo que, semanalmente, iria com dois colegas enfermeiros visitar algumas aldeias indígenas, navegando pelo Rio Negro. Os nativos seriam examinados, diagnosticados, medicados e, no caso de necessidade, seriam removidos para o posto ou levados a um hospital público, em Manaus. Não foi difícil para ela adaptar-se ao seu novo trabalho, pois estava entusiasmada e com vontade de tudo aprender, então procurava conhecer o modo de viver desse povo, seus costumes, suas crenças, danças e festas. Seu coração se enternecia com os *curumins*, sempre sorridentes, e solidarizava-se com as dificuldades enfrentadas por seus pais.

Muitos são os problemas desse povo, eles sofrem com as doenças trazidas pelo homem branco, pois não possuem uma imunidade natural como defesa, e uma gripe pode vitimar uma comunidade indígena inteira. Outro inconveniente que eles enfrentam é a tomada de suas terras, pois delas dependem para sua subsistência, o cultivo de seus alimentos. Atentemos que essas terras de "direito" lhes pertencem, pois eles já viviam ali quando os brancos chegaram. Então, cabe a pergunta: afinal de quem é a terra? Quem pode dizer que é o dono dela? Quem comprou, comprou de quem? Quem se apossou, pegou de quem?

A terra nos é emprestada, só estamos aqui por um tempo, iremos embora um dia e deveríamos devolvê-la tão bem quanto a encontramos. Somos transitórios, a Terra fica. Ela não é de ninguém. Proteger os povos indígenas e suas terras é preservar a natureza e a própria vida no planeta. É uma pena que nem todos pensem dessa forma. Alerta! Esse povo está em extinção.

A dra. Fátima apaixonou-se por essa gente simples e sentiu que ali era seu lugar, tinha com o que contribuir e muito a aprender. Os seis meses passaram rápido e estavam se esgotando, mas havia a possibilidade de continuar trabalhando no posto. Ganhava bem? Que importa. Suas despesas eram poucas. Vivia com seu salário e havia conseguido uma pequena casa para morar. Estava feliz.

Certo dia, caminhando na barranca do Rio Negro, que estava úmida, por causa das recentes chuvas, escorregou, caiu e sentiu que espetou um graveto na sola de seu pé. Retirou-o com cuidado e, após fazer a assepsia adequada, procedeu ao curativo e enfaixou-o. Na manhã seguinte, porém, sentia muita dor, havia um inchume no local, que estava vermelho, com sinais evidentes de infecção. Ela passou a usar a medicação adequada, afinal era a sua especialidade, e fazer os curativos necessários. Passados alguns dias, o pé estava bem melhor, já não havia infecção, nem doía, embora a ferida ainda não estivesse totalmente cicatrizada.

Naquela tarde, ela estava sozinha em casa quando, repentinamente, desabou um violento temporal, com trovoadas, raios e rajadas de vento muito fortes. Fátima caminhava por sua casa fechando janelas e portas. Ela conhecia o fenômeno e sabia que por ocasião dessas tormentas, que eram frequentes à época das chuvas, o local mais seguro para se abrigar era debaixo dos marcos das portas, pois esses resistiriam e ofereceriam proteção. A atmosfera era sufocante, toda natureza estava sendo sacudida pelos ventos, e em determinado momento, o telhado de sua casa foi arrancado.

Devido ao calor, é comum haver respiros no forro das moradias, que são orifícios por onde entra o ar que refresca o ambiente. Sem o telhado, as águas da chuva inundaram o chão de sua casa, mas com elas caíram também morcegos mortos, habitantes usuais dos forros das vivendas. Um caos e uma sujeira infernal. A tempestade não durou muito tempo, finalmente passou, e tudo voltou à normalidade. Nos dias subsequentes, Fátima tinha como tarefa proceder à limpeza do soalho e dos móveis, pois tudo ficara molhado e sujo. Por sorte as paredes haviam resistido, então bastou providenciar a reconstrução do telhado. Foram dois dias de intenso trabalho, mas agora tudo estava em ordem novamente, e ela poderia retornar às suas atividades.

Fátima foi dormir, cansada, mas satisfeita, pois sua casa estava em ordem novamente. Acordou e deveria arrumar-se para ir ao posto. Revirou-se no leito, ainda se sentia cansada, afinal tivera muito trabalho, era natural, tinha vontade de dormir um pouco mais, mas o dever a chamava. Ergueu-se e teve a sensação de estar tonta, sentou-se novamente na cama, tinha calafrios, como num estado febril. Levantou-se aos poucos, tomou seu banho matinal, vestiu-se, sentia-se melhor, então foi até a cozinha para tomar seu desjejum, mas a visão do café e do pão a deixou nauseada. O que estaria acontecendo?

Obrigou-se ao menos a engolir o café e foi até o posto, onde ficou aguardando seus colegas chegarem, para irem até a aldeia em sua visita semanal. Ela sentia-se um pouco confusa, a memória parecia traí-la, como se nunca houvesse feito aquelas visitas e não soubesse bem o que ia fazer. Na verdade, não tinha vontade de ir, mas foi, embora com grande esforço. Findo o dia, voltou para sua casa, queria descansar. Pouco se alimentara, então pensou que deveria comer algo, mas novamente sentiu-se nauseada. O que estaria acontecendo? Sentia-se ansiosa, agitada, talvez amedrontada. Procurou reagir.

"Cansaço", pensou, "amanhã eu estarei melhor". Custou a adormecer, e seu sono foi agitado, sonhou muito, debateu-se, teve pesadelos. Ao despertar pela manhã, estava sem forças, levantou-se com dificuldade e foi até o posto. Lá chegando, resolveu conversar com seu colega, relatou-lhe seus sintomas, e ele entendeu que ela apresentava um distúrbio de ansiedade conhecido como Transtorno do Estresse Pós-Traumático (TEPT), consequência do funesto temporal. Talvez precisasse de medicamentos e tratamento psicológico. Recomendou-lhe retornar a sua cidade natal ou ir para Manaus. Fátima estava confusa, não sabia o que fazer, pois não queria abandonar sua vida naquela aldeia, porém os sintomas se agravavam. Por telefone, consultou seu pai, que ficou muito preocupado e exortou-a a que retornasse imediatamente.

Fátima relutava em voltar, mas sentia-se impotente para resolver a situação, então, por fim, decidiu comprar a passagem de retorno. No caminho encontrou Araruna, um indígena da tribo Maku, já seu conhecido. Ao cumprimentá-lo, o pranto irrompeu, e ela, envergonhada, pediu desculpas. Araruna nada perguntou, apenas sugeriu buscar ajuda com o pajé de sua tribo. Ela, imediatamente, acolheu a sugestão, que lhe pareceu uma luz de esperança. Por que não?

Araruna, então, ofereceu-se para levá-la em sua canoa, e ela, agradecida, aceitou. Pouco tempo depois, chegavam à choupana do velho pajé. Esse ouviu as queixas dela, examinou seu pé e disse:

– A moça tá doente do sangue.

A seguir, o velho indígena saiu e foi colher algumas plantas e ervas, para fazer uma infusão. Enquanto aguardava, a doutora ficou refletindo e, repentinamente, entendeu o que havia acontecido. Devido ao constante calor, a jovem médica tinha o hábito de andar descalça dentro de casa. Por ocasião do temporal, a ferida em seu pé havia tido contato com as águas contaminadas pelas fezes dos morcegos, infeccionou seu sangue e atingiu o sistema nervoso.

O pajé voltou com uma garrafa que continha uma infusão e lhe disse:

– Essa garrafada é o seu remédio. A moça vai *tomá* três dias e vai *ficá* boa.

Fátima agradeceu, e mais uma vez Araruna ajudou-a, levando-a para casa. Passados os três dias, ela sentia-se muito bem, e seu humor havia se estabilizado. A médica, especialista em infectologia, pensou: "Quantas coisas eu posso aprender com esses sábios da floresta!"

A jovem então ligou para seu pai, dando-lhe as boas notícias. Contudo, o dr. Augusto estava muito preocupado com a filha e não podia acreditar que tudo estivesse bem. Exigiu que ela retornasse imediatamente. A jovem ficou contrariada, mas compreendendo a aflição do pai, resolveu atender ao pedido dele.

O encontro de ambos foi tenso. Ela relatou, com detalhes, todo o acontecido, valorizando o tratamento que recebera, mas o pai não aceitava nem acreditava no que ela contava. O dr. Augusto exigia sua volta definitiva, embora ela dissesse que ainda não era o momento de retornar. A mãe chorava, abraçada à filha, e esta, também emocionada, consolava-a.

— Eu estou bem, mãe. Fica tranquila.

O pai estava muito irritado com a teimosia da filha e, por fim, falou:

— Muito bem, Fátima! Você já brincou que chega. Agora vai ficar aqui.

Ela olhou com carinho para o pai e disse:

— Ainda não, pai. Quero aprender mais com eles.

— Você aprendeu o suficiente em todos os cursos que eu lhe proporcionei. Você fica! Está decidido!

Fátima não revidou. Ela não tinha dinheiro suficiente para a viagem de retorno a Manaus, mas o irmão lhe alcançou. Eles eram muito amigos e, pode-se dizer, cúmplices. Fernando admirava a irmã e tinha muita estima por ela.

Passados dois dias, a jovem doutora informou ao pai que estava com a passagem comprada para voltar ao Amazonas. O dr. Augusto foi tomado de fúria, ameaçando agredi-la. A mãe interferiu, impedindo-o. Fátima mantinha-se imóvel, mas resoluta em sua decisão. O pai, já sem saber como obrigá-la a ficar, decretou:

— Se você sair por aquela porta, não precisa mais voltar. Não será mais minha filha. Vou deserdá-la. Você é uma ingrata. Desaparece da minha frente. Eu te odeio!

Fátima nada falou, e sua mãe chorava querendo abraçá-la, mas foi impedida pelo dr. Augusto. A jovem olhou com carinho para a mãe e pediu:

– Sua bênção, mãe.

O pai se colocou entre elas, sem permitir o abraço de despedida. Vendo a filha sair, ele bateu a porta com força, fazendo um estrondo. O ruído forte dessa batida ecoou fundo no coração da moça e doeu muito. Era um adeus. Agora Fátima estava só. Seu coração estava apertado, sentia o chão fugir de seus pés. Só lhe restava o irmão. Dirigiu-se à casa de Fernando e pediu pousada por uma noite. A jovem relatou rapidamente o acontecido, e sua dor foi acolhida e respeitada.

Fátima voltou para o acampamento, dessa vez, definitivamente. Integrou-se e fez sua vida lá. Continuava trabalhando no posto de saúde, mas sempre que podia ia para junto dos indígenas e do pajé, para com eles aprender sobre plantas, ervas, folhas, raízes, chás e garrafadas. Com seus pais, ela não conseguia mais se comunicar, pois o dr. Augusto mudara o número de seu telefone; então só tinha contato com o irmão.

Alguns anos se passaram, e a vida continuou.

A doutora, como era conhecida, estava bem integrada na comunidade, participando ativamente dos movimentos pela preservação das terras, da natureza e do meio ambiente. Fez sua vida naquela pequena vila, mas também tinha saudades, pois era amorosa e gostaria de compartilhar suas experiências, tão valiosas, com sua família. Um dia, ela resolveu ir visitá-los. Acreditava que o pai a teria perdoado e a receberia, afinal já se passara tanto tempo! Comprou alguns presentes, objetos feitos pelos habitantes locais, bem coloridos e bonitos, lembranças de seu mundo. Estava confiante.

Assim que chegou, foi até sua antiga residência com o coração cheio de esperança e amor. Tocou a campainha. A porta foi aberta pela antiga empregada, que a conhecia desde criança. Ela olhou espantada para Fátima e, com olhos de quem tem muito para dizer, mas nada pode falar, apenas informou que o doutor Augusto e dona Maria Eduarda não se encontravam em casa. Estava instruída. No entanto, deixou a porta entreaberta, de modo que ela pudesse ver o pai no fundo da sala. Ele não a havia perdoado.

Fátima voltou sobre seus passos e foi para junto do irmão e da cunhada, que a receberam com carinho. Pedrinho, seu sobrinho de 6 anos, adorou os presentes e quis se adornar como um indígena, colocou o cocar em sua cabeça, dançava, pulava e emitia sons com a boca, abafando-os com a mão. Todos se alegraram. À noite, após o jantar, sozinhos, os irmãos puderam conversar. Havia tanto para dizer e tanto carinho entre eles!

– Mana, me conta: como é tua vida lá no Amazonas?

– Olha, Fernando, é muito diferente daqui. Continuo trabalhando no posto de saúde, no lugarejo que fica perto das aldeias indígenas. O salário não é alto, mas também eu tenho poucas despesas. As necessidades são outras. Não preciso variar de roupa todos os dias, ademais é sempre calor. Do meu salário consegui economizar o suficiente para fazer esta viagem – ela riu tranquilamente. – Na aldeia indígena, eles vivem como uma grande família, o que é de um também é do outro. As crianças são cuidadas por todos. Se acontecer algum problema, o pajé é consultado. Eles adoram banhar-se no rio, têm suas festas, seus rituais, seus cantos e suas danças.

– Interessante, mana. Até fiquei com vontade de te visitar.

– Venham quando quiserem. O Pedrinho vai adorar, até porque...

– Até porque...?

– Bem, ele tem um priminho.

– É mesmo?! Ah! Agora vais ter que me contar essa história.

Fátima ficou um pouco encabulada e baixou a cabeça. Fernando insistiu:

– Vai, mana. Sou teu irmão, teu amigo, me conta.

– Está bem. Aconteceu assim: uma noite, tarde da noite, em que fazia muito calor, decidi ir até o rio próximo. Sentei-me no chão e fiquei olhando as águas e a lua cheia nelas refletida. O luar emitia uma claridade linda no ambiente. Eu pensava em toda minha vida, em vocês, nos nossos pais, senti saudades e tive uma grande vontade de entrar nas águas doces daquele rio. Mas não com roupa, como sempre eu fazia. Quis experimentar ser como uma nativa. Despi-me, afinal não havia ninguém por perto, eu estava sozinha. Assim, completamente nua, mergulhei no rio e pude sentir suas águas mornas banhando todo meu corpo. Foi muito agradável, um calor úmido me envolveu, era uma carícia, puro deleite. Porém, repentinamente, surpreendi-me com a presença de Araruna, aquele que tanto me ajudara. Ele também estava ali, como eu. Nós nos olhamos, não tive medo. Houve uma grande atração entre nós e, como numa magia, tudo aconteceu. Eu estava em êxtase. A lua cheia, enorme, lançava sua luz sobre a Terra. Digo-te, meu irmão, foi um momento maravilhoso, sagrado, como se nossa união houvesse sido a união com Deus! Foi puro amor! Naquela noite, eu engravidei. E nove meses depois nasceu o Cauã. Estou muito feliz.

– Que fantástico, minha irmã! Quer dizer que eu sou tio de um indiozinho?

Fernando riu quase sem poder acreditar. Fátima apenas sorria.

– E depois? Vocês ficaram juntos? – Ele quis saber.

– Sim. Nós nos amamos e juntos criamos o nosso menino. Araruna resolveu estudar, fez um curso técnico de Agente Comunitário de Saúde e já está trabalhando. Está tudo bem.

– Mana, tu não existes! Que história!

Ela sorriu e perguntou:

E tu, meu irmão, estás feliz?

– Olha, não tenho do que me queixar. Me dou bem com a Silvia, adoro o Pedrinho e gosto de minha profissão. Consigo me relacionar com nosso pai, em especial depois do nascimento de meu filho. O velho até que gosta do neto e o paparica muito, mas já sonha que no futuro o pequeno será médico. O velho não tem jeito.

Uma dor silenciosa inundou o peito de Fátima: Cauã não receberia os agrados do avô.

Fernando ficou sério e perguntou:

– Diga-me, minha irmã, tens raiva de nosso pai?

Ela se surpreendeu com a pergunta e respondeu:

– Não! Por que teria?

– Ele te rejeitou, te expulsou, não te recebe...

– Ele faz o que acha ser o certo.

– Mas não é certo. Tu tinhas o direito de fazer tua vida.

Histórias que as Flores me contaram

– Mas eu estou fazendo! Estou feliz! Meu pai me deu muito, principalmente a vida, a criação, o estudo, uma profissão, tudo isso eu devo a ele.

– Não fez mais do que a obrigação.

– Ele fez por amor.

– Mas depois te desprezou, só porque não fizeste o que ele queria.

– Ele também fez isso por amor.

– Por amor?!

– Sim, ele me ama, só que não sabe disso.

– Não consigo te entender.

– Fernando, nosso pai sofre mais do que eu.

– Ah! Minha irmã! Essa tua vida lá com os indígenas te deixou estranha. Vieste para tentar uma reconciliação com o pai, no entanto...

Fátima o interrompeu.

– Eu também vim para agradecer por tudo o que ele fez por mim e dizer que eu o amo muito. Eu vim por amor. E te peço, meu irmão, quando puder, diga isso a ele, por mim.

Depois desse encontro, ela retornou ao Amazonas, e muitos anos se passaram.

Cauã cresceu e tornou-se um belo jovem, uma mistura de pai indígena e mãe branca. Araruna continuava trabalhando, amava sua esposa e seu único filho. A doutora permanecia no posto, atendendo seus irmãos indígenas, coletando plantas e pesquisando novos medicamentos. Fernando estava bem, e na medida do possível, cuidava do pai, que após a morte de Maria Eduarda morava sozinho. O dr. Augusto, envelhecido, havia diminuído suas atividades, mas continuava exercendo sua profissão de médico.

Numa certa noite de verão, em que um ar fresco entrava pela janela aberta da sala, tornando o ambiente agradável, estava o velho dr. Augusto sentado em sua poltrona favorita. Seus cabelos haviam branqueado, e seu rosto mostrava a passagem do tempo; estava só. Tinha nas mãos a *Revista Científica de Medicina*, para a qual ele próprio tantas vezes havia contribuído. Olhava os artigos sem muito interesse, quando um texto, em especial, chamou sua atenção: "Plantas medicinais da Amazônia". Quem assinava o artigo? Dra. Fátima Ramos de Almeida.

O dr. Augusto aprumou-se na poltrona: não podia acreditar, mas estava lá. Ele leu mais uma vez o nome da autora. O encontro tão evitado viera buscá-lo. Como num filme acelerado, o passado veio à sua mente: lembrou-se de sua menina, seu sorriso, seus olhos castanhos e inquietos, tudo querendo saber; surgiu a jovem estudante de Medicina, a esperança de sua continuidade, e em seu peito o carinho e a saudade tomaram lugar.

O velho doutor mergulhou numa suave nostalgia. Como ela estaria agora? Sentiu-se fraquejar. O que fazer? Ler o artigo? Após o breve momento em que as ternas lembranças bateram à sua porta, o dr. Augusto refez-se e fechou a revista, como fechara seu coração. No entanto, mantinha a publicação entre as mãos, como quem ainda segura o passado remoto, sentindo uma saudade doce e triste ao mesmo tempo. Fátima! Sua menina! O orgulho, porém, falou mais alto e aferrolhou seu sentimento. Largou a revista, ligou a TV e foi olhar nada.

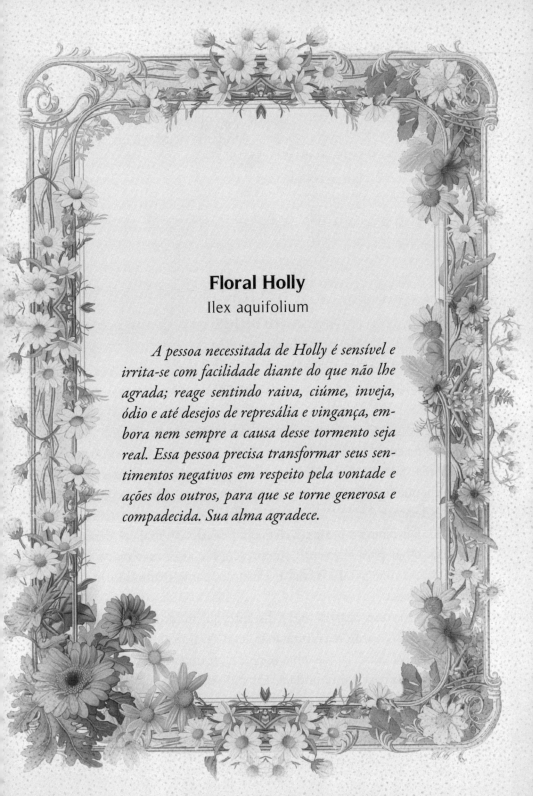

Floral Holly
Ilex aquifolium

A pessoa necessitada de Holly é sensível e irrita-se com facilidade diante do que não lhe agrada; reage sentindo raiva, ciúme, inveja, ódio e até desejos de represália e vingança, embora nem sempre a causa desse tormento seja real. Essa pessoa precisa transformar seus sentimentos negativos em respeito pela vontade e ações dos outros, para que se torne generosa e compadecida. Sua alma agradece.

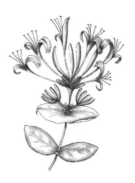

35
Saudades
Honeysuckle

A saudade é a lembrança que a alma não esqueceu.
...

Tenho 11 anos e estou abordo do transatlântico Conte Grande, viajando na companhia de meu pai, rumo a Portugal. Faz seis meses que minha mãe faleceu. A dor dessa perda foi muito grande, não sei se maior em mim, que fiquei órfã, se em meu pai, que ficou sem sua companheira e o grande amor de sua vida. Como é difícil lidar com a morte de um ser querido. Perdemos a presença daquela pessoa, não mais podemos falar com ela, olhar para ela, sentir sua presença, e em nosso peito uma dor calada se aninha; evitamos falar no assunto, como se dessa forma pudéssemos esquecer.

Eu sentia uma tristeza vaga e distante, que me acompanhava sempre. Sentia falta do carinho de minha mãe, lembrava-me dos momentos doces em que estava com ela e recebia seus afagos, quando ela penteava meus cabelos e me olhava com bondade. Quando eu caía, e eu vivia com os joelhos machucados, ela me aconchegava em seu colo e me abraçava. Quando papai precisava viajar a negócios, eu podia ir dormir com mamãe, em sua cama, e era tão bom adormecer em seus braços. Sinto saudades dessas ternuras. Nunca mais voltarei a senti-las. Elas agora só existem na minha lembrança. É muito triste.

Meu pai lidava comigo como podia, tentava consolar-me com presentes, coisas bonitas, livros coloridos, levava-me a passear, e quando me abraçava, eu me sentia protegida. Apesar de seu esforço, acredito que ele próprio tivesse dificuldade para cuidar da sua dor.

Um dia meu pai resolveu viajar comigo, levar-me a conhecer os parentes que ainda viviam numa terra distante, em Lisboa, minhas tias. Suponho que, de alguma forma, ele quisesse também resgatar um pouco de sua história, reencontrar, talvez pela última vez, suas irmãs e alguns amigos de sua juventude, que deixara ao emigrar para o Brasil. Era uma viagem de nostalgia. Foi assim que embarcamos no Conte Grande.

A viagem transcorria tranquila, o mar estava calmo. Em algumas noites, ficávamos encostados no parapeito do navio, olhando o mar; as lágrimas no rosto de meu pai desciam mansamente para unir-se às grandes águas de Netuno. No claro escuro da noite, de uma tímida lua, ele se permitia, em silêncio, extravasar sua tristeza e pesar. Como seria bom se minha mãe pudesse estar ali conosco, mas ela não estava.

Eu olhava a imensidão do oceano e só via águas à nossa volta, as águas salgadas do mar que acolhiam as nossas lágrimas cheias de saudades. No entanto, era possível sentir uma sensação agradável, algo bom, o leve balanço do navio, que me embalava, e eu voltava a ser um bebê, aconchegada e entregue ao sono da inocência. Peguei na mão de meu pai e fomos para o nosso camarote.

Estamos navegando para outro continente, outra terra, como será lá? Não sei, mas isso não me preocupa. Ainda sou uma menina, não penso no futuro, vivo o momento presente. Ainda tenho meu pai que me protege, e todas as noites peço a Deus que lhe dê muitos anos de vida, pois temo perdê-lo também.

A bordo havia muitas festividades e oportunidades de esquecer o passado. Quando cruzamos a linha do Equador, eu, ingenuamente, olhava para o grande mar, em busca da tal linha, que não encontrei. Houve uma grande celebração, e eu me senti muito importante. Alguns marinheiros fantasiaram-se conforme os personagens dos mitos gregos em um belo cerimonial. Quem cruzava o Equador pela primeira vez, que era o meu caso, seria batizado no Reino de Netuno; então recebi o nome de Tríglia, o que me proporcionava, para todo o sempre, a bênção dos deuses marinhos, pois integrava agora a grande Família do Mar. Foi emocionante.

Por fim, chegamos a Lisboa, pelas doces águas do Rio Tejo. Minhas tias nos aguardavam no cais. Tia Esther era casada, não tinha filhos e lá estava com o meu tio Lazzollo. Tia Maria era viúva e também não tinha filhos. Muito carinhosa, ela me abraçava e repetia:

– Minha rica filhinha! Minha rica filhinha!

Não sei bem por que, chorava. Talvez enxergasse em mim os filhos que não teve. Ficamos hospedados na casa dessa tia. Estranhei a fala das pessoas, que embora falassem português, eu nem sempre as entendia, pois falavam muito rápido. Gostei muito dos doces, que eram muito bons, em especial as amêndoas confeitadas e os pastéis de Belém.

Tia Maria morava numa pequena habitação de dois quartos, uma saleta, um banheiro e uma cozinha, no andar de cima de uma velha casa. O mobiliário era antigo, escuro. Lembro-me de um enorme relógio, alto, comprido, como uma coluna, com uma porta envidraçada. Na parte superior, de forma redonda, ficavam os números e os ponteiros. Nas horas cheias, ouviam-se badaladas, de um som muito bonito, tantas vezes quantas eram as horas. Nas meias horas, ouvia-se somente uma badalada. Todas as noites, tia Maria precisava dar corda para o relógio funcionar, o que se constituía em puxar dois pesos pendurados, um de cada lado do pêndulo, até ficarem lá em cima, os quais, diariamente, desciam lentamente ao passar do tempo. Eu me encantei nesse relógio antigo. Ele parecia ter vida e marcar o nosso destino, mas precisava dos cuidados de minha tia.

E por que estou me lembrando de tudo isso? Porque, fazendo uma arrumação em meus papéis, encontrei minha certidão de batismo netuniana. Senti saudades. Estou envelhecida e seguro em minhas mãos, já enrugadas e calejadas pela vida, meu certificado de ninfa do mar. Tão bonito! Quanta saudade!

Fico refletindo que, ao pensarmos no que vivemos, costumamos nos lembrar das coisas boas, como se as quiséssemos reviver. Os momentos felizes são uma trégua em nossa vida, e as coisas difíceis que nos acontecem precisam ser integradas em nossa existência, pois com elas podemos aprender e evoluir, o que, nas ocasiões festivas somos incapazes de fazer, mas é doce evocar o que foi bom. Essas lembranças nos ajudam a seguir em nosso caminho, são um refrigério para a alma, e é feliz quem tem boas lembranças para recordar.

Eis que ouço a campainha que me tira do devaneio e me traz de volta ao presente. São meus filhos, genro, nora e netos que vieram me buscar. Iremos almoçar em um bom restaurante e depois daremos um passeio. Eu ia me esquecendo de dizer que hoje é o dia do meu aniversário, estou fazendo 70 anos. Aonde iremos não sei, o que importa é que estarei com meus entes queridos. Hoje estou muito feliz. E no futuro, com certeza, esse dia será lembrado com saudades. Agora, só quero aproveitar bem essa comemoração.

Quando os cabelos ficam brancos, compreendemos que cada momento precisa ser vivido plenamente, antes que se torne apenas uma lembrança e uma saudade.

Floral Honeysuckle
Lonicera caprifolium

A pessoa necessitada de Honeysuckle sofre pela nostalgia, refém do passado, povoado de lembranças boas ou saudades dos entes queridos que já não estão mais com ela. Lastima os sonhos não realizados. Perdeu o interesse pelo presente e não imagina um futuro de felicidade. Essa pessoa precisa compreender que o passado faz parte de sua história, tem o seu valor, mas passou, e o presente oferece uma nova oportunidade de ser feliz. Olhar para trás paralisa, olhar para frente anima.

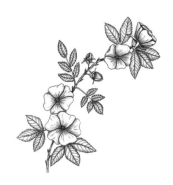

36
Os espinhos da rosa
Wild Rose

Susane estava sentada num banco da praça, de olhos baixos, fixos nas pedras e na grama. Algumas crianças corriam alegremente indo de um balanço a outro, na gangorra, no trepa-trepa, outras degustavam deliciosas pipocas, doces ou salgadas, que um pipoqueiro oferecia, mas Susane não lhes dava atenção. Uma colega, que passava com sua mãe deu-lhe um tchauzinho, que ela mal correspondeu e voltou a olhar para o chão, para seus pés, talvez. De vez em quando erguia seu rosto e olhava para a entrada do supermercado que ficava em frente. Demorava-se algum tempo nessa contemplação silenciosa e sem interesse, onde pessoas entravam, pessoas saíam, entravam, saíam, e os minutos escoavam.

Susane olhou para a escola, que já estava fechada, todos os alunos haviam saído, a praça ia ficando vazia. A rua não era muito movimentada, somente alguns carros passavam de vez em quando. O dia estava claro, e algumas pequenas nuvens enfeitavam o céu. Havia tranquilidade no ambiente. A menina segurava sua mochila no colo, indiferente a tudo, quieta, aguardando. O tempo seguia e ela continuava alheada ao que acontecia a seu redor, parecia olhar sem ver. Susane permanecia imóvel, esperando.

Ao avistar, do outro lado da rua, o carro de seu pai, que viera buscá-la, ergueu-se e atravessou a via sem olhar para os lados. Uma moto, que vinha em alta velocidade, não conseguiu desviar nem frear a tempo, e a menina foi arremessada ao chão.

Horrorizado, seu pai saiu correndo em socorro da filha. O motociclista, embora aturdido pela ocorrência, dispôs-se a ajudar. Chamaram uma ambulância, e a menina, desfalecida, foi conduzida ao hospital de pronto-socorro.

...

Agora vamos regredir no tempo e assistir a uma cena que aconteceu há mais ou menos dez anos.

Eram quatro horas da tarde, quando Lorena foi ter com o Dr. Vicente Assunção, em seu escritório de advocacia, o rosto denunciando uma grande aflição. Ela era jovem, bonita, ambiciosa e estava iniciando uma carreira como representante de uma famosa linha de cosméticos. Determinada, queria se firmar na área profissional e não iria permitir que nada nem ninguém interferisse em seus planos.

O advogado estranhou essa visita sem pressentir o que trazia a jovem até ele. Em poucas palavras, Lorena lhe revelou que estava grávida e queria fazer um aborto. Ele foi tomado de surpresa, sem saber bem o que dizer. Refeito do susto, falou:

– Calma, está tudo bem.

Ela reagiu irritada:

– Não está nada bem! Não quero ter essa criança!

Vicente estava assustado com a atitude quase enlouquecida da jovem. Nunca a havia visto assim.

– Calma – ele pediu novamente.

– Eu já decidi. Preciso que você me ajude com dinheiro, já tenho o endereço de um médico que...

– Chega, Lorena – ele falou energicamente. – Você está muito nervosa, e as coisas não se resolvem assim.

– Não quero essa criança, já disse! Não agora. Não é hora de ter um filho. Quero cuidar da minha carreira. Não tenho tempo nem paciência para trocar fraldas e dar de mamar. Não! Quero fazer o aborto. É isso que eu quero.

O advogado estava em choque, pelo inesperado da situação, enquanto ela, enfurecida, voltou a gritar:

– Preciso do dinheiro, Vicente! Não suporto a ideia dessa criança crescendo dentro da minha barriga e eu sem poder trabalhar. Ela tem que sair daqui – esbravejava desesperada, apertando o ventre.

Recuperando-se, Vicente a convidou:

– Venha, vamos sair e conversar. Aqui não é um lugar adequado.

Abraçando-a, ele a conduziu para fora de seu escritório. Ela deixou-se levar. Foram até uma confeitaria. Vicente pediu um café para ele e um chá calmante para ela. Ninguém falava. Em seguida, ele, olhando-a fixamente, perguntou:

– Diga-me, Lorena: esse filho é meu?

– Claro que é! Qual é a tua agora?

– Preciso saber. Se você é a mãe, eu sou o pai. Eu quero esse filho. Eu te amo, Lorena. Estamos namorando há poucos meses, mas tenho a certeza de que é com você que quero passar toda minha vida e quero esse filho! Estou feliz com essa notícia. Podemos criar juntos essa criança.

Lorena estava de cabeça baixa, segurando sua xícara de chá. Em fração de segundos, sua vida passou em sua mente. Nascera em berço humilde e muito pobre, fora criada somente pela mãe, que se prostituía para ganhar dinheiro. Seu pai? Quem era? No seu registro de nascimento somente constava: filha de Jandira Brandão. E o pai? Sabe Deus quem seria. Crescera sentindo-se jogada no mundo, na casa de vizinhas, enquanto de dia a mãe dormia e à noite exercia sua função. Teve que sobreviver de qualquer jeito. Quando foi para a escola, vislumbrou uma forma de melhorar de vida, então dedicou-se aos estudos e, ainda menina, foi servir na casa de famílias em troca de moradia, comida e um pequeno salário, que dividia com a mãe. Após concluir o Ensino Médio, foi trabalhar no comércio, pois queria progredir, ser alguém na vida. Agora conseguira uma boa oportunidade de se realizar, progredir e ganhar dinheiro, então a gravidez era um empecilho.

Lorena sofria, o sentimento de ser mãe lhe era terno, mas ao mesmo tempo doloroso, a consciência a condenava, pois sabia que, tanto pelas leis divinas como pelas dos homens, ela estaria cometendo um crime.

Muito angustiada, ela voltou de sua momentânea ausência e continuou, com voz alterada:

– Eu quero ter minha independência, mas para isso preciso trabalhar muito! Não é fácil alcançar as metas da empresa. Entendeu? – ela argumentava encarando Vicente.

– Você pode conseguir tudo isso, eu te ajudo – ele arrazoava.

– Não quero viver à sua sombra!

O advogado já não sabia o que alegar quando ela lhe deu a solução, desafiando-o:

– Você quer o filho? Então vai cuidar dele.

Dessa forma, livrava-se da culpa. Talvez no íntimo desejasse ser mãe, mas não se permitia. Vicente aceitou a provocação, pois tinha esperanças de que, com o tempo, a atitude dela mudasse.

Lorena foi morar com Vicente, continuou trabalhando freneticamente, investindo na sua representação, porém estava sempre irritada, reclamava de tudo, não queria engordar, então se alimentava pouco.

– Tomara que nasça uma criança bem pequena e magrinha. Não quero carregar um bebê muito pesado.

Vicente entristecia-se com as atitudes de Lorena, porém continuava esperançoso de que, quando a criança nascesse, ela mudasse seu comportamento, aceitasse seu filho e lhe desse amor.

Muitos foram os preparativos para a chegada do bebê, era preciso providenciar o enxoval, os móveis do quarto, brinquedos, enfeites e muito mais. Nada parecia mobilizar a jovem, que continuava indiferente, apenas deixando o tempo passar. Nas consultas com o ginecologista e nos exames clínicos, Lorena sempre tinha a companhia de Vicente. Nos momentos de intimidade, ele, carinhoso, a incentivava a amar o ser que vinha a caminho. No entanto, ela permanecia apática, como se estivesse afastada de tudo.

Passado o período da gestação, nasceu uma linda menina, perfeita, rosto sereno e olhos castanho-escuros, como os do pai, porém pequenina, abaixo do peso. Era tranquila, não chorava, não incomodava, mas também não mamava. Susane somente dormia, entregue ao sono da bela adormecida, não estava morta, não estava viva.

Lorena continuava trabalhando em sua representação, porém andava desmotivada, alheia, não tinha mais aquele entusiasmo de antes. O brilho de seu olhar se apagara. À noite, insone, levantava-se e caminhava pela casa como uma sonâmbula. Vicente acordava e ia buscá-la, fazendo-a voltar para a cama, mas Lorena não dormia. Percebendo que ela precisava de ajuda, ele marcou uma consulta com o médico, e foi diagnosticada uma depressão pós-parto. Foram pedidos alguns exames, começou o tratamento com medicações específicas e terapia com um psiquiatra.

O tempo passava, e o tratamento, porém, parecia não surtir efeito. Ela continuava estranha, não se interessava pela criança e não formou vínculo com a filha. Seu trabalho também estava sendo negligenciado, não alcançava as metas, não comparecia às reuniões e acabou perdendo a representação, o que agravou, ainda mais, sua depressão. Resignada a seu destino, tornou-se apática.

Vicente providenciou uma babá para cuidar de Susane, pois Lorena não dava atenção à filha. Também havia dona Jandira, que se ocupava da casa e da alimentação da família. Grande era a preocupação e o desgosto de Vicente, que tudo fazia para minorar o sofrimento de ambas, mas sem conseguir.

Lorena, agora, não trabalhava fora e ficava só em casa. Por sua vez, Susane parecia reproduzir os sentimentos da mãe, não correspondia aos agrados que o pai, a avó, os padrinhos e a babá lhe faziam, desanimando os adultos que dela se aproximavam. Tinha baixo desenvolvimento, não ganhava peso, o que deixou a pediatra e Vicente preocupados. Apesar de tudo, Susane sobrevivia, franzina, quietinha, sem vontade própria e de sua boca jamais se ouvia uma queixa, nenhuma reclamação, mas também não tinha nenhuma expressão de alegria.

Um dia, Lorena tentou se aproximar de Susane, que sentadinha no chão, brincava sozinha. A menina era linda, havia uma harmonia que rescendia de todo seu ser. Suas mãozinhas com os dedos fininhos seguravam os brinquedos, olhando-os. A mãe começou a perceber um calor agradável emergir de seu coração, a ternura da maternidade e a graça de amar sua filha. Enternecia-se, baixava suas defesas, entregava-se.

No entanto, em dado momento, a menina olhou-a fixamente. Era um olhar sério, indagador, que perguntava: quem é essa que aí está?

Lorena sentiu vir das profundezas de sua alma um sentimento de culpa, ao mesmo tempo em que olhava para a criança e via ela mesma, menina, querendo sua mãe. Havia dor em seu coração, e o afeto se transformou, empalideceu. O antigo sentimento de abandono mesclado com raiva ressurgiu. Ela não se sentira cuidada nem amada, então como poderia amar sua filha, ou quem quer que fosse? Intempestivamente, ela se ergueu e foi para seu quarto, encolhendo-se em sua cama, e lá ficou. Lorena não se recuperava da depressão e, inconscientemente, seguia as pegadas da própria mãe, que prostituindo-se matara seu corpo para não sofrer e nada sentir, e ela anestesiara sua alma, não sentia mais nada, assim também não mais sofria.

O tempo foi passando, passando, sempre igual, monótono, infindável. Até que...

Vicente deu entrada no pronto-socorro com a filha desfalecida, que imediatamente foi conduzida para atendimento. A seguir, dirigiu-se para casa, tomado por grande aflição, perguntando-se como Lorena iria reagir. Ela, como era seu costume, ainda dormia, então ele teve que chamá-la:

– Acorde, Lorena.

Ela se remexeu na cama.

– Levante-se, Lorena. Temos que ir ao hospital. Susane sofreu um acidente!

Lorena abriu seus olhos e perguntou, ainda sonolenta:

– O que foi, Vicente? O que aconteceu? – ela perguntava sem entender o que o marido falara.

– Susane foi atropelada. Levante-se! Vista-se! Vamos para o hospital.

Lorena parecia não entender, mas de repente sentiu um aguilhão fincando em seu peito: o espinho de uma rosa cravou-se em seu coração, e ela despertou, acordando de seu longo sono letárgico. Chegando ao hospital, foram informados de que a menina estava sendo submetida a alguns exames e ainda não podiam dizer nada.

Lorena então deu-se conta, realmente, do ocorrido e desesperou-se. Queria ver Susane, mas foi impedida. Vicente, mais refeito, conduziu-a para fora do hospital, levando-a para o jardim em frente. Ela começou a chorar, apertando as mãos uma contra a outra, em grande angústia, e pedia:

– Quero ver Suzane. Por favor!

Vicente tentava acalmá-la, sem êxito.

– Vicente... a Susane não vai morrer? Vai?

– Espero que não, Lorena.

Vicente gostaria de acalmá-la, mas não conseguia, ele próprio vivendo seu desespero diante da fatalidade. O medo, a proximidade da desgraça, a submissão a um desígnio superior, tudo corroborava para o pavor que ambos sentiam.

Lorena, descontrolada, implorava aflita:

– Meu Deus, ela não pode morrer. Ela é minha filha! Eu preciso da Susane.

Era preciso esperar, nada mais podiam fazer.

Algumas horas de lenta agonia se passaram. Finalmente, o médico veio falar com eles:

– Boa tarde! A menina ainda está desacordada. Teremos que fazer mais alguns exames e depois vocês poderão vê-la. Aconselho-os a irem para casa, descansarem e retornarem amanhã.

Lorena não quis, insistiu em ficar no hospital. Acomodaram-se nas poltronas da recepção. Ela estava inquieta, olhava para Vicente, como a indagar algo que ele não compreendia. Por fim, ela aquietou-se e ficou pensativa, na verdade entregue a seus pensamentos, sob o comando de sua consciência, onde um juiz implacável a cobrava a responsabilidade, e ela, ora se desculpava e se justificava, ora se condenava e se torturava.

A noite arrastou-se no vagar das horas, no tempo da eternidade, que parece não ter tempo e jamais passar. Finalmente, Lorena adormeceu, mas teve sonhos terríveis e assustadores. Vicente, a princípio atento a ela, depois, vencido pelo cansaço e o tumulto das emoções, também adormeceu.

A noite continuou, até que uma leve claridade começou a entrar pelas vidraças das janelas, e o dia se anunciava, indiferente ao tormento do casal. Vicente e Lorena foram até a lancheria do hospital, tomaram um café, mas pouco comeram, pois só pensavam em como Susane estaria. Tentaram obter alguma informação, mas nenhuma receberam. Ninguém sabia dizer nada. Precisavam aguardar.

No meio da manhã, finalmente, foram chamados pelo médico. Ele os conduziu ao seu consultório para que, melhor acomodados, pudessem conversar. Aflitos, eles aguardavam as palavras do médico, como se fosse uma sentença.

– A menina já está acordada – o doutor informava –, não sofreu nenhuma fratura, e seu cérebro não foi afetado. Será o tempo de se recuperar dos hematomas e ela estará bem novamente.

Vicente e Lorena respiraram aliviados e choraram abraçados.

O médico aguardou que eles se acalmassem e continuou falando:

– Podem ir vê-la no quarto. Daqui a pouco, irei também para algumas recomendações e lhe dar alta.

Lorena voltou a chorar, sem controle, em crise. Vicente a abraçou, como dizendo: "estamos juntos". Esse carinho foi sentido por ela como nunca antes o fora. Aos poucos, ela foi se acalmando, o coração se aquecendo, e o choro diminuindo. Vicente, pacientemente, aguardava que ela se recuperasse.

– Vamos, Lorena?

Ela amparou-se no braço do marido e deixou-se conduzir. Entraram no quarto. Susane, muito pálida, estava deitada na cama, quietinha. Ao ver os pais entrarem, tentou erguer-se um pouco, mas não conseguiu, tinha muitas dores. Lorena acercou-se da cama, não sabia o que dizer, apenas olhava para a filha, e todo amor guardado em seu coração a invadiu. Queria abraçá-la, aconchegá-la junto a seu peito, quando ouviu:

– Mãe! – vindo da voz suave e delicada de Susane.

Floral Wild Rose
Rosa canina

A pessoa necessitada de Wild Rose vive num estado de indiferença e apatia, muito além da depressão e da desesperança. Resignada, não está propriamente infeliz, deixa a vida passar, sem ânimo ou alegria. Essa pessoa precisa acordar de seu sono letárgico, assumir o comando de sua vida, acessar a sua energia, despertar para o amor por si mesma e lançar-se na aventura da vida.

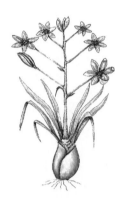

37
A estrela guia
Star of Bethlehem

    Lindolfo Sintra Neto nasceu forte e saudável, trazendo alegria para toda a família, em especial a seus pais e a um tio solteirão, que se tornou seu padrinho. Os Sintra eram ricos, bem conceituados na sociedade e residiam numa bela mansão, num bairro nobre da cidade. O pai era um próspero empresário calçadista, dono de uma grande fábrica, cujos produtos eram muito apreciados por sua qualidade, acabamento e beleza, o que lhe proporcionava excelentes ganhos financeiros. A mãe era professora e dedicada ao único filho, a quem transmitiu valores de boa conduta, honestidade, lealdade, a formação de um caráter íntegro. Portanto, Lindolfo nasceu em berço de ouro, tanto de bens materiais como morais, era inteligente, e tudo que fizesse recebia os aplausos de seus pais e padrinho. Frequentou uma escola bilíngue, onde era muito elogiado e valorizado por seu desempenho estudantil; então cresceu sentindo-se alguém especial.

    Lindolfo era apaixonado por literatura e idiomas estrangeiros, então fez a Faculdade de Letras e, após a conclusão de seu curso, fez uma especialização no exterior. Tornou-se professor e exercia sua função em escolas de segundo grau e na universidade, amava o que fazia, empenhava-se em incentivar seus alunos ao hábito da leitura e à produção de textos literários, em prosa ou verso. Era dedicado aos seus discípulos, que lhe retribuíam com muito carinho.

Ele mesmo gostaria de ser escritor, mas parece que o talento era pouco, a inspiração não vinha. Sempre que começava uma obra, essa não passava de duas páginas. Ele logo deixava de escrever, amassava as folhas e as jogava no lixo. Era muito exigente consigo, comparava-se com os grandes escritores, não se sentia à altura deles, então desistiu da carreira literária. Já que não poderia ser como eles, não mais iria escrever, e engavetou esse sonho no fundo de sua alma. Secretamente, porém, mantinha um diário onde podia escrever para si mesmo, livremente, sem exigências nem censuras, registrar tudo que acontecia em sua vida, suas reflexões, seus sonhos, sentimentos e sua frustração de autor sem livros.

Exerceu a docência durante algum tempo, mas um dia resolveu trocá-la por uma empresa própria, inspirado em seu pai. Essa virada em sua vida só foi possível após ter recebido uma fortuna em dinheiro e um casarão antigo, herança de seu velho tio e padrinho, sem outros herdeiros. Criou uma editora, a princípio para publicar livros de literatura infantil e juvenil, sempre visando incentivar novos autores, dando-lhes a oportunidade de lançarem suas obras, talvez uma forma de participar de cada criação. Os livros deveriam ser de fácil leitura e interesse geral.

Reformou a mansão e nela instalou a Editora Sintra.

Inicialmente foi difícil, mas por sorte, dinheiro não lhe faltava, e uma obra, em especial, alavancou sua empresa, tornando-a conhecida: "O senhor de três castelos", uma história de aventuras dirigida a um público jovem, cheia de mistérios, monstros, heróis e enigmas a serem desvendados. Os primeiros 500 exemplares venderam-se rapidamente, e novas edições se seguiram, bem como a continuação, com novas aventuras dos principais personagens. Outros escritores o procuraram, e ele já não tinha como atender a todos. Ampliou sua equipe de auxiliares, que foi liderada por Gilberto, um jovem simples, mas inteligente e muito atento a seu trabalho, em quem podia confiar; por Cátia, jovem simpática, detalhista e cuidadosa, portanto excelente secretária, e todo um grupo de bons revisores e impressores.

Enquanto a editora prosperava, Lindolfo, sempre inquieto, se ocupava de novos projetos e resolveu criar uma livraria, destinada não apenas à comercialização de suas edições, mas também a contemplar obras de outras editoras. Para tanto, era preciso fazer uma grande reforma no casarão, então contratou um arquiteto e uma decoradora, pois era sua ideia que, além da venda dos livros, houvesse recantos com poltronas que permitissem ao leitor, com conforto e tranquilidade, consultar as obras de seu interesse, espaços especiais para as crianças, um salão para palestras e lançamentos de obras inéditas e muito mais. Naturalmente, não poderia faltar uma cafeteria, que oferecesse alguns lanches leves e o tradicional café, considerada a bebida dos intelectuais.

A inauguração da Livraria Sintra foi um sucesso, e Lindolfo exultava de satisfação, apesar da frustração por ele próprio não ser um escritor, mas alegrava-se com sua contribuição para a cultura de crianças, jovens, adultos e pessoas idosas. Sempre que podia, refugiava-se em sua livraria, bebendo um cafezinho e degustando um conto de algum autor conhecido ou desconhecido. Era o seu mundo encantado.

Lindolfo Sintra Neto parecia o próprio Rei Midas, pois tudo em que tocava resplandecia. Enquanto suas atividades profissionais prosperavam, sua vida pessoal parecia esquecida e sem valor. Viveu alguns romances que não duravam muito e, já passando dos 40 anos, continuava solteiro. Seus pais haviam falecido, e ele vivia sozinho no solar onde nascera e fora tão feliz.

Um dia conheceu Rosamaria, que acompanhava uma amiga durante um lançamento. Ele imediatamente sentiu-se atraído por ela, por seu porte elegante, seus olhos enigmáticos, o sorriso encantador e seus longos cabelos negros. Ela era linda e sedutora. Lindolfo apaixonou-se. Sentia-se um poeta diante da deusa do amor.

Rosamaria correspondeu às atenções dele, e em pouco tempo estavam namorando. Ela era carinhosa, gentil e comungava com Lindolfo do mesmo gosto pela leitura, adorava romances e obras de suspense e mistério. Ela o acompanhava em todos os eventos, era a companheira ideal.

Ele estava feliz por haver encontrado a mulher de seus sonhos. Casaram-se. Fizeram uma bela viagem de núpcias. Lindolfo a amava, a enchia de agrados e presentes, não lhe deixava faltar nada, afinal dinheiro para ele não era problema. Mais uma vez, Lindolfo obtinha sucesso em sua vida.

O tempo passava, e tudo parecia perfeito, não fosse por um pequeno detalhe: o herdeiro que não vinha, embora não houvesse nenhum impedimento para tal ocorrer. A editora e a livraria cresciam cada vez mais, e o senhor Sintra pouco tempo dispunha para sua vida familiar, sempre atarefado com seu trabalho. A esposa queixou-se de que ele nunca tirava férias, incentivou-o a descansar, viajar, conhecer outros lugares; precisavam ter um tempo só para eles. Lindolfo julgou que ela estava certa e até alimentou a esperança de que uma viagem, uma mudança de ares e da rotina, talvez trouxesse o filho tão desejado.

Ainda bem que o senhor Sintra tinha Gilberto, seu assistente direto, para gerenciar a editora e a livraria durante quinze dias, o que lhe permitiria gozar as férias e satisfazer a vontade de sua adorável esposa.

A viagem foi excelente. Conheceram hotéis luxuosos, fizeram passeios turísticos, visitaram, por conta própria, várias editoras e modernas livrarias. Também não faltaram as idas a lojas e shoppings para muitas compras. Rosamaria gostava de se vestir bem e adornar-se com joias. Lindolfo estava feliz, pois podia proporcionar à adorável esposa tudo que ela quisesse e satisfazer todos seus caprichos. Estavam felizes. Era a viagem dos sonhos.

Ao retornarem, Sintra foi à editora, sentindo-se rejuvenescido e refeito pelas férias gozadas. Conferiu a contabilidade de suas empresas, examinou outros documentos e verificou que tudo estava em ordem. Agradeceu ao Gilberto por todo seu empenho e bom trabalho, prometeu-lhe uma bonificação e deu-lhe folga naquele dia.

De tarde, Lindolfo estava se sentindo muito bem, ainda em clima de férias e com saudades de Rosamaria. Não tinha vontade de trabalhar, deixaria isso para o dia seguinte; pensava num jantar romântico. Pediu a Cátia que tomasse conta de tudo, saiu mais cedo, pegou seu carro e foi para casa.

Ao chegar, ouviu vozes alegres, que riam e pareciam brincar. Quem teria vindo visitá-los? Entrou, e como não houvesse ninguém na sala, foi até o quarto e se deparou com Rosamaria e Gilberto, ambos rindo e se divertindo, em atitudes muito íntimas, apreciando as compras espalhadas sobre a cama.

O que era aquilo? Não podia acreditar!

Lindolfo paralisou. O sangue gelou em suas veias. Aos poucos a escuridão começou a envolvê-lo, sua visão foi ficando turva e nada mais enxergava. As risadas foram ficando distantes, cada vez mais distantes, até sumir por completo. Suores escorriam por seu corpo. Encostou-se no marco da porta para não cair. Perdia os sentidos, um a um, sentia-se desfalecer, mas num último esforço procurou respirar profundamente, buscando o ar da vida e, aos poucos, a visão e a audição voltaram. Novamente, ele estava diante da realidade.

Os amantes continuavam se divertindo, pois não haviam percebido a presença de Lindolfo. Ele agora precisava se anunciar, mas a voz havia calado em sua garganta. Então bateu à porta. Agora foram eles que ficaram estupefatos! Foram surpreendidos em flagrante!

Sem falar, rapidamente Gilberto tratou de se vestir e sair. Rosamaria parecia tranquila e segura de si. Ergueu-se e anunciou que também sairia naquele momento e depois mandaria alguém buscar suas coisas. Lindolfo, parado, sem conseguir articular uma palavra sequer, olhava para ela como se visse uma desconhecida.

E agora? O absurdo acontecera!

Lindolfo deixou-se cair na poltrona que havia no quarto, sentindo um turbilhão de pensamentos rodopiando em sua mente, como diabretes que dançavam e debochavam dele. Não podia acreditar! Não podia ser verdade! Era um momento de estupefação! Por alguns instantes, o tempo parou! Não havia mais nada.

E Rosamaria? Ela fora embora e nunca mais estaria com ele! Como seria sua vida sem ela? Impossível! Pensou em ir buscá-la, perdoá-la, recomeçar. Precisava dela, queria-a de volta. Sim, faria isso. Não, não podia! Sentiu suas faces ardendo em febre. Precisava de água para molhar seu rosto; foi até o banheiro e viu-se no espelho. Outro choque! Deu-se conta da diferença de idade que havia entre eles: mais de vinte anos! Ela era jovem, e ele um velho! De repente, Sintra pensou que talvez ela nunca o houvesse amado e tão somente ao seu prestígio e dinheiro. Mais um golpe. Sentia-se acabado. O que faria de sua vida agora?

Voltou para o quarto. Gostaria de se jogar na cama, mas não podia. Ali, há bem pouco, estiveram as duas pessoas que ele mais estimava traindo-o. Saiu, foi para a sala e sentou-se novamente. Deixou-se ficar, sem ânimo e sem forças. Pensava em Rosamaria, sua amada, pensou em Gilberto, a quem estimou com afeto paternal, em quem confiava e que o atraiçoara sorrateiramente. Mergulhou num mar de sentimentos insanos, a raiva era uma dor aguda que apunhalava seu peito, e assim permaneceu, segundos, minutos, horas...

O tempo não importava mais! Nada mais importava. Tudo acabado. Teve muitas noites insones, ou acordava assustado, o coração disparando, involuntariamente recordando o funesto acontecimento. Não saía mais de casa e mal se alimentava, o que era preocupação de dona Maria, a empregada. Não conseguia ir à editora nem na livraria. Faltava-lhe vontade e sentia vergonha. Como encarar seus funcionários? Lindolfo perdera seus sonhos, e cada vez mais submergia em sua depressão. Assim passou-se uma semana, ou mais talvez. O destino, porém, tem sua sabedoria e sua paciência.

Um dia, à tardinha, alguém bateu a sua porta. Como um autômato, foi atender. Era Cátia, a secretária da editora. Acomodaram-se na sala, Lindolfo nada falava. Ela tomou a inciativa:

– Seu Lindolfo, nós estamos sentindo muito a sua falta. Volte!

Ele se surpreendeu! Havia quem estivesse sentindo sua falta, mas não conseguiu responder.

– Há muitas coisas que só o senhor pode resolver. Nós precisamos do senhor!

Ele baixou a cabeça, parecia não escutar, ou não entender. Para ele nada mais importava.

– Seu Lindolfo, se a editora e a livraria fecharem, muitas pessoas vão perder seus empregos. E elas precisam trabalhar, têm família para sustentar. Elas dependem da editora e da livraria. Dependem do senhor! Lá todas gostam do senhor!

Essas últimas palavras soaram aos ouvidos de Lindolfo como um depoimento de solidariedade ao seu infortúnio: seus funcionários o estimavam! Cátia lhe dissera que estavam sentindo sua falta! Então ele ainda tinha algum valor. Seus funcionários dependiam dele, e ele só estava pensando na sua dor! Retirara-se da vida. Vergonha, fracasso. Era-lhe difícil aceitar isso. Só sabia ter sucesso, seu olhar sempre voltado para si mesmo e seus triunfos! Agora precisava enxergar sua própria humanidade, tornar-se humilde e enfrentar a circunstância sem autopiedade.

Lindolfo respirou fundo, sentindo um novo ânimo emergir. Olhou para Cátia, tomou entre as suas as mãos dela e disse:

– Muito obrigado! Fique certa, amanhã estarei na editora.

Ela sorriu com gentileza e disse:

– Obrigada, Seu Lindolfo.

Despediram-se, e ele, como se estivesse saindo de um longo e escuro túnel, pensou: "Em minha vida realizei muitas coisas e achava que era isso o que devia fazer. Eu quis ser escritor, não consegui, mas criei uma editora e uma livraria. No entanto, nunca me preocupei com as pessoas que me ajudaram a construir tudo isso, com suas necessidades, seus desejos, e eu não teria alcançado nada sem elas. Eu também dependo delas! Preciso lhes retribuir por tudo que fizeram e ainda fazem".

E assim foi, e o tempo seguiu seu andar.

Eram seis horas da tarde de um domingo. Como são tristes as tardes de domingo quando nos sentimos solitários! Nessas horas é que a solidão estende seu véu e nos oferece uma dor profunda. É um momento perigoso. A consciência nos lança sementes de autopiedade, que precisamos recolher sem cultivar o sentimento de vitimosidade. Nesses momentos, podemos sucumbir na autocomiseração ou nos oferecer o sublime conforto do perdão, na certeza de que sempre demos o melhor de nós mesmos, e as nossas dores podem doer, mas nos transformam em pessoas melhores.

Eram seis horas da tarde de um domingo.

Lindolfo está sozinho. Quem sabe deveria sair e passear um pouco, mas... sozinho! Levaria consigo a tristeza, nada mais. Não, melhor ficar em casa e esperar pela segunda-feira. Resolveu ler alguma coisa, afinal, sempre teve gosto por leituras. Quem sabe seu diário, lembranças de suas vivências, todas boas, felizes, de sucesso. Sorriu e pensou: "E eu queria ser escritor... Como poderia enquanto não conhecesse o sofrimento, as desilusões, os fracassos? Na felicidade apenas se é feliz, mas nos momentos de luta e dor é que crescemos, nos transformamos e aprendemos a valorizar a vida".

Lindolfo buscou uma caneta e resolveu continuar escrevendo seu diário nas folhas que haviam ficado em branco. Talvez um dia fosse publicado, quando então seria um escritor. Talvez uma obra póstuma, talvez, quem sabe... Lindolfo sorriu internamente, respirou fundo, mas estava consolado, cobrou ânimo e voltou a sonhar.

Sempre haverá uma estrela guia para nos conduzir ao mais sagrado de nós mesmos.

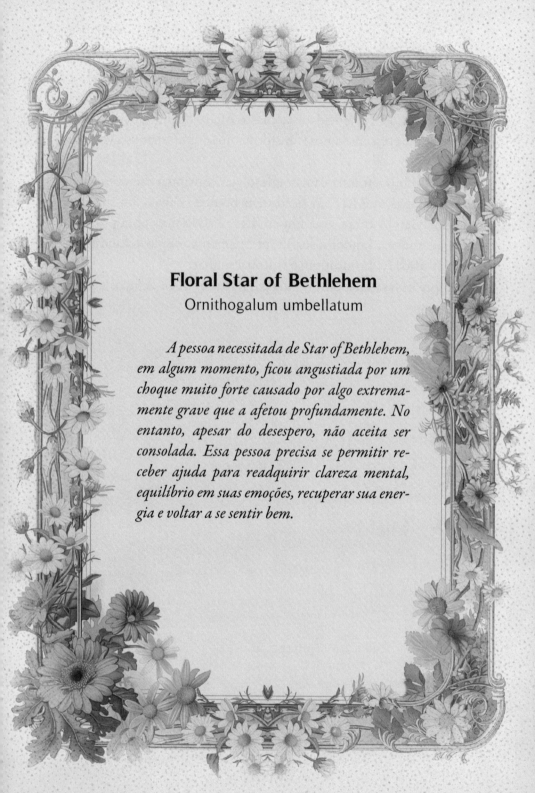

Floral Star of Bethlehem
Ornithogalum umbellatum

A pessoa necessitada de Star of Bethlehem, em algum momento, ficou angustiada por um choque muito forte causado por algo extremamente grave que a afetou profundamente. No entanto, apesar do desespero, não aceita ser consolada. Essa pessoa precisa se permitir receber ajuda para readquirir clareza mental, equilíbrio em suas emoções, recuperar sua energia e voltar a se sentir bem.

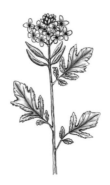

38
Segredos de família
Mustard

– Por que não posso ir ao porão, vovó? – perguntava a pequena Caterina.

– Porque não! – a avó ordenava.

– Por que não? O que tem lá?

– Nada. Só tem ar ruim e mofo.

– Mas por que ele existe? – A criança queria saber.

– Já existia quando compramos a casa.

– Quero ver o porão!

– Não! Entendeu? Nunca! – E a avó encerrava o assunto.

Esse diálogo aconteceu quando Caterina tinha 5 anos, mas ela nunca o esqueceu.

Hoje vamos encontrá-la uma adolescente de 14 anos, sensível, estudiosa, responsável, ninguém precisava lembrá-la de suas obrigações. Sua infância foi tranquila, a família era bem estruturada, pais presentes, atenciosos e avós muito afetivos, embora pairasse no ar uma tristeza velada e não revelada.

Caterina adorava ouvir as histórias que seu avô Nicolau contava, verídicas ou inventadas, e decidiu que seria professora de História. O passado a atraía, os acontecimentos significativos de uma nação que, embora fossem únicos eram semelhantes, sempre havia guerras, uns querendo dominar os outros, mortes, dor, sofrimento, e os episódios se repetiam no tempo e na geografia. Que diferença há entre um ditador e outro? O que move essas pessoas? O poder? O dinheiro? A ganância? O que faz aflorar o lado pior do ser humano? Seria possível um dia haver um mundo sem conflitos, sem batalhas ou preconceitos, onde houvesse cooperação e paz entre os homens? Que estranha é a natureza humana!

Caterina passou a acreditar que somente quando um governante conhecesse a história do mundo, de seu país e de seu povo poderia realmente ser um bom chefe de Estado. Também as pessoas deveriam conhecer o passado de suas famílias, de seus ancestrais, valorizar seus esforços e sua contribuição para o progresso de todos, bem como reconhecer os erros por eles cometidos, aprender e transformar, em si mesmos, em acertos e assim evoluir.

A jovem era curiosa, lia tudo que estivesse a seu alcance, queria saber muito, não apenas fatos ocorridos, datas importantes, mas a motivação, as crenças, a religiosidade e as consequências implícitas. Adorava ler biografias, o desenrolar da vida de uma pessoa, seus anseios, lutas, desafios, alegrias, tristezas, amores, tudo que fazia dessa pessoa um ser único. Descobriu que nem sempre a vida sorri, às vezes mostra uma cara bem zangada, dores e pesares acontecem, mas em outros momentos o destino oferece um alento e uma esperança renovada. A vida é assim, tem altos e baixos, lágrimas e risos, mas é fascinante. Ela também queria viajar, em especial conhecer a Rússia, pátria de seus antepassados, pois descendia de imigrantes russos que vieram para o Brasil no início do século XX. Caterina tinha muitos sonhos e sentia-se feliz.

No entanto, agora, sem razão aparente, a jovem padecia, periodicamente, de uma forte melancolia, quando se retirava a seu quarto, às vezes por um dia inteiro. Nessas ocasiões, recusava alimentos, queria permanecer sozinha, quieta, deitada e no escuro. Desmotivada, nada mais lhe importava, penetrava na escuridão, sem haver pedido passagem, prisioneira do desconhecido. Uma tristeza profunda a tomava, perdia as forças físicas, mentais e espirituais, sem encontrar uma razão para seu infortúnio. Esses episódios eram cíclicos, às vezes prolongavam-se, outras não, mas sempre passavam. Então Caterina voltava a ser aquela jovem alegre e feliz, como se nada houvesse acontecido... até a próxima crise. Ela, no entanto, passou a temer o retorno da "nuvem escura".

Seus pais, inicialmente se preocuparam, mas já haviam se acostumado e atribuíam à idade, à adolescência. Porém, nessas ocasiões, curiosamente, uma consternação indefinível pairava no ar, e todos, sem se aperceberem, tornavam-se sérios e acabrunhados.

De onde emerge essa sombra, que encobre a luz da vida, quando a alma parece retrair-se, não mais participar ativamente de seu destino e a pessoa se sente abandonada, à deriva, sem direção nem propósito? Seria de vidas passadas, débitos contraídos, traumas inconscientes? Seria próprio ou da família? Seria pessoal ou do coletivo? A causa existe, mas ela permanece obscura. No entanto, em algum momento, uma pequena brecha se abre, e a luz que pode penetrar irá iluminar a senda da transformação. Algo grandioso poderá acontecer!

Numa tarde de inverno, vamos encontrar Caterina aborrecida! Está sozinha em casa, de férias da escola, olhando pela janela, sem vontade de sair. Que tédio! Os pais tinham ido fazer uma visita, e o avô fora ao cemitério visitar o túmulo da avó, não voltariam tão cedo. Os dois irmãos haviam ido ao cinema. Ela estaria sozinha por bastante tempo. O que fazer?

Sorrateiramente, uma ideia invadiu sua mente... Lembrou-se do porão que havia sob o soalho de sua casa, que permanecia esquecido e eternamente fechado. Sabia que era um território proibido, mas esse local a fascinava! Um pensamento invadiu sua cabeça, de forma traiçoeira e sinistra: e se ela desobedecesse a ordem? Não, não deveria! No entanto, ela se debatia em conflito. Que mistério era esse? Que segredos se esconderiam debaixo de seus pés? Caterina começou a sentir uma forte chamada para adentrar esse mundo arcano, que ficava sob o chão de sua casa. Ela não aguentava mais, então decidiu que chegara a hora de desvendar o que estava oculto. A excitação tomou conta! Porém sentiu medo. Obrigou-se a respirar profundamente e dizer para si mesma: "Calma, Caterina! Está tudo bem".

Por fim, resolveu ir. O que poderia lhe acontecer? Nada. Iria, voltaria e ninguém ficaria sabendo de sua transgressão. Estava sozinha. E se o ar fosse insalubre e ela morresse? Novamente o medo, teve dúvidas, mas a curiosidade venceu.

O acesso se dava por uma abertura, sempre fechada, no meio da sala, debaixo de um grande e redondo tapete. Caterina enrolou o carpete cuidadosamente, abriu a entrada e, por uma íngreme escada, desceu devagar, degrau por degrau, calculando cada passo. Chegando lá embaixo, era difícil movimentar-se, enxergar, pois estava muito escuro, não havia luz elétrica, apenas uma claraboia semiaberta permitia a entrada de ar, uma escassa ventilação e uma nesga de luz. Para iluminar o estranho lugar, Caterina dispunha de uma pequena lanterna em suas mãos. Aos poucos ela foi se acostumando, e seus olhos se adaptaram à semiescuridão. Ela sentia medo, mas algo a fascinava. Sentia um frio estranho percorrer sua coluna, tentava convencer-se de que não poderia lhe acontecer nada, afinal, era só um lugar escuro e insalubre. Logo sairia dali.

Estava parada, tentando se ambientar quando teve a sensação de que um ar frio tocava suas costas, como se alguém estivesse assoprando! Virou-se e viu formarem-se figuras estranhas na parede, como fantasmas ameaçadores. Assustada, rapidamente movimentou sua lanterna naquela direção, porém não havia nada, só uma superfície lisa e vazia. Aliviada, confabulou consigo: "Efeito de sombras provocadas por minha lanterna. Está tudo bem".

Podia prosseguir tranquila. Dali a pouco, começou a ouvir pequenos estalidos, que não eram regulares, paravam e depois de um pequeno intervalo recomeçavam. "Não é nada", ela procurava se acalmar. "Devo estar imaginando coisas".

Os estalidos se intensificaram, em frequências diferentes e de modo intermitente, como emitindo avisos em Código Morse. Assustou-se, mas atribuiu ao seu nervosismo. "Melhor eu sair daqui", ela se aconselhava. "Calma, Caterina! Respira, Caterina". O ar, porém, era rarefeito.

Os ruídos cessaram, e agora o silêncio perturbava ainda mais. A jovem permanecia imóvel, paralisada. Sentia arrepios pelo corpo, e o coração disparou. Seria culpa por haver transgredido as determinações recebidas? "Deve ser por causa do mofo e do pó", ela conjeturou. "E se esse ar for venenoso? Será que posso morrer?"

Ela começou a ficar ofegante, a cabeça tonteava, temia desmaiar e não havia ninguém em casa, nem sabiam que ela estava ali. Olhou para a claraboia, a parca fonte de luminosidade e ar. Olhou para a abertura por onde entrara; conseguiria sair? Queria retornar, mas não podia, como se estivesse hipnotizada, presa ao chão. Movimentar-se parecia impossível. Aos poucos foi se recuperando, deu alguns passos e esbarrou em algo. Um baú. Parou e percebeu que havia outro. Eram dois. O que eles conteriam? Deveria abri-los? Medo e curiosidade. A menina parecia não obedecer a si mesma, mas estar sendo conduzida, como se não tivesse controle nem coordenasse suas ações. Pensou: "E se houver um cadáver dentro dele? Que horror!"

Queria ir embora, arrependida, mas não conseguia. Devagar, cautelosamente, como quem está cometendo um crime, ela ergueu a tampa de uma das arcas. Dentro dele havia lindos trajes femininos, saias longas, aventais brancos, coletes pretos e outros floreados, xales de seda e alguns de lã, enfeites para a cabeça com longas fitas coloridas, adereços diversos e antigas fardas militares. Caterina ficou surpresa e encantada.

– Que maravilha! Que roupas lindas!

Fechou esse baú e foi logo abrir o outro. Nesse encontrou muitos objetos antigos, uma bandeja de prata, um relógio parado no tempo, do tipo que se coloca sobre um balcão, algumas latas para mantimentos, vazias e decoradas com desenhos de flores, uma boneca de pano e cabeça de porcelana, vestida com um lindo traje típico, já desbotado, uma pequena caixa de madeira com um fecho dourado, uma Bíblia repleta de imagens sagradas e coloridas, porém em russo, e muitas outras peças, todas belas e testemunhas do passado. Caterina estava deslumbrada e totalmente esquecida do medo, penetrava nesse mundo arcano, em que todos aqueles objetos pareciam olhar para ela e pedir reconhecimento.

– Que maravilha! Dá para fazer um museu! – falou alto entusiasmada.

E aquela caixa de madeira? O que conteria? Joias, talvez. Abriu-a. Encontrou fotos, muitas fotos, todas em preto e branco, algumas já esmaecidas, um pouco amareladas, outras rasgadas, faltando um pedaço, e velhos recortes de jornal, que ela não conseguia ler.

– Que descoberta fantástica! Devem ser meus antepassados, que vieram da Rússia. Dá para fazer a minha árvore genealógica! Que legal! Só preciso saber de quem são e organizar no tempo.

Caterina tinha agora em suas mãos uma história antiga, documentada, a saga de sua família. Entusiasmada, fechou os baús e saiu do porão levando a pequena caixa de madeira com fecho dourado, um tesouro. Foi para seu quarto e ficou vasculhando as inúmeras fotografias encontradas. Havia fotos de casamentos, batizados ou apenas grupos, algumas pessoas apareciam várias vezes, outras menos. Observou que nas imagens de grupo, as mulheres ficavam sentadas na frente, umas com bebês no colo, e as crianças também estavam ali, enquanto os homens, em pé, estavam atrás. Ninguém sorria. Reconheceu seu avô Nicolau, quando mais jovem, sua avó Sônia, que já havia falecido, duas crianças, um menino e uma menina, que presumiu serem seu pai e sua tia. E havia muitas pessoas que ela não conhecia. Outros parentes, provavelmente.

Também havia fotos cortadas, faltando uma parte, por que seria? Uma, em especial, chamou sua atenção: era de um homem em pé, sozinho, com barba, olhar muito forte, semblante sério, trajando um longo sobretudo preto. Parecia ser uma autoridade, um juiz ou seria um sacerdote? Seria uma foto oficial? Quem seria? Por fim, deitou-se na cama. Tinha vontade de chorar, mas as lágrimas não vinham, só sentia muito sono. Após algum tempo, adormeceu e sonhou com todas aquelas pessoas, que se movimentavam aleatoriamente.

Quando Caterina acordou, não sabia bem se era dia ou noite, pois as janelas de seu quarto estavam fechadas. Abriu-as, e um ar refrescante entrou e a envolveu. Estava amanhecendo, em breve o sol iria brilhar. A aventura no porão teria sido real ou imaginária, ou fora um sonho? Mas a caixinha de fecho dourado estava sobre sua mesinha de cabeceira, onde a tinha deixado na tarde anterior.

Ergueu-se e foi até a cozinha encontrar sua mãe, que preparava o desjejum. O cheirinho gostoso do café deixou-a contente por estar ali, com sua família, naquele belo domingo. Enquanto saboreava os deliciosos pãezinhos que sua mãe havia feito, Caterina, corajosamente, falou de sua aventura no porão e mostrou a preciosa caixa de madeira. A mãe não sabia quem eram todas aquelas pessoas, deveriam ser da família Dimitri. A menina então foi em busca do pai. Esse achou que seria melhor consultar o avô Nicolau, pois esse conheceria a todos. Ela então foi em busca do ancião, que procurou se esquivar, por causa da nostalgia do passado. No entanto não podia recusar o pedido da neta, que implorava sua ajuda.

A contragosto e com esforço, foi nomeando as pessoas e os eventos retratados. O velho senhor tinha a voz cada vez mais fraca e arrastada, era-lhe difícil trazer ao presente aquelas lembranças, mas o doce olhar da neta não lhe dava escolha. A menina estava encantada, tudo queria saber, anotava e organizava. Por fim, chegaram à foto do homem de preto.

– E este, vovô? Quem é?

– Essa escapou... – ele falou entre dentes. Nicolau rapidamente pegou outra foto tentando desviar a atenção de Caterina, mas ela insistiu.

– Quem é, vovô?

– Não importa, vamos olhar outras fotos.

– Não, vovô. Quero saber quem é – ela insistia teimosamente – só há uma foto dele. Por quê? Quem é?

O coração de Nicolau se apertou, e a emoção tomou conta. Por fim, com grande esforço, disse:

– É meu pai.

– Seu pai!? Então é o meu bisavô! Nunca ouvi falar dele. Por quê?

Nicolau mantinha-se calado, e Caterina esperava, embora pressentisse algo desagradável.

– Ele fez algo de errado, vovô?

– Oh! Não! Ele não fez nada de errado.

– Mas parece que ele foi banido da família. Não aparece em nenhuma outra foto. Quero saber. Simpatizei com ele. Parece alguém tão sério, tão digno.

– Sim, você tem razão, ele era sério e muito digno, mas sofremos muito e precisávamos esquecer.

– Esquecer o quê? Preciso saber! – a jovem não se continha e ansiosa insistia.

– Está bem, vou te contar.

A menina não queria perder uma palavra do que iria ouvir.

– É uma história muito triste.

Nicolau parecia não querer contar, mas os olhos da neta o interrogavam.

– Está bem – ele suspirou conformado –, então vamos conhecer a família Theodorov. Para tanto, teremos que voltar no tempo e viajar para muito longe. Estamos no ano de 1920, na Rússia, durante a sangrenta guerra civil russa, que durou de 1918 a 1921 e dizimou 9,5 milhões de pessoas, indiscriminadamente, entre civis, militares, homens, mulheres e crianças.

O velho senhor falava devagar, como querendo escolher as palavras e buscando forças emocionais para continuar.

– O que aconteceu, vovô?

– Meu pai foi preso como revolucionário e desapareceu. Nunca mais tivemos notícias dele. No início procuramos muito, muito, mas não obtivemos nenhum sinal, nada. Ele, simplesmente, desapareceu.

– Que horror!

– Nosso sofrimento foi muito grande, pois o amávamos muito. Ele era um homem muito bom e corajoso.

– Vovô! Que história triste. O que teriam feito com ele?! Que coisa absurda! Que crueldade!

– Sim, uma crueldade.

– É terrível imaginar uma pessoa da família simplesmente desaparecer. Acredito que vocês sofreram muito! – A menina se compadecia do avô.

– Sim, foi muito sofrimento! Fica-se a imaginar onde a pessoa está, o que lhe aconteceu, se está sofrendo, se está viva ou morta.

– Desculpe, vovô, por fazer você recordar tudo isso!

A menina estava consternada e segurava com carinho as mãos enrugadas do senhor Nicolau. Passados alguns minutos, no entanto, ela seguiu pedindo:

– Por favor, vovô. Continue contando. E depois?

– Depois desse acontecimento resolvemos emigrar, antes que me acontecesse o mesmo; não havia mais condições para vivermos na Rússia. Decidi fugir com minha família, minha mãe, minha esposa e meus filhos Dimitri, seu pai, e Tânia, sua tia. Viemos para o Brasil, para o Paraná, aqui nos assentamos e cá estamos, nessa terra abençoada que nos deu abrigo. No início foi muito difícil nos acostumarmos ao novo lugar. Antes éramos pessoas alegres e bem-dispostas, depois estávamos deprimidos, angustiados, nostálgicos e até revoltados. Tivemos que conviver com o desespero pelo desaparecimento do patriarca, a fuga inesperada para outro continente, a saudade da terra natal, o exílio. Outro fator estressante ocorreu pela dificuldade da língua, até mesmo do alfabeto, e da cultura. Podes imaginar, Caterina, o que seria não conhecer uma palavra do idioma do novo país, tentar se comunicar em pequenas coisas, como comprar alimentos em um armazém, ler o nome de uma rua, pedir uma informação ou candidatar-se a um emprego? Sentíamo-nos alienígenas no próprio planeta. Tínhamos muitas saudades de nossa velha Rússia, da alimentação que tivéramos desde a infância, de nossa casa, dos vizinhos, dos sermões do padre na velha igreja e até do clima. Tudo era diferente. Éramos estrangeiros, mas estávamos agradecidos a este país que nos acolheu, e não havia volta, precisávamos enfrentar. Por sorte, havíamos trazido as economias que tínhamos guardadas e assim pudemos sobreviver até que eu consegui um trabalho. Após uns seis meses, já estávamos mais adaptados e conformados. Sua avó, Sônia, permanecia em casa, cuidando de minha mãe e das crianças, mas também costurava para fora, consertando roupas, e dessa forma contribuía para a renda familiar. Nossos filhos, Dimitri e Tânia, se adaptaram bem melhor, pois para eles tudo era novidade, se divertiam, eram alegres e começaram a frequentar a escola. Aos poucos, novos imigrantes foram chegando e formaram uma colônia russo-brasileira, o que nos trouxe um pouco de alento. O tempo foi passando, a situação da família melhorou, já morávamos numa boa casa, embora antiga e um pouco deteriorada, mas que fomos aos poucos consertando e embelezando, esta casa em que você nasceu e moramos até hoje. Sua avó cultivava o jardim, com lindas flores e uma horta com legumes, ervas e temperos de que gostávamos. Dimitri e Tânia cresceram, casaram e tiveram filhos, você, seus irmãos e primos.

O velho senhor parou de falar, mas Caterina pressentia que ainda havia algo a ser revelado.

– Por favor, vovô. O que mais?

– Apesar de tudo, a dor persistia em nosso peito e ainda pensávamos no teu bisavô. Então houve um momento em que eu e tua avó decidimos que era necessário esquecer o passado. Então destruímos todas as fotos em que ele aparecia, mas essa escapou.

– Não, vovô. Precisamos reverenciar sua memória, ele precisa ter um lugar aqui, na nossa casa e no nosso coração. Ele foi um herói. Ele é o herói da nossa família. Esta foto vai ganhar um bonito porta-retrato e ficará na estante junto com as outras. Precisamos pensar nele com orgulho e muito amor.

– Está certo, Caterina. Acho que você tem razão.

No rosto do senhor Nicolau seus olhos choravam, e avô e neta se abraçaram com muito carinho.

Caterina colocou a fotografia do senhor Boris Theodorov na estante e pensou: "Pronto, agora a família está completa". Sempre que a menina olhava a foto de seu bisavô parecia-lhe que os olhos dele sorriam agradecidos.

Há coisas que acontecem em nossa vida que parecem sem sentido, mas nunca são.

E a nuvem escura se dissipou para sempre.

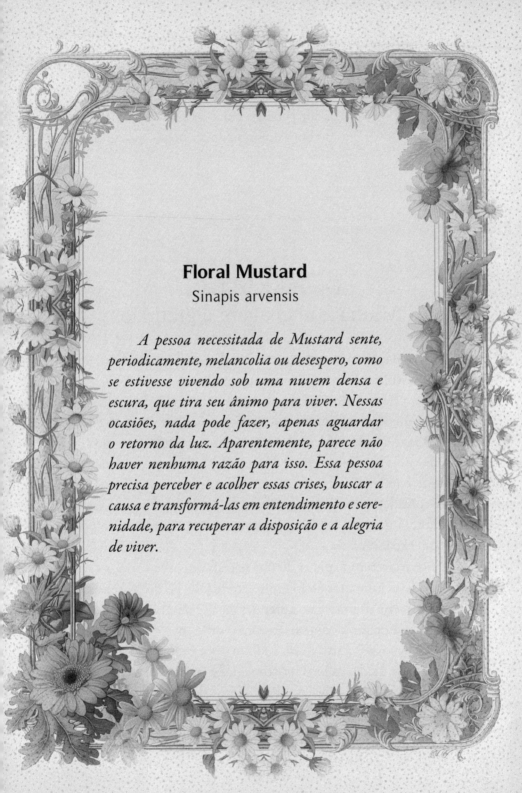

Floral Mustard
Sinapis arvensis

A pessoa necessitada de Mustard sente, periodicamente, melancolia ou desespero, como se estivesse vivendo sob uma nuvem densa e escura, que tira seu ânimo para viver. Nessas ocasiões, nada pode fazer, apenas aguardar o retorno da luz. Aparentemente, parece não haver nenhuma razão para isso. Essa pessoa precisa perceber e acolher essas crises, buscar a causa e transformá-las em entendimento e serenidade, para recuperar a disposição e a alegria de viver.

Dr. Edward Bach
Minha homenagem e gratidão

Foi assim que me contaram, e eu vou contar para você.

Há muito, muito tempo, num tempo diferente do nosso, Deus estava muito preocupado com a saúde dos habitantes do planeta Terra, que adoeciam com muita frequência. Algo precisava ser feito, então Ele, depois de matutar durante um longo período, entendeu que era chegada a hora de curar as emoções e os sentimentos humanos, verdadeira causa de tanto sofrimento. Para tanto, convocou uma reunião com os Espíritos que considerou mais capacitados para a tarefa. A missão era muito importante, inúmeros Espíritos compareceram, e foram tantos que foi necessário expandir o recinto.

Deus começou a explicar do que se tratava:

– Os seres humanos estão muito confusos e perdidos em suas emoções e sentimentos, ainda não aprenderam a se observar, muito menos a observar, ter empatia e compaixão com o que sentem seus semelhantes. Essa desatenção acaba desencadeando males e todo tipo de sofrimento, cuja finalidade é a de fazê-los refletir sobre si mesmos e sobre o que tem feito com a vida que Eu lhes dei. Precisamos ajudá-los!

Os Espíritos presentes prestavam atenção e estavam desejosos de serem os escolhidos para essa missão. Deus continuou falando:

Histórias que as Flores me contaram

– Os humanos precisam tomar consciência de que são seus pensamentos e ações que desencadeiam tudo o que lhes acontece. Todos têm dentro de si o melhor, a gratidão, o amor, mas necessitam de luz. A cura será oferecida pelas lindas flores, que crescem silvestres na natureza. Cada uma delas vibra numa oitava superior, um sentimento positivo, e poderá fazer ressoar ao que há de melhor nas pessoas, falando diretamente ao coração. Preciso de um Espírito que esteja disposto a realizar essa tarefa.

Mais uma vez, os candidatos se entusiasmaram.

– Devo dizer-lhes que não será uma tarefa fácil àquele que se propuser a tal façanha, sua vida não será simples e prazerosa, terá que sofrer as dores do mundo, para entender seus semelhantes.

Nesse instante, Deus parou de falar e observou que sua plateia havia diminuído.

– Em sua jornada terrena, encarnado num corpo, terá que padecer das vicissitudes pelas quais as pessoas passam, perderá entes queridos, sofrerá de uma doença grave que o colocará em contato com a iminência da morte, enfrentará divergências em sua forma de pensar, não será compreendido por seus pares, padecerá de dúvidas, medos, incertezas, se sentirá sobrecarregado, ficará exaurido e chegará a duvidar de sua capacidade de levar a bom termo sua missão.

Agora a plateia havia diminuído mais ainda, restavam apenas alguns poucos, e Deus continuou explicando:

– Gastará até ter rotas as solas de seus sapatos de tanto andar em estradas e bosques procurando as flores, sentindo seu aroma, observando suas cores, seu desenvolvimento, o solo em que crescem e percebendo suas qualidades. Usará um cajado para o ajudar nessas caminhadas. Seu próprio corpo será o laboratório, adoecendo de todas as formas, sentindo em si mesmo todas as emoções e dores humanas. Terá momentos de fraqueza, de dúvida e até de desesperança, mas precisará continuar. Ao final de sua vida, seu corpo estará dilacerado, mas sua alma estará plena, pelo cumprimento da missão. Em uma noite adormecerá e voltará para cá.

Nesse momento, Deus observou que na plateia só restava um Espírito, os outros tinham ido embora. Deus se entristeceu, porém compreendeu. Olhou para o único que, humildemente, continuava aguardando. Então a ele se dirigiu e perguntou:

– Você aceita a tarefa?

– Sim! – foi a resposta

– Então, vai. E saiba que sempre estarei contigo.

Como atuam os florais de Bach

O Dr. Edward Bach (1886-1936), um médico inglês, criador do sistema floral que leva seu nome, em seu livro *Os remédios florais do Dr. Bach*, nos esclarece que as doenças e as dificuldades que enfrentamos são o *resultado do conflito entre a alma e a mente*, e a remoção dessa causa poderá ser alcançada pelo reconhecimento de onde estamos falhando, *por meio de esforços mentais e espirituais* e pelo desenvolvimento da virtude correspondente.

O Dr. Bach intuiu que as flores carregam em si mensagens positivas para tratar emoções negativas sentidas pelo homem. As virtudes de que precisamos para nos curar já existem dentro de nós, porém estão adormecidas. Assim, ao tomarmos um remédio floral, que vibra numa oitava superior, esse sintonizará com o que temos de melhor, dessa forma despertando a energia e o potencial de cura. É o processo de vibração por simpatia.

É importante ter a consciência da necessidade de um floral por sua indicação no estado negativo e observar a transformação para o estado positivo. Quando adoecemos, ou precisamos enfrentar situações difíceis que surgem em nossa vida, isso acontece para nos alertar de onde estamos nos desviando ou falhando no cumprimento da senda traçada por nossa alma, bem como nos mostrar o que precisamos aprender para evoluir e crescer espiritualmente. Todos os Florais de Bach trazem consciência e proporcionam a transformação.

No entanto, precisamos observar que quando surge uma doença no corpo físico, ela já é o produto final da desarmonia em nossa personalidade, por isso torna-se necessária a intervenção da medicina tradicional. Do mesmo modo, para transtornos psicológicos ou espirituais, precisamos buscar a ajuda de pessoas especializadas nessas áreas. É importante salientar que os Florais de Bach sempre ajudam a restaurar nosso sistema energético para que o processo de cura aconteça, bem como para compreendermos o propósito maior de nossa vida, sem o que a nossa existência perde o sentido.

Os Florais de Bach são seguros e gentis, não têm contraindicações, não interferem em nenhum outro tratamento que estejamos fazendo, não causam dependência e não têm efeitos colaterais. Não existe o risco de tomarmos o floral "errado", quando somente o efeito desejado não acontecerá, mas qualquer essência nos beneficiará ao ampliar nossa consciência.

Como tomar um floral

Era desejo do Dr. Edward Bach que em cada lar houvesse um conjunto com todos os remédios florais em forma concentrada, em frascos de estoque, de durabilidade indefinida, e que todos soubessem usá-los. Nesse caso, bastaria colocar duas gotas do floral escolhido numa garrafa de 500 ml de água mineral sem gás, ou água filtrada e tomar, aos goles, durante um dia ou mais. E assim repetir até alcançar o efeito desejado.

Também é possível solicitar numa farmácia de manipulação um frasco de 30 ml com água mineral sem gás e 20% de Brandy, para a conservação da água, no qual serão colocadas duas gotas da essência do floral escolhido. Desse diluído, que é a fórmula de tratamento, recomenda-se tomar quatro gotas quatro vezes ao dia.

Rescue Remedy

É o pronto-socorro dos florais. É o único composto criado pelo Dr. Bach. Apesar de conter cinco florais em sua composição, é considerado um floral. Recomenda-se ter um frasco da essência Rescue Remedy sempre consigo, que pode ser usado diretamente ou diluído em água.

Nos casos de acidentes, ajuda a vítima a manter-se calma enquanto aguarda o socorro médico, bem como tranquiliza os circundantes, aos quais também deve ser administrado.

Ao recebermos más notícias ou quando somos acometidos por alguma dor física ou moral, ajuda-nos a melhor reagir e resolver a situação.

Também é útil como preventivo quando da perspectiva de algo importante e que nos cause inquietação, como, por exemplo, a realização de um exame, uma cirurgia, ou a expectativa de algo significativo para nossa vida.

Quando sentirmos ansiedade e estresse, podemos nos valer do Rescue Remedy.

O Rescue é o mais conhecido e popular dentre os Florais de Bach e sempre irá nos ajudar. É importante observar que seu uso é emergencial e de nenhuma forma substitui uma terapia com os outros florais.

Rescue Cream

O Rescue Cream, criado no Bach Centre, composto pelo Florais Rescue Remedy e Crab Apple, destina-se aos cuidados para com a pele, queimaduras, contusões, alergias picadas de insetos e outras afecções e deve ser usado tão logo ocorra o problema, pois trata-se de um creme para emergências. É útil tê-lo no lar, em especial na cozinha, onde pequenos acidentes são frequentes.

Importante

Reiteramos que os Florais de Bach não dispensam nem substituem o cuidado de um médico, quando necessário. É importante observar que quando surge uma doença no corpo físico, ela é o produto final da desarmonia em nossa personalidade e torna-se necessária a intervenção da medicina tradicional. Do mesmo modo, para transtornos psicológicos ou espirituais, precisamos buscar a ajuda de pessoas dessas áreas.

Bibliografia

BACH, Edward. *Os remédios florais do Dr. Bach.* São Paulo: Pensamento, 1970.

BARNARD, Julian. *Os florais de Bach e os padrões inscritos na água.* São Paulo: Blossom, 2017.

_____. *Remédios florais de Bach:* forma e função. São Paulo: Healing, 2021.

DETHLEFSEN, Thorwald. *O desafio do destino.* São Paulo: Pensamento, 1995.

KARDEC, Allan. *O livro dos Espíritos.* Brasília, DF: FEB, 2013.

MONARI, Carmen. *Participando da vida com os florais de Bach.* São Paulo: Roca, 2009.

PASTORINO, C. Torres. *Técnica da mediunidade.* Campinas, SP: Sabedoria, 1968.

PONDER, Catherine. *As leis dinâmicas da oração.* São Paulo: Novo Século, 2017.

SCHEFFER, Mechtild. *Terapia floral do Dr. Bach:* teoria e prática. São Paulo: Pensamento, 1982.

SERVAN-SCHREIBER, Dr. David. *Curar.*: o stress, a ansiedade e a depressão – sem medicamentos nem psicanálise. São Paulo: Sá Editora, 2004.

SÍLVIO Delmar Hollenbach. In: Wikipédia – a enciclopédia livre. 2018. Disponível em: https://pt.wikipedia.org/wiki/S%C3%ADlvio_Delmar_Hollenbach. Acesso em: 25 ago. 2024.

VALE DOS SANTOS, Moisés do. *Compreendendo e aplicando as sete leis herméticas.* Rio de Janeiro: OEM, 2022.

VENÂNCIO, Dina. *A terapia floral:* escritos selecionados de Edward Bach. Cotia, SP: Ground, 2012.

WEEKS, Nora. *As descobertas médicas de Dr. Edward Bach.* Campinas, SP: Instituto Dr. Edward Bach, 2011.

WEISS, Brian. *Muitas vidas, muitos mestres.* Rio de Janeiro: Sextante, 2013.